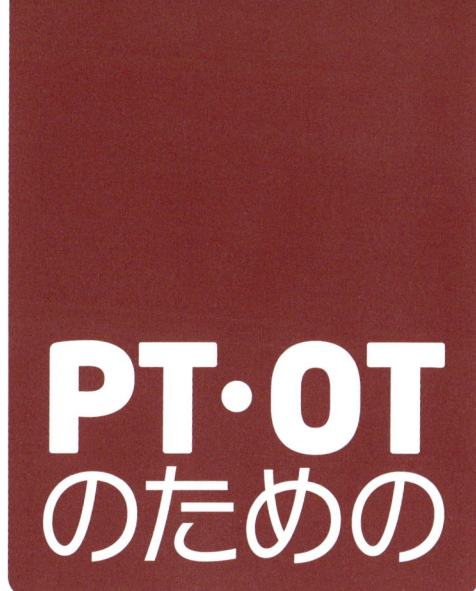

PT・OTのための
生理学テキスト

神戸大学教授 安藤 啓司 著

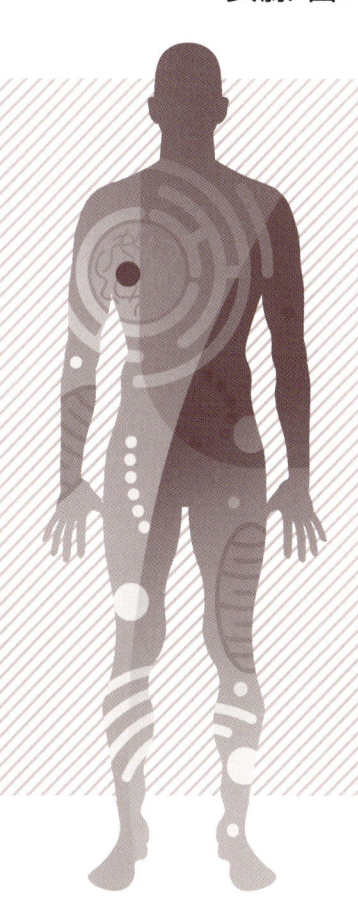

文光堂

序　文

　生理学は解剖学とともに医療系の学校に入学して最初に学ぶ科目の一つで，医学の基礎となるものです．医師，看護師，理学療法士，作業療法士，薬剤師，栄養士などは医療の現場でチームとして働いています．そこでは，さまざまな専門職者が個々の対象者ごとに，体のどこがどのように悪くなっていて，それに対してどのようにアプローチするのが最適であるかをそれぞれ専門の立場から話し合います．そのときに土台となるのが解剖学と生理学です．その人のどこ（＝解剖学）の働き（＝生理学）が具合悪くなっているかについて共通の理解がなければ話し合いになりません．

　私たちは自由自在に動き回って日々を過ごしています．生理学ではそれを可能としている体の仕組みについて学びます．例えば，体を動かすときに働くのは，骨，筋肉，関節などからなる運動器と脳，神経，感覚器官などが相互に連携し合った複雑なシステムです．脳は感覚器官の情報を基に運動のプランを立て，神経を使って運動の指令を出し，プラン通りに運動が行われているかどうかを常に感覚器で確かめています．こうして私たちは自由に行動することができますが，それを続けるためには外部から酸素とエネルギー源（食物）を取り込んで処理して全身へ配布し，廃棄物を回収して捨てる必要があります．それらを行っているのは呼吸器，循環器，消化器，泌尿器などです．私たちの体を多種多様な細胞から構成される社会に例えると，これらは上下水道や物流システムに相当し，細胞社会を支えるインフラストラクチャーといえます．こうした器官の働きはあまり意識にのぼりませんが，個々の細胞が十分に役割を果たせるよう，細胞周囲の環境の温度やpH，栄養物質，廃棄物，酸素などの量が適切な許容範囲内に収まるよう自動的に調節しています．このインフラストラクチャーに不具合が生じると，運動器には問題がなくても，私たちの活動は制限され，満足な日常生活を送ることができなくなります．こうした臓器や器官は，担当する働きを行うのに適した特有の構造をもち，特有の細胞から構成されています．そのような構造と機能の関係や，構成している細胞がどのようにして機能を発揮するかについても，生理学で学びます．このように生理学で学ぶべき内容は多岐にわたるため，教科書も分厚いものが多いです．

　この本のタイトルは「PT・OTのための生理学テキスト」としました．それは，私が実際に理学療法士と作業療法士を養成する大学で授業をしてきて，彼らが生理学を学び始めるときにいつも手元におけるある，あまり厚くない教科書が必要だと思ったからです．臨床の現場へ出る前にこれだけは知っていてほしいと思う内容を中心に，限られた授業時間でカバーできるくらいの分量に絞りました．ですから，この本は他の医療職者を目指す方にとっても生理学の入門書として十分役に立つと思います．この本にはあえて詳しい説明を省いたところがあちこちにあります．そうしたテーマについてもっと知りたくなったときは専門書を開いて調べてください．この本を読んでから取り組めば理解できると思います．

2016年8月

安藤啓司

目　　次

第1章　生きているとは ― 1
- はじめに ― 1
- I 生体として ― 1
  - A. ホメオスタシス ― 1
  - B. 調節のメカニズム ― 2
- II 細胞として ― 3
  - A. 細胞膜 ― 3
  - B. 細胞内小器官 ― 4
- III 人として生きる
  ―日常生活動作(ADL)と生活の質(QOL)― ― 5

第2章　神経一般 ― 7
- はじめに ― 7
- I 神経系の構成 ― 7
- II 神経の構造 ― 7
- III ニューロンの興奮メカニズム ― 7
  - A. 膜電位は何によって決定されるか，保たれているか ― 9
    1. 細胞内外のイオン組成がアンバランスである ― 9
    2. 細胞膜にイオンチャネルが存在する ― 9
  - B. 活動電位が発生するメカニズム ― 10
    1. 経過，現象の説明 ― 10
    2. 刺激によって何が変化するのか ― 11
        a. 電位依存性 Na チャネルの活性化 ― 11
        b. 電位依存性 Na チャネルの不活性化と遅延整流性 K チャネルの活性化 ― 11
    3. 不応期 ― 12
- IV 神経の興奮がどのようにして遠くまで伝えられるのか？ ― 12
  - A. 伝導の仕組み―神経線維(軸索)は単純な電線ではない ― 13
  - B. 伝導速度は何によって決まるか ― 13
  - C. 有髄神経における跳躍伝導 ― 13
  - D. 伝導の法則 ― 13
- V 神経の興奮を他の神経へ伝える仕組み (シナプス伝達) ― 15
  - A. 構造 ― 15
    1. シナプス前終末 ― 15
    2. シナプス後膜 ― 15
  - B. 化学伝達の仕組み ― 15
    1. 神経伝達物質 ― 15
    2. シナプス伝達には Ca^{2+} の存在が必要 ― 15
    3. シナプス遅延 ― 16
    4. 伝達物質の認識，シナプス後電位の発生 ― 16
    5. 伝達物質の除去 ― 16
        a. 酵素による分解 ― 16
        b. シナプス前終末あるいはグリア細胞による再吸収 ― 17
  - C. 興奮性および抑制性シナプス後電位 ― 17
    1. 興奮性シナプス ― 17
    2. 抑制性シナプス ― 17
  - D. 化学シナプスの性質 ― 17
  - E. シナプスの可塑性と学習 ― 17

第3章　内分泌・自律神経 ― 19
- はじめに ― 19
- I 内分泌系 ― 19
  - A. ホルモンとは ― 19
    1. ホルモンの分類 ― 19
    2. ホルモンの作用機序 ― 19
  - B. 視床下部-下垂体前葉系 ― 20
    1. 成長ホルモン(GH) ― 20
    2. 甲状腺刺激ホルモン(TSH) ― 21

3. 副腎皮質刺激ホルモン(ACTH) ········ 21
　　　4. 性腺刺激ホルモン(ゴナドトロピン) ··· 21
　　　5. プロラクチン(PRL) ···················· 21
　C. 下垂体中葉と後葉 ························· 22
　　　1. バソプレシン(別名：抗利尿ホルモン，
　　　　 ADH) ···································· 22
　　　2. オキシトシン ·························· 22
　D. 甲状腺と副甲状腺 ························· 22
　　　1. 甲状腺ホルモン ······················· 23
　　　2. カルシトニンと副甲状腺ホルモン(PTH)
　　　　 ··· 23
　E. 副腎皮質と髄質 ···························· 23
　　　1. 副腎皮質ホルモン ···················· 23
　　　　a. 糖質コルチコイド ················ 23
　　　　b. 電解質コルチコイド ············· 23
　　　　c. 副腎アンドロゲン ················ 24
　　　2. 副腎髄質ホルモン ···················· 24
　F. 膵臓のランゲルハンス島 ················· 24
　　　1. インスリン ····························· 24

　　　2. グルカゴン ····························· 24
　　　3. ソマトスタチン ······················· 24
　G. 精巣と卵巣(性ホルモン) ················· 25
　　　1. 精　巣 ··································· 25
　　　2. 卵　巣 ··································· 25
　H. その他の内分泌腺 ························· 25
　　　1. 松果体 ··································· 25
　　　2. 消化管 ··································· 25
　　　3. 脂肪組織 ································ 25
■ II 自律神経 ····································· 26
　A. 自律神経とは ······························· 26
　B. 自律神経系の構成 ························· 26
　C. 自律神経調節の特徴 ······················ 27
　　　1. 二重支配 ································ 27
　　　2. 拮抗支配 ································ 27
　　　3. 持続的活動(トーヌス) ·············· 27
　　　4. 反射性調節 ····························· 28
　　　5. 器官個別的な刺激と集合的な刺激 ······ 28

第4章　腎臓・体液調節 ——— 29

■ はじめに ·· 29
■ I 腎臓の構造と生理 ························· 29
　A. 腎臓の五つの主な働き ··················· 29
　　　1. 水分量の調節 ·························· 29
　　　2. 電解質の調節 ·························· 29
　　　3. 酸塩基平衡 ····························· 29
　　　4. 廃棄物処理 ····························· 29
　　　5. 内分泌機能 ····························· 29
　B. 腎臓の構造 ································· 29
　C. 尿の産生 ···································· 30
　　　1. 血液のろ過 ····························· 30
　　　　a. 自己調節機能 ······················ 31
　　　　b. 尿細管糸球体フィードバック機構 ······ 31

　　　　c. レニン分泌 ························· 31
　　　2. 尿細管・集合管による再吸収と分泌 ··· 31
　　　　a. 近位尿細管 ························· 32
　　　　b. ヘンレのループ ··················· 33
　　　　c. 遠位尿細管，集合管 ············· 34
■ II 体液の調節 ································· 34
　A. 浸透圧 ······································· 34
　B. 電解質 ······································· 34
　　　1. Na^+, K^+ ····························· 34
　　　2. Ca^{2+} ··································· 35
　C. 酸塩基平衡 ································· 35
■ III 排　尿 ······································· 36

第5章　血液・免疫 ——— 39

■ はじめに ·· 39
■ I 骨　髄 ·· 39
■ II 赤血球 ·· 40
　A. 性状，働き ································· 40
　B. 産生と崩壊 ································· 40

■ III 白血球と免疫 ······························ 41
　A. 性状，起源，働き ························· 41
　　　1. 好中球とマクロファージによる食作用 ··· 41
　　　2. リンパ球と免疫 ······················· 42
　　　　a. リンパ球の種類 ··················· 42

  b. ヘルパーT細胞の活性化 …………… 42
  c. 細胞傷害性T細胞の活性化 ………… 42
  d. ヘルパーT細胞によるB細胞の活性化
   と抗体の産生 ………………………… 43
  e. 抗体とは ……………………………… 44

Ⅳ 血漿，血液凝固，止血 ……………………… 45
 A. 血小板とは ……………………………… 45
 B. 血液の凝固 ……………………………… 45
 C. プラスミンによる血餅の溶解 ………… 46

第6章　呼　吸 ——————————————— 47

■ はじめに ……………………………………… 47
Ⅰ 呼吸系の構造 ………………………………… 48
 A. 気　道 …………………………………… 48
 B. 気管支と肺 ……………………………… 49
Ⅱ 呼吸運動とガスの出入り …………………… 49
 A. 呼吸運動 ………………………………… 49
 B. サーファクタント ……………………… 49
 C. 肺気量 …………………………………… 50

Ⅲ 血液によるガスの運搬 ……………………… 51
 A. ガス交換 ………………………………… 51
 B. O_2の運搬 ……………………………… 53
 C. CO_2の運搬 …………………………… 54
Ⅳ 呼吸の調節 ………………………………… 54
 A. 酸塩基平衡 ……………………………… 54
 B. 呼吸中枢 ………………………………… 56
 C. 化学受容器 ……………………………… 56

第7章　循環・心臓 ——————————————— 59

■ はじめに ……………………………………… 59
Ⅰ 循環系の構成 ……………………………… 59
Ⅱ 心　臓 ……………………………………… 60
 A. 構　造 …………………………………… 60
 B. 心周期，心音 …………………………… 62
  1. 心房収縮期（Ⅰc） …………………… 62
  2. 等容性収縮期（Ⅱa） ………………… 62
  3. 駆出期（Ⅱb） ………………………… 62
  4. 等容性弛緩期（Ⅰa） ………………… 62
  5. 心室充満期（Ⅰb） …………………… 62
 C. 心室の特性 ……………………………… 62
 D. 心筋細胞 ………………………………… 64
  1. 心筋の構造，種類 …………………… 64
  2. 心筋の電気的活動 …………………… 65
   a. 早く立ち上がる活動電位 ………… 65
   b. 洞房結節と房室結節の細胞の活動電位 ‥ 66
   c. 自律神経のペースメーカーへの作用 ‥‥ 67
   d. 伝導速度 …………………………… 67
   e. 自動能 ……………………………… 67
  3. 心筋の収縮 …………………………… 67
   a. 収縮メカニズム …………………… 67
   b. 長さ-張力関係 ……………………… 68
  4. 心筋に対する自律神経の作用 ……… 69
  5. 心電図 ………………………………… 69

Ⅲ 血流と血管 ………………………………… 69
 A. 血管と血流の力学的性質 ……………… 69
 B. 血管の構成と種類，働き ……………… 71
  1. 構　成 ………………………………… 71
  2. 動　脈 ………………………………… 72
  3. 毛細血管 ……………………………… 72
  4. 静　脈 ………………………………… 72
 C. 血管網における物質交換 ……………… 73
Ⅳ 循環の調節 ………………………………… 75
 A. 心臓の調節 ……………………………… 75
  1. 自己調節 ……………………………… 75
  2. 自律神経による調節 ………………… 76
  3. 液性調節 ……………………………… 76
 B. 血管の調節 ……………………………… 76
  1. 神経性調節 …………………………… 76
  2. 液性調節 ……………………………… 76
  3. 局所調節 ……………………………… 77
 C. 血圧の調節 ……………………………… 77
  1. 血圧の測り方 ………………………… 77
  2. 神経性調節 …………………………… 78
  3. 液性調節 ……………………………… 79
   a. レニン・アンジオテンシン・アルドステロン
    系と心房性ナトリウム利尿ペプチド（ANP）
    ……………………………………… 79

b. カテコールアミン ……………… 80
c. 抗利尿ホルモン(バソプレシン, ADH) … 80
d. 血圧の異常：高血圧 ……………… 80

第8章　消化と吸収 — 81

- はじめに ……………………………………… 81
- I 消化系の構成 ……………………………… 81
- II 口から食道へ …………………………… 82
- III 胃 ………………………………………… 83
  - A. 胃の運動 ……………………………… 83
  - B. 胃液の分泌 …………………………… 83
  - C. 神経とホルモンによる調節 ………… 83
- IV 十二指腸における膵液，胆汁との混和 … 85
  - A. 膵液の成分 …………………………… 85
  - B. 膵液の分泌調節 ……………………… 85
  - C. 胆汁の成分 …………………………… 85
  - D. 胆汁の放出 …………………………… 85
- V 小腸，大腸 ……………………………… 85
  - A. 糖質の吸収 …………………………… 87
  - B. タンパク質の吸収 …………………… 87
  - C. 脂肪の吸収 …………………………… 87
  - D. 水の吸収 ……………………………… 88
  - E. ビタミンの吸収 ……………………… 88
- VI 排　便 …………………………………… 88
- VII 肝臓の働き ……………………………… 89
  - A. 糖質の処理 …………………………… 89
  - B. アミノ酸の処理 ……………………… 89
  - C. 脂質の処理 …………………………… 89
  - D. その他 ………………………………… 89

第9章　代謝・エネルギー・体温 — 91

- はじめに ……………………………………… 91
- I 三大栄養素とATP生成 …………………… 91
  - A. 炭水化物 ……………………………… 91
  - B. 脂　質 ………………………………… 93
  - C. タンパク質 …………………………… 94
- II 代謝量 …………………………………… 94
  - A. 基礎代謝 ……………………………… 94
  - B. 安静時エネルギー代謝 ……………… 94
  - C. 労作時エネルギー代謝，代謝当量(METs) … 94
- III 体　温 …………………………………… 95
  - A. 熱の出入り …………………………… 95
  - B. 体温調節 ……………………………… 96
  - C. 体温の異常 …………………………… 97
    1. 発　熱 ……………………………… 97
    2. 高温障害と低温障害 ……………… 97

第10章　運動機能 — 99

- はじめに ……………………………………… 99
- I 骨格筋の構造と機能 ……………………… 99
  - A. 筋線維の構造 ………………………… 100
  - B. 収縮の分子機構 ……………………… 100
  - C. 興奮収縮連関 ………………………… 102
  - D. 神経筋接合部 ………………………… 102
  - E. 骨格筋の循環 ………………………… 102
  - F. 筋の増強と萎縮 ……………………… 103
- II 脊髄における筋活動の制御 …………… 103
  - A. 運動単位 ……………………………… 103
  - B. 筋電図 ………………………………… 104
  - C. 脊髄反射 ……………………………… 105
    1. 伸張反射 …………………………… 105
       a. 筋紡錘 ………………………… 105
       b. 反射回路 ……………………… 105
    2. 自原性抑制(Ib抑制) ……………… 106
    3. 屈曲反射 …………………………… 107
    4. その他の脊髄反射(歩行など) …… 107
- III 大脳皮質による運動制御 ……………… 107
  - A. 運動野と皮質脊髄路 ………………… 108
  - B. 補足運動野と運動前野 ……………… 108
- IV 運動機能に関与するその他の領域 …… 109
  - A. 脳　幹 ………………………………… 109
  - B. 大脳基底核 …………………………… 110

C.	小　脳 ……………………………………… 111	2.	脊髄系 ……………………………………… 111
	1.　前庭系 ………………………………… 111	3.	大脳皮質系 ……………………………… 112

第11章　感　覚 ———————————————————— 115

- はじめに ……………………………………………… 115
- Ⅰ 感覚の一般的な性質 …………………………… 115
  - A. 分　類 ………………………………………… 115
  - B. 感覚器官の構成 ……………………………… 115
  - C. 感覚神経はどのようにして感覚の情報を伝えるか …………………………………… 116
    1. 種　類 …………………………………… 116
    2. 場　所 …………………………………… 116
    3. 強　さ …………………………………… 117
    4. 順応，情報の圧縮 ……………………… 117
    5. 受容野，側方抑制，対比 ……………… 117
- Ⅱ 体性感覚 …………………………………………… 119
  - A. 感覚受容器 …………………………………… 119
    1. 皮膚上の機械受容器 …………………… 119
       - a. 分　類 ……………………………… 119
       - b. 信号変換機構 ……………………… 120
    2. 温度受容器 ……………………………… 121
  - B. 体性感覚の伝達経路 ………………………… 121
    1. 後索-毛帯路 …………………………… 121
    2. 脊髄視床路 ……………………………… 122
    3. 中枢における情報処理 ………………… 122
  - C. 痛　覚 ………………………………………… 122
    1. 痛覚には他の感覚にはみられない特徴がある ……………………………………… 122
    2. 痛覚の受容器と神経線維 ……………… 122
       - a. Aδ線維（有髄） ……………………… 122
       - b. C線維（無髄） ……………………… 122
    3. 深部痛 …………………………………… 123
    4. 内臓痛 …………………………………… 123
    5. 関連痛 …………………………………… 124
    6. 痛覚の中枢による調節機構 …………… 124
- Ⅲ 視　覚 ……………………………………………… 125
  - A. 眼の性能 ……………………………………… 125
    1. 感　度 …………………………………… 125
    2. 空間分解能（視力） …………………… 125
  - B. 眼球の構造 …………………………………… 126
    1. 像を結ぶ仕組み ………………………… 126
       - a. 構　成 ……………………………… 126
       - b. 遠近調節 …………………………… 126
       - c. 屈折異常（近視，遠視，乱視） …… 126
       - d. 瞳孔反射 …………………………… 126
    2. 像をとらえる装置（網膜） ……………… 127
       - a. 網膜の構造 ………………………… 127
       - b. 光受容細胞 ………………………… 128
       - c. 光信号を中継するニューロン群 …… 128
       - d. 順　応 ……………………………… 129
  - C. 中枢における視覚情報処理 ………………… 129
    1. 視覚情報の流れ ………………………… 129
    2. 視覚経路の障害による視野異常 ……… 130
    3. 視床での処理 …………………………… 130
    4. 皮質での処理 …………………………… 130
       - a. 視覚野ニューロン活動の特色 …… 130
       - b. 視覚野の構造の特色 ……………… 130
       - c. 高次の視覚情報処理 ……………… 131
- Ⅳ 聴覚および平衡感覚 …………………………… 131
  - A. 音とは？　耳は何を聴いているか ………… 131
  - B. 耳の構造 ……………………………………… 132
    1. 外　耳 …………………………………… 132
    2. 中　耳 …………………………………… 132
    3. 内　耳 …………………………………… 132
  - C. 音の変換過程 ………………………………… 132
    1. 音のスペクトル（振動数）分解の仕組み … 132
    2. 音による受容器電位発生の仕組み …… 133
       - a. コルチ器の構造 …………………… 133
       - b. 有毛細胞における受容器電位発生 … 134
  - D. 聴覚伝導路および聴覚中枢 ………………… 134
  - E. 平衡感覚 ……………………………………… 135
    1. 前庭器官の構造 ………………………… 135
    2. 直線加速度および重力の受容 ………… 135
    3. 回転の受容 ……………………………… 136
    4. 前庭系からの情報の利用 ……………… 136
- Ⅴ 化学受容器によるにおいと味の感覚 ……… 136
  - A. 味　覚 ………………………………………… 137
    1. 味覚の特徴 ……………………………… 137
    2. 受容器と受容機構 ……………………… 137
    3. 中枢機構 ………………………………… 138

- B. 嗅　覚 ……………………………… 139
  - 1. 嗅覚の特徴 ……………………… 139
- 2. 受容器と受容機構 ………………… 139
- 3. 中枢機構 …………………………… 140

第12章　脳機能 — 141

- はじめに ………………………………… 141
- I 意　識 ………………………………… 141
- A. 広範囲調節系 ………………………… 141
  - 1. ノルアドレナリン作動性の青斑核 … 142
  - 2. セロトニン作動性の縫線核群 …… 142
  - 3. ドーパミン作動性の黒質と腹側被蓋野 … 143
- B. 意識障害 ……………………………… 143
- II 生体リズムと睡眠 …………………… 144
- A. 脳　波 ………………………………… 144
- B. 睡　眠 ………………………………… 145
  - 1. 睡眠とは ………………………… 145
  - 2. 睡眠段階 ………………………… 145
  - 3. 睡眠のメカニズム ……………… 146
- C. 概日リズム …………………………… 147
- III 情動, 動機づけ ……………………… 147
- A. 情　動 ………………………………… 147
- B. 報酬系 ………………………………… 148
- C. 動機づけの障害 ……………………… 149
- IV 学習と記憶 …………………………… 149
- A. 学習の種類 …………………………… 149
  - 1. 余剰学習 ………………………… 149
  - 2. 古典的条件づけ ………………… 149
  - 3. オペラント条件づけ …………… 150
  - 4. その他 …………………………… 150
    - a. 刷り込み …………………… 150
    - b. 味覚嫌悪学習 ……………… 150
    - c. 知覚学習 …………………… 150
- B. 記　憶 ………………………………… 151
  - 1. 長期記憶 ………………………… 151
    - a. 宣言的記憶 ………………… 151
    - b. 手続き的記憶 ……………… 151
  - 2. 短期記憶と作業記憶 …………… 152
- C. 長期記憶と学習のメカニズム ……… 152
- V 認　識 ………………………………… 153
- A. 失　認 ………………………………… 153
  - 1. 視覚失認 ………………………… 153
  - 2. 相貌失認 ………………………… 154
  - 3. 半側空間無視 …………………… 154
- B. 失　行 ………………………………… 154
- C. 失　語 ………………………………… 154
  - 1. 言語生成の中枢とその障害 …… 154
    - a. 言葉の表出 ………………… 155
    - b. 文の生成 …………………… 155
  - 2. 言語理解の中枢とその障害 …… 155
    - a. 音韻, 単語の識別 ………… 155
    - b. 意味理解 …………………… 156
    - c. ウェルニッケ野とブローカ野の連絡 … 156
- VI 思考・推論, 知的機能 ……………… 156
- A. 知　能 ………………………………… 156
- B. 前頭葉機能 …………………………… 157

- 索　引 …………………………………… 159

第1章 生きているとは

はじめに

私たちは毎朝，目覚めるたびに「自分は生きている」と特に意識しなくても再確認している．このように私たちが生きていると感じるのは，脳の働きが生じさせる主観的な「意識」による．では，目の前の他人や動物が生きていると感じるのはどのような場合だろう．この問いへの答えとして多く挙げられる事項は，自発的に動き回っている，刺激に対して反応する，心臓が動いている，呼吸をしている，体が温かいなどである．これらは第三者が客観的に確認できる，生きていることの証明である．これらのうちで，生命が脅かされるような状況において観察・計測すべきとされる必要最小限の兆候をバイタルサインという．すなわち，呼吸，脈拍，体温，血圧，意識レベルの五つである．バイタルサインをはじめとして，生体が生きていることでみられるさまざまな現象を生命現象という．生理学はこうした生命現象の機序を研究するものである．

この章ではまず，生物，動物として「生きているとは」について考える．次に，生体を構成する細胞について考え，最後に「ヒトが人らしく生きているとは」について考えてみる．

I 生体として

A ホメオスタシス

私たちの体は種々の臓器や器官から成り立っており，それらは細胞という基本単位で構成されている．個々の細胞は，それぞれ特定の役割を果たすことですべての細胞の総和である生体の生存を可能としており，逆に生体は個々の細胞へ生存に適切な環境を提供している．細胞を取り巻く環境を内部環境といい，生体によって温度，電解質（イオン）や栄養物質，酸素や廃棄物の濃度などが適切な狭い範囲内に維持されている．こうすることで生体は個体を維持し，子孫を残すべく活動することができる．

内部環境は体を取り巻く外部環境によっても影響されるが，細胞たち自身の活動によっても一時的，局所的に変化する．すなわち，細胞たちは内部環境から栄養物質と酸素を細胞内へ移動させ，自身の活動に必要なエネルギーを得る．さらに活動に伴って発生した熱や，二酸化炭素をはじめとする廃棄物を内部環境へ放出する．こうして細胞たちの活動によって必然的に生じる内部環境の変化を許容範囲内にとどめなければ，細胞たちは生きていけない．

私たちの体にある泌尿器系（第4章），呼吸系（第6章），循環系（第7章），消化系（第8章）などは互いに協力して内部環境がほぼ定常状態に維持されるように働いており，このような生物の性質をホメオスタシス（恒常性）という．個々の細胞はホメオスタシスから恩恵を受けている一方で，ホメオスタシス維持のために自身の役割を果たしているといえる．

ホメオスタシス維持というと静的な活動の印象を受けるが，実際には空腹になれば（血糖値が下がれば）食物を求めて動き回り，体液の浸透圧が上がって口渇を感じると水を求めてさまよい始

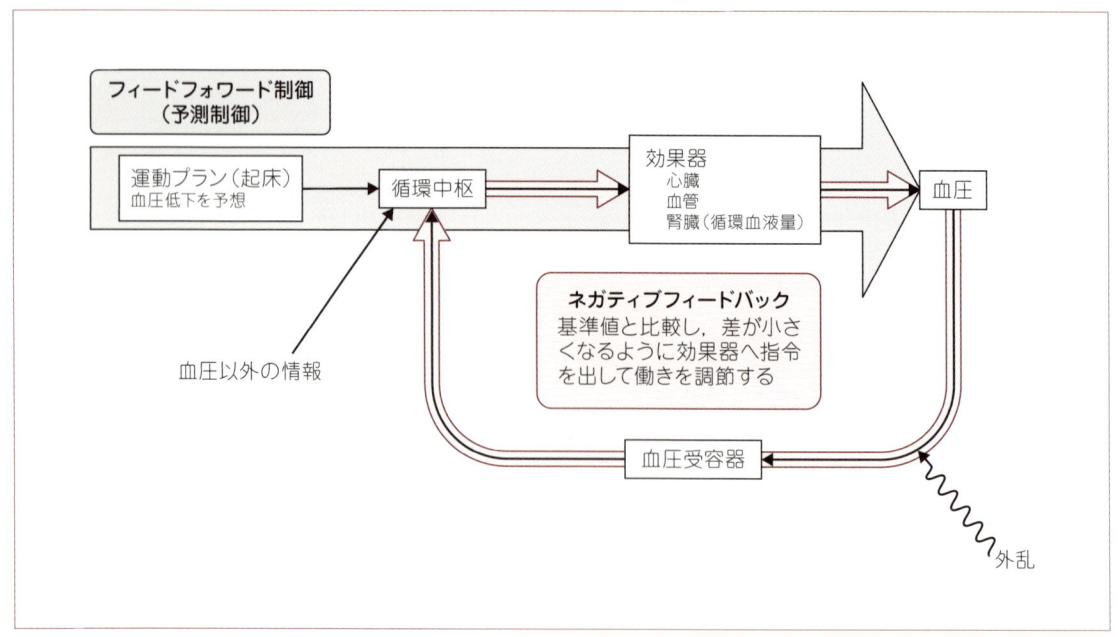

図1 制御の仕組み
血圧を例に，2種類の制御の仕組みを示す．ネガティブフィードバックは循環中枢で血圧受容器からの値と基準値と比較し，差が小さくなるように効果器へ指令を出して，血圧を基準値へ近づける．フィードフォワード制御では，これから自分が行う活動プランによって生じる変動を見越して事前に循環中枢から効果器へ指令を発し，変動を未然に防ぐ．

め，状況によっては他者と争うようなダイナミックな行動までも引き起こす．さらに，そうした身体活動を行えば酸素やエネルギー源の消費量が増加するので，それに対応して心拍数や呼吸数を増やす必要がある．このように，ホメオスタシスを維持するため，さまざまな臓器や器官は内部環境に変動が生じると，それを補正するよう常に活動している．さらに，それらの活動を協調したものとするため，神経系（第2章）や内分泌系（第3章）が働いている．

B 調節のメカニズム（図1）

循環系，呼吸系，消化系，泌尿器系などには内部環境を監視するセンサーが数多く存在する．センサーの値は標準値と比較され，その差が大きければ，小さくなるように関係する臓器の働きを変化させる．例えば，血液中の二酸化炭素の濃度が基準値を上回ると，呼吸中枢が興奮して呼吸運動を促進させ，肺からの二酸化炭素排出を増やす．このように最初の状態である高い二酸化炭素濃度を負の方向（反対方向）へ変化させて標準値へ近づけるような調節機構を負のフィードバック制御（ネガティブフィードバック）という．

負のフィードバック制御においては，内部環境が標準値から外れてから回復が開始されるため，しばらくは標準値から外れた状態が続く．こうした望ましくない状態を避けるため，中枢神経系を介するいくつかの制御システムでは，これから自分が行う活動によって生じる変動を見越して事前に制御を開始する．例えば，私たちが臥位から起き上がる際には，動作を始めると同時に（起立によって血圧が下がる前に，それを予想して）心拍数を増加させる．このような制御を予測制御，フィードフォワード制御という．

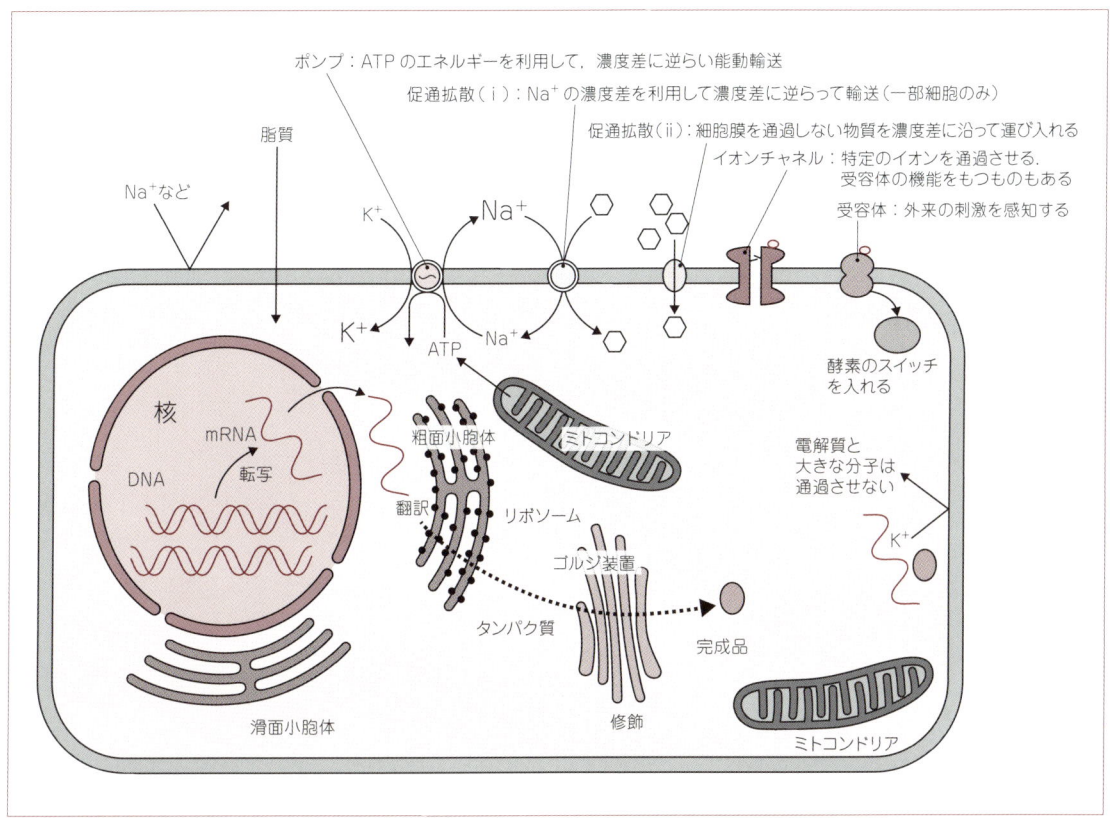

図2 生きている細胞
細胞膜は細胞内外を隔てるもので，電解質と大きな分子（タンパク質や核酸など）を通さないが脂質は自由に通す．細胞膜には，能動輸送を行うポンプ，促通拡散を行う輸送体タンパク質（2種類あり），情報を受け取る受容体とイオンチャネルなどが存在し，細胞機能を支えている（赤い小さな丸○は情報を伝える物質を示す）．細胞内には核，ミトコンドリア，リボソーム，粗面小胞体，滑面小胞体，ゴルジ装置などがあり，核の遺伝子を読み取って細胞機能を実行するのに必要なタンパク質を作っている．ミトコンドリアは細胞機能の実行に欠かせないエネルギー源である ATP を作っている．

II 細胞として

私たちの体は細胞という基本単位で構成されている．それらはホメオスタシスの維持や個体の存続，子孫の繁栄にかかわる何らかの特別な役割を担っている．ここでは一般の細胞が生存を続けるにあたって，細胞内外を隔てる細胞膜と細胞内において何が行われているかを簡単に述べる（図2）．

A 細胞膜

細胞は細胞膜で包まれており，細胞内の化学的組成は，細胞外液の組成とは大きく異なる．先に内部環境である細胞外液の組成はホメオスタシスにより狭い範囲の定常状態に保たれていると述べたが，細胞内の化学的組成（特にイオン組成）は，細胞機能を発揮するために必要な化学的プロセスを進行させられるように，細胞自身がさらに厳密に制御している．

細胞膜は脂質とタンパク質からできており，細胞内外を隔てるとともに細胞内の特異的な化学的組成が形成されるよう働いている．細胞膜の主成分はリン脂質で，電解質（イオン）を通さない．また，細胞が産生したタンパク質や核酸のような大きな分子が細胞外へ移動するのを防いでいる．細胞膜のリン脂質には次に述べるようなさまざまな

機能をもつタンパク質が埋め込まれている.

①能動輸送：栄養物質やイオンを細胞内へエネルギーを使って細胞内へ輸送して細胞内の化学的組成を適切に保つ．代表的な例としてNa/Kポンプがある．これはアデノシン三リン酸(ATP)のエネルギーを使って，細胞内からナトリウムイオン(Na^+)をくみ出し，逆にカリウムイオン(K^+)を入れている．このポンプの働きで細胞内Na^+濃度は常に低く保たれている．同じようなポンプとしてH/Kポンプ，Caポンプなどがある．

②促通(促進)拡散：ブドウ糖のような極性をもつ分子は細胞膜を透過しない．それらを輸送するためのタンパク質が細胞膜にあり輸送体と呼ばれる．それには(ⅰ)濃度勾配に逆らって輸送する特殊なものと，(ⅱ)濃度勾配に沿って輸送するものの2種類がある．(ⅰ)の典型的な例はブドウ糖を細胞内へ輸送するブドウ糖輸送体である．これは，消化管粘膜や尿細管上皮細胞などに特異的に存在し，非常に低濃度のブドウ糖までをも逃さずに，細胞内へ濃度勾配に逆らって輸送(回収)する．この輸送体が存在するため，わずかな量のブドウ糖も尿や便へ失われることはない．輸送に必要なエネルギーはNa/Kポンプによって作られたNa^+の濃度差が供給する(Na^+が流れ込む勢いに乗じて一緒に流れ込む)．流れ込んだNa^+はただちにNa/Kポンプによってくみ出される．このようにNaの能動輸送に依存していることから二次的能動輸送ともいわれる．

(ⅱ)の輸送体は特定の膜を通過できない物質と結合してその物質を濃度勾配に沿って移動させる．この場合は濃度勾配がエネルギー源でありエネルギーは要さない．空腹時でも細胞外液のブドウ糖濃度は70mg/dL以上と高い値に調節されているので，一般の細胞はこの種の輸送体でブドウ糖を細胞内へ取り入れて利用している．

③イオン通過：イオンチャネルと総称されるタンパク質による．これは中央部に親水性の孔をもち細胞膜を貫通するタンパク質で，特定のイオンを選択的に濃度勾配に沿って通過させる．チャネルは常時開通しているのではなく，その開閉は特定の物質の結合や，細胞内外の電位差によって制御されている．イオンの通過は細胞内外の電位差を変化させる．

④刺激，シグナルの受容：細胞には外来の刺激を感知し，その刺激に対する反応を引き起こすためのタンパク質が存在し，受容体と総称される．受容体は特定の刺激物質と特異的に結合すると，立体構造が変化して機能を発揮する．例えばホルモン受容体はホルモンと結合すると，構造が変化して他の細胞内の分子(多くの場合は酵素)へ情報を伝えて化学反応を引き起こす．他の例は，上で述べた特定の物質と結合すると開くイオンチャネルで，神経の末端から分泌される神経伝達物質を介して，その神経が接している別の神経，筋，分泌腺などへ情報伝達する際に用いられている．

B 細胞内小器官

私たちを構成する細胞は真核細胞と呼ばれ，原核細胞である細菌に比べ複雑で進化した構造をもっている．真核細胞は以下に述べる核膜に囲まれた核と，ミトコンドリアなどの細胞内小器官をもつ．

①核：核は細胞の指令部であり，細胞の遺伝情報がDNAとして収納されている．必要に応じて遺伝情報はメッセンジャーRNA(mRNA)に転写される．細胞分裂の際には，DNAは染色体に凝縮され，複製されて二つの細胞に遺伝情報が分配される．

②リボソーム，小胞体，ゴルジ(Golgi)装置：核で転写されたmRNAは細胞質に出て，小胞体に結合したリボソームでアミノ酸配列に翻訳され，タンパク質が作られる(リボソームの結合した小胞体を粗面小胞体という)．タンパク質はさらにゴルジ装置で糖鎖付加や一部を分解するなどの修飾を受けて完成品となる．こうして作られたタンパク質は，その細胞の構成要素として使用さ

れたり，他の細胞が利用できるように細胞外へ放出されたりする．リボソームが結合していない滑面小胞体では主に脂質の合成が行われる．

③ミトコンドリア：生命活動に必須なエネルギー源であるATPの約95%はミトコンドリアで作られている．ブドウ糖，脂肪，アミノ酸などを酸素を使わず（嫌気的）に分解して作られた燃料をミトコンドリアが酸素の存在下で完全に燃焼させて作られる．ATPは物質輸送だけでなく，タンパク質合成などの化学反応を進めるエネルギー源として，さらに筋収縮のような機械的エネルギーを発生するためにも使われる．

III 人として生きる―日常生活動作（ADL）と生活の質（QOL）―

バイタルサインは生命が脅かされるような状況において観察・計測すべき体の兆候であったが，日常生活動作（activities of daily living, ADL）は人が日常生活を営むうえで普通に行えるはずの動作をいう．具体的には，食事，排泄，整容，移動，入浴などの動作を指す．病気や障害などによってADLの一部が自力で行えなくなると，他者による見守りや介助が必要となる．そうした場合に，日常生活の自立度がどう変化したかを評価する指標としてもADLは使われている．ADLが自力で行えなくなると，人間らしく満足して生活を送っていると感じにくくなる．このように人間らしく満足して生活しているかどうかを評価する概念が生活の質（quality of life, QOL）である．読者の多くが目指しているリハビリテーション職者たちは，対象者ができるだけ自立してADLを行えるよう，さまざまな介入や訓練を行い，自立して活動できる範囲を広げてQOLを向上させようと努力している．

ADLはどれも筋活動を伴い，それに必要な酸素を供給する必要がある．ところが，筋も呼吸器も循環器も，長期臥床などでしばらく使わないでいると，廃用によって能力が低下する．そうすると思うように動けなくなり，さらに廃用が進む悪循環から廃用症候群に陥ってしまう．自由に外出するためには6分間に400m以上歩き続ける持久力（運動耐容能）が必要とされている．すなわち，廃用などが原因で少し歩くだけで息苦しくなり，ホメオスタシスに破綻をきたすようになると，出歩くことができなくなりQOLが低下する．ここで，生理学的なエビデンスに基づいた適切なリハビリテーションを実施して持久力を増強できればQOLの低下を防止できる．高齢者でよくみられる寝たきりの原因の多くは廃用症候群であるが，それをリハビリテーションによって予防，改善し，QOLの低下を防ぐことは，これからの高齢化社会において重要である．

第2章 神経一般

はじめに

　神経系は頭蓋骨に覆われた脳と体のさまざまな場所を結ぶ情報システムである．後の章で述べる自律神経系，運動系，感覚系はそれぞれ内臓器官，運動装置（主に筋肉），感覚器官と脳からなる情報ネットワークであり，多種多様な神経細胞（ニューロン neuron）から構成されている．このネットワーク内でニューロンたちは，コンピュータと同様に振幅が一定のパルス状デジタル電気信号を用いて情報交換を行っている．この信号は活動電位，スパイク，インパルスなどと呼ばれ，ニューロンの興奮（発火）によって引き起こされる．

　この章ではニューロンの基本的な働きである興奮（情報発生），神経線維に沿った興奮の伝播（情報伝達），およびシナプスにおける他のニューロンへの情報伝達の仕組みについて述べる．

I 神経系の構成

　神経系は脳と脊髄からなる中枢神経系と，末梢神経系とからなる．末梢神経系は骨で囲まれた中枢神経系へ外の世界で何が起こっているかを伝える感覚系と，外の世界へ働きかける運動系，さらには，循環・呼吸・消化・体温調節・排泄など自律機能を調節する自律神経系がある（図1）．

　中枢神経系は感覚系を通じて体外・体内の環境に関するさまざまな情報を収集し，それを処理した後，必要に応じて環境に働きかける．情報処理の過程は，反射のように単純なものから，知覚や認識のような非常に複雑なものまで多岐にわたる．

II 神経の構造

　ヒトの神経系には約千億個のニューロンが存在し，さまざまな形や大きさのものがある．図2に示すように，ニューロンは一般に細胞体と樹状突起および軸索と呼ばれる特徴的な2種類の突起からなる．樹状突起や細胞体には，他のニューロンからの刺激を受け取る特別な構造物（シナプス）が多数存在する．軸索は，ごく短いものから1mを超える長さのものまでさまざまであり，他のニューロンや骨格筋に向かって伸びていき，シナプスを介して情報を伝達する．軸索は情報を伝えるケーブルであると同時に，末端にあるシナプスの機能維持に必要な物質の能動的な輸送路でもあり，ここでの輸送を軸索輸送という．多くの場合，軸索は髄鞘（ミエリン鞘）で包まれている．

III ニューロンの興奮メカニズム

　ニューロンに興奮をもたらすものを刺激と呼び，感覚ニューロンが受け取る感覚刺激やニューロン同士の接点（シナプス）における化学物質による刺激などがある．こうした刺激はどれもニューロンに電気的変化をもたらし，それが臨界点を超えると急に細胞膜の状態が変化して一過性の興奮状態に入る．このように電気的変化が興奮をもたらすので，どのニューロンも電気刺激で興奮させることができる．私たちが感電するとビリビリと感じ，場合によっては筋肉が勝手に動いたりするのはこのためである．

　一般に細胞膜は電気を通さない脂質でできてお

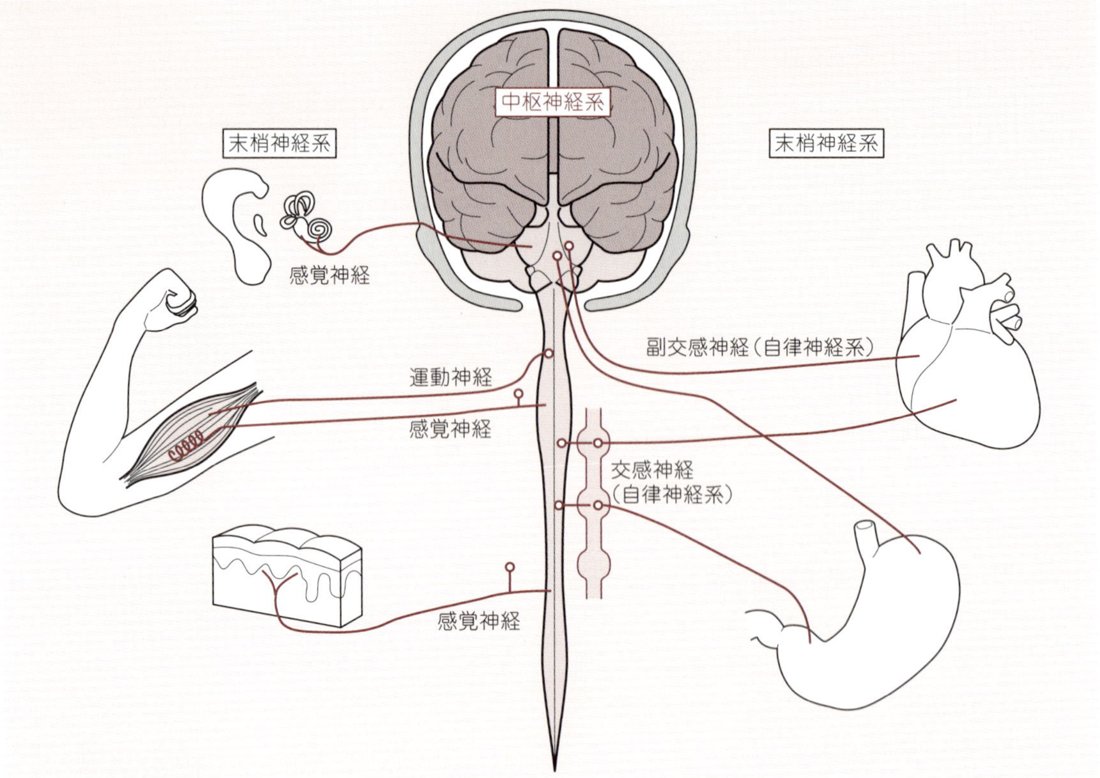

第2章 神経一般

図1 神経系の構成
骨に囲まれた脳と脊髄からなる中枢神経系（脊髄を囲む椎骨は省略）と，そこへ出入りする末梢神経系とからなる．末梢神経系は感覚系と運動系さらには，循環・呼吸・消化・体温調節・排泄などにかかわる自律神経系がある．

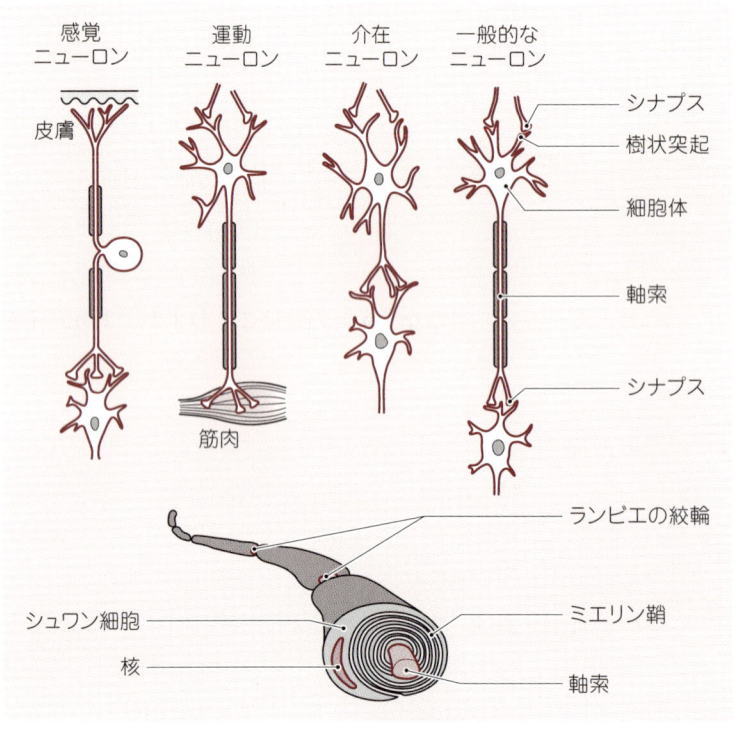

図2 ニューロンの模式図
ニューロンは細胞体と樹状突起，軸索と呼ばれる特徴的な2種類の突起とからなる．軸索は多くの場合，髄鞘（ミエリン鞘）で包まれている．髄鞘とは，シュワン細胞（末梢神経の場合）あるいはオリゴデンドロサイト（中枢神経の場合）の細胞膜が軸索の周りを何重にも密に取り巻いたものである．髄鞘は一定の間隔ごとに中断しており，その部分をランビエの絞輪と呼ぶ．

り，その膜にイオンポンプとイオンチャネルが埋め込まれている．これらの働きで細胞の内側が外側に対して−80〜−40 mV 分極した状態が作り出される．これが膜電位である．神経や筋細胞は興奮性細胞と呼ばれ，刺激に応じて興奮すると，膜電位が静止レベルから1ミリ秒ほどの間に+40 mV 程度まで上昇して戻ってくる活動電位と呼ばれる現象が発生する（図3）．このパルス状の電位変化の有無で神経は情報を表している．

A 膜電位は何によって決定されるか，保たれているか

1. 細胞内外のイオン組成がアンバランスである

表1に示すように，細胞内のイオン組成は細胞外と大きく異なる．これは，Na/Kポンプをはじめとする種々のイオンポンプが，エネルギー源であるアデノシン三リン酸（ATP）を消費してイオンを選択的に輸送した結果である．

2. 細胞膜にイオンチャネルが存在する

細胞膜には特定のイオンを選択的に通過させるさまざまな種類のイオンチャネルが存在する．イオンが濃度勾配に従ってチャネルを通過するとき，イオンが担っている電荷も移動し，電流が流れる．イオンの流れを生じさせる原動力には細胞内外の電位差とイオンの濃度差がある．イオンチャネルはイオンの濃度差から電流を取り出す電池あるいは発電機ともいえる．

あるチャネル，例えばカリウムイオン（K$^+$）だけを選択的に透過させるカリウムチャネル（Kチャネル）の周囲について考えてみよう．前述したように，イオン組成は細胞内外で大きく異なるが，KチャネルはK$^+$以外を通過させないので，他のイオンの濃度差はひとまず考慮しないでおく．ここで，細胞内外に電位差がなければK$^+$は濃度の高い細胞内から外へ向かって流れる（図4A）．K$^+$は正電荷をもつので，この流れによって細胞内の正電荷は減少し，細胞外の正電荷が増

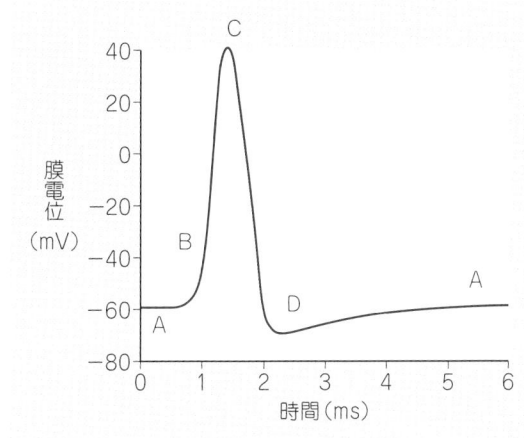

図3 活動電位，神経の興奮，発火
神経や筋細胞は刺激に応じて興奮すると，膜電位が静止レベルから1ミリ秒ほどの間に+40 mV 程度まで上昇して戻ってくる活動電位と呼ばれる現象が発生する．このパルス状の電位変化の有無で神経は情報を表している．記号A〜Dは図5のA〜Dに対応する．

表1 ニューロン内外のイオン濃度

イオン	濃度 [mM]	
	細胞内	細胞外
Na$^+$	15.0	150.0
K$^+$	150.0	5.5
Cl$^-$	9.0	125.0

加する．すなわち細胞内がマイナスに分極し，膜電位が発生したことになる．このように書くと，チャネルを通るイオンの流れのため濃度が変化するように感じるかもしれないが，膜電位を変化させるのに必要なイオンの量はごくわずかであり，イオン濃度は変わらないものとして話を進めてよい．

次に，もし膜電位が−100 mV であったとしよう．このときもK$^+$は濃度勾配に従って細胞外へ流れようとするが，細胞内の大きな負電荷に引かれて動けない．逆に，細胞外のK$^+$までが負電荷に引かれて少しではあるが流入してくる（図4B）．では，K$^+$の内向きの流れが外向きの流れとつり合って平衡に達し，実質的に流れなくなる膜電位（平衡電位）はどのくらいであろう．

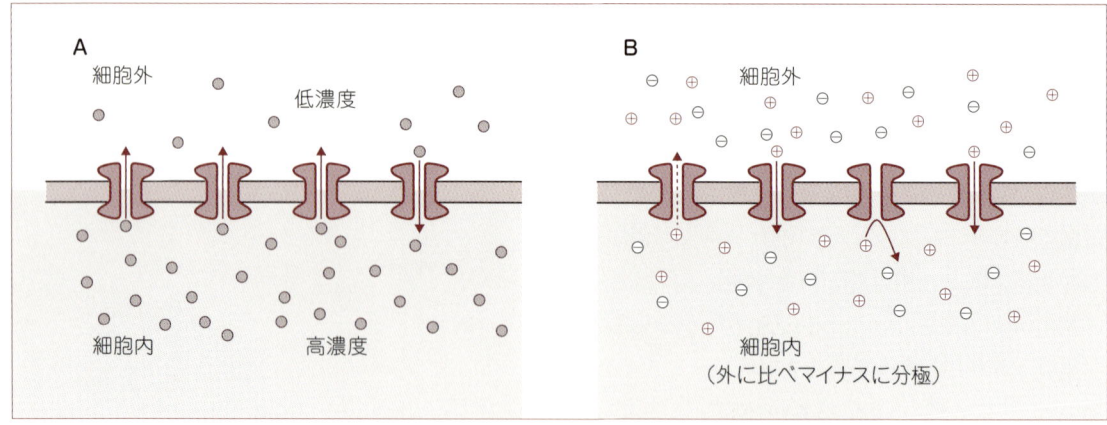

図4 静止膜電位の発生
A：細胞膜を挟んでイオンの濃度に大きな差があるが，電位差はない場合，図のように高濃度側から低濃度側へイオンの流れが起こる．細胞内は陽イオンの流出によりマイナスになる．B：細胞内の電位が大きくマイナスになっていると，それに引きつけられて陽イオンが細胞外から内向きに流れ込む．また，細胞内の陽イオンは外へ出にくくなる．このように，細胞内外に陽イオンの濃度差があり，それを選択的に通すチャネルが存在するなら，細胞内がマイナス数十mV分極した状態でイオンの外向きの流れと内向きの流れが平衡に達する．これを平衡電位という．

このような問題は以前より物理学で取り扱われており，次のネルンスト（Nernst）の式で計算できる．

$$E = \frac{RT}{zF} \log_e \frac{[C]_o}{[C]_i}$$

ここで，R は気体定数（8.314 J/K/mol），T は絶対温度，z はイオンの電荷，F はファラデー（Faraday）定数，$[C]_o$ と $[C]_i$ は細胞外と細胞内のイオン濃度である．K^+ について上式に当てはめ，K^+ の平衡電位（E_K）を求めると約 −90 mV となる．言い換えるとKチャネルは，膜電位を K^+ の平衡電位（E_K）へ近づけるように電流（K^+）を流す電池として働く．

ここまでKチャネルだけが存在する状況について考えてきた．K^+ 以外で，膜電位や活動電位の発生に関与している主なイオンにはナトリウムイオン（Na^+），塩化物イオン（Cl^-），カルシウムイオン（Ca^{2+}）などがある．これらも考慮すると，一般的なニューロンの膜電位は約 −55 mV になる．

B 活動電位が発生するメカニズム

1. 経過，現象の説明

ニューロンが刺激されると刺激の強さに応じて膜電位は細胞の分極状態が解消される方向へ変化する（脱分極）．ある臨界点（閾膜電位）を超えて脱分極させると，膜電位は突然自動的に変化を始め，0Vを通りすぎ+40mV程度まで上昇したのち反転して再分極する．この一連の電位変化を活動電位といい，**図3**に示したように数ミリ秒程度の時間経過で起こる．ひとたび活動電位が発生し始めると，もはや刺激は必要ない．また，活動電位の形は，膜電位が閾値に達するまでの経過や原因などが異なっても毎回ほぼ同じである．このように，活動電位には有無の区別しか存在しないので，"全か無かの法則 all-or-none law" と称する．すなわち，刺激の大きさに対応した段階的，アナログ的な電位変化が，0/1のデジタル信号に変換されるのである．そして，このデジタル信号が情報としてニューロン回路内を行き来する．

2. 刺激によって何が変化するのか

静止状態では厚さ約10nmの細胞膜を挟んで数十mVの静止膜電位が存在する．これは1cmあたりに換算すると数万Vに相当する非常に強い電界である．この電位によって開閉を制御される電位依存性イオンチャネルがニューロンに多数存在するため，活動電位が発生する．

a. 電位依存性Naチャネルの活性化

電位依存性Naチャネルは静止状態，すなわち強い電界の下では閉じているが（図5A），刺激により細胞が脱分極して電界が弱まると一部のチャネルは活性化され，孔が開いてイオン（電流）が流れるようになる（図5B）．すなわち正電荷のNa^+が流れ込み，さらに脱分極させる．この結果，近くにあるまだ開いていないチャネルも開き，より脱分極する．このサイクルが繰り返されるため，細胞外に多くあるNa^+が大量に流れ込み，膜電位は急速に上昇し，Na^+の平衡電位である+40mV近くに至る（図5C）．これでは膜電位が上昇したままであるが，ニューロンには積極的に膜電位を元へ戻す次に述べる機構が存在する．

b. 電位依存性Naチャネルの不活性化と遅延整流性Kチャネルの活性化

開状態になった電位依存性Naチャネルはその状態にとどまることができず，電流を流せない不活性状態へ速やかに移行する（図5D）．不活性状態になったチャネルは徐々に元の静止状態へ戻り，再び活性化される能力を回復する．

遅延整流性Kチャネルと呼ばれるチャネルも脱分極により活性化されるが，名前のとおり活性化はNaチャネルより遅い．この活性化は，大量のK^+の細胞外への流出をもたらす．なぜなら，K^+濃度は細胞内が圧倒的に多いうえに，それを引きとめていた細胞内の負電位が消失しているからである．こうして，遅延整流性Kチャネルの活性化と電位依存性Naチャネルの不活性化は，加速度的に進行してきた膜電位の上昇を反転させ，膜電位を急速に元へ向かわせる．その後，遅

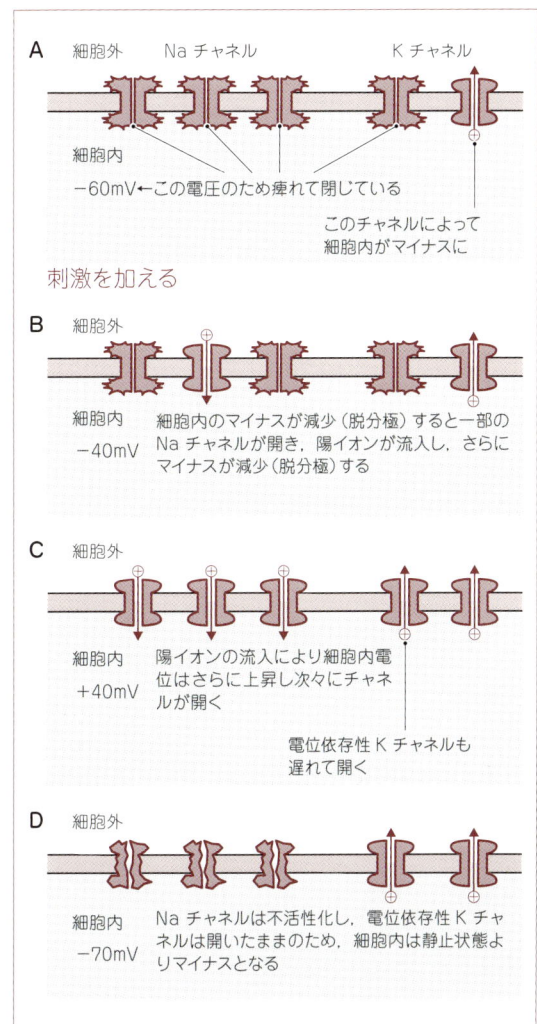

図5　活動電位の発生メカニズム

A：静止状態．静止膜電位発生にかかわるKチャネルだけが開いている．他のチャネルは細胞内がマイナス数十mV分極していることによる強い電界の影響で閉じている．
B：発火直前．ニューロンが何らかの刺激を受けて細胞内のマイナスが減少（脱分極）すると，電界の影響で閉じていた一部のNaチャネルが開く．その結果，陽イオンが流入し，さらに脱分極する．これが繰り返され，閉じていた残りのNaチャネルが次々に開き，大きく脱分極する．
C：発火中．ついに，細胞内電位はプラスに転じる．この頃になって，電界の影響で閉じていた電位依存性Kチャネルが開く．
D：相対不応期．いったん活性化した（開いた）Naチャネルは短時間で不活性化しイオンを通さなくなる．その頃は，まだ電位依存性Kチャネルが開いているので，それを通じて大量の陽イオンが細胞の外へ流れ出す．その結果，細胞内電位は急速にマイナス方向に変化し，静止状態より負となったのち元に戻る（後過分極，後電位）．

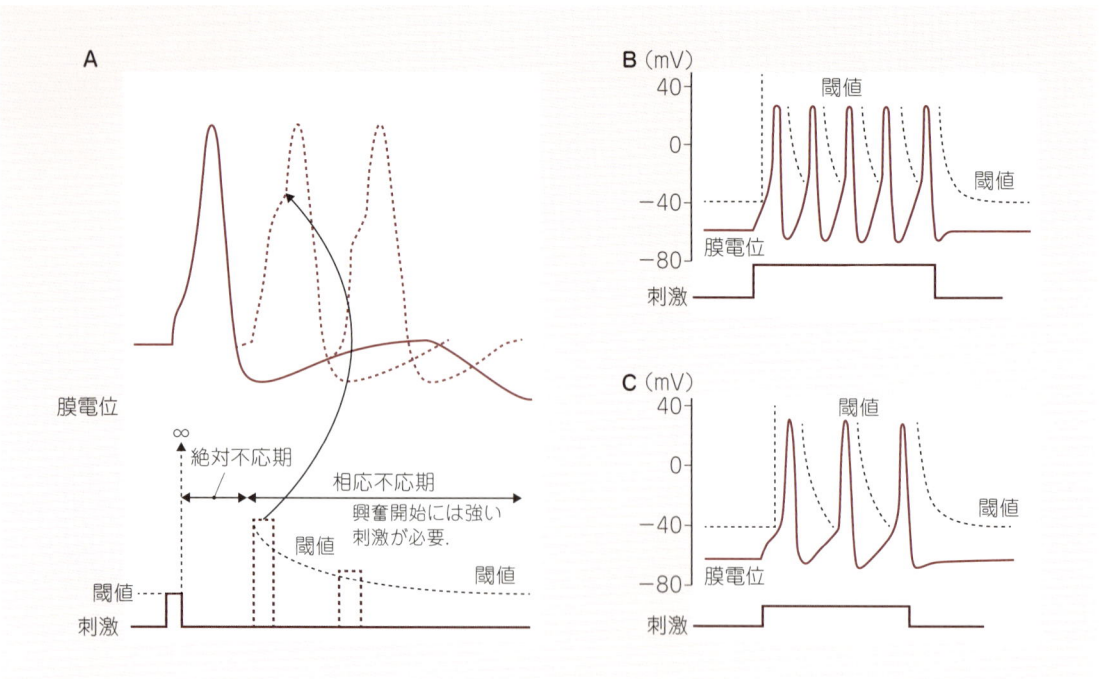

図6　不応期
A：興奮直後は，いかなる刺激を加えても興奮させられない絶対不応期であり，その後，通常より閾値の高い相対不応期を経て，閾値は徐々に元の低い状態へ戻る．刺激強度が強ければ相対不応期の，より早い時期にニューロンを再び興奮させることができ，弱い場合は閾値が十分に低下するまで興奮させられない．
B：強い持続刺激を与えると相対不応期の，より早い時期に次の興奮を発生させることができるので，短い間隔で次々と活動電位を発生させる．
C：刺激強度が弱いと，興奮の間隔が長くなる．

延整流性Kチャネルが元の閉じた状態に戻るまで，膜電位はいったん静止状態よりさらにマイナスになる．これを後電位と呼ぶ（図5D）．

3. 不応期

活動電位を発生した後のニューロンは興奮しにくくなっており，その期間を不応期という．興奮直後は絶対不応期にあり，いかなる刺激を加えても興奮させられない．その後，興奮性が少し回復し，通常より強い刺激を加えれば興奮させることができる相対不応期となる（図6）．これは，活動電位発生にかかわる電位依存性Naチャネルの数が不活性化により実質的に減少することや，遅延整流性Kチャネルの活性化がしばらく続くため脱分極しにくくなっていることなどが原因である．

持続刺激を与えた場合，刺激強度が強ければ相対不応期の，より早い時期にニューロンを再び興奮させることができ，逆に弱い場合は興奮性が十分に回復するまで興奮させられない．すなわち，刺激強度が強いと，より短い間隔で次の活動電位を発生させることになる．ニューロンはこの原理に従って，アナログ量である刺激強度を興奮の頻度へデジタル変換しているといえる（図6B，C）．

IV 神経の興奮がどのようにして遠くまで伝えられるのか？

これから述べる興奮伝導の仕組みがあるので，神経は足のつま先からの情報を1m以上離れた脊髄まで伝えることができる．

A 伝導の仕組み――神経線維（軸索）は単純な電線ではない

軸索を細胞膜で包まれた細長い管に電解質を満たしたものと考えると，1か所で起こった振幅が約100mVの活動電位は，離れるに従い減衰し，軸索の太さにもよるが0.1〜1mmの位置で振幅は1/3以下になる．ところが，軸索上にも興奮を起こすのに必要な電位依存性チャネルが存在するので，その範囲内では閾膜電位を超える33mV以上の脱分極が生じ，新たな活動電位を発生させる．すると，その活動電位がさらに同じくらい離れた所まで活動電位を引き起こし，軸索上のまだ興奮していない場所を次々と興奮させていく．このように，軸索の1点で起こった興奮は軸索に沿って伝わり，軸索終末まで至る．ここで，興奮が引き返すことはない．なぜなら，引き返すべき軸索は興奮直後の不応期に入っているからである．こうして軸索に沿って興奮（発火）が伝わる様子は，導火線に沿って炎が伝わるのに例えられる．

B 伝導速度は何によって決まるか

興奮が伝わる際，ある点で起こった興奮が次にできるだけ遠くで興奮を起こした方がより速く伝わる．このためには軸索は太い方が有利であり，伝わる速度（伝導速度）は直径の平方根に比例する．このため，一部の無脊椎動物は極端に太い神経をもつに至った．例えば，ゴキブリの介在ニューロンは直径60μmもあり，伝導速度は7m/秒であり，ヤリイカの巨大軸索は直径350μmで伝導速度は25m/秒である．体長7cmのゴキブリなら7m/秒でも頭から足まで約10ミリ秒で情報が伝わり，機敏な動きの制御が可能であるが，同じようにヤリイカの脳で発した指令を25cm離れた外套膜の筋肉へ10ミリ秒程度で伝え，海水を噴き出して逃走するには，直径を350μmまで太くする必要があったのである．このように，直径を太くしても伝導速度はあまり速くならない．そこで，脊椎動物では神経を太くすることなく伝導速度が速くなるよう進化した．例えば，直径12μmのカエルの有髄神経（後述）は，ヤリイカの巨大軸索と同じく25m/秒の伝導速度をもつ．

C 有髄神経における跳躍伝導

脊椎動物の軸索は直径1μm以下のものを除いて髄鞘に覆われており，有髄神経と呼ばれる．髄鞘とは，シュワン（Schwann）細胞（末梢神経の場合）あるいはオリゴデンドロサイト（中枢神経の場合）の細胞膜が軸索の周りを何重にも密に取り巻いたものである（図2参照）．

髄鞘は軸索全長を隙間なく包んでいるのではなく，一定の間隔ごとに髄鞘が中断し，軸索が露出している部分が存在する．この部分をランビエ（Ranvier）の絞輪といい，活動電位発生に関与するイオンチャネルはここに集中して存在し，活動電位はここでのみ発生する．

図7に示すように1か所で発生した活動電位は髄鞘を飛び越し，2〜3個先のランビエの絞輪を興奮させることができる（図には1個先のみとして描いた）．そこで発生した興奮はまた，2〜3個先のランビエの絞輪を興奮させる．このように，活動電位が飛び飛びに伝わっていくので跳躍伝導と呼ばれる．

絞輪間の距離が長いほど伝導速度が速くなるが，それは神経の太さに比例するので，有髄神経の伝導速度は神経の直径にほぼ比例して速くなる．[μm]で表した神経の直径をD，kを定数（37℃で6〜8），伝導速度をv[m/秒]とすると，おおよそ次式の関係になる．

$$v = k \times D$$

脱髄疾患で髄鞘が障害されると伝導速度が遅くなる．

D 伝導の法則

通常は多数の軸索が束になって走行しており，

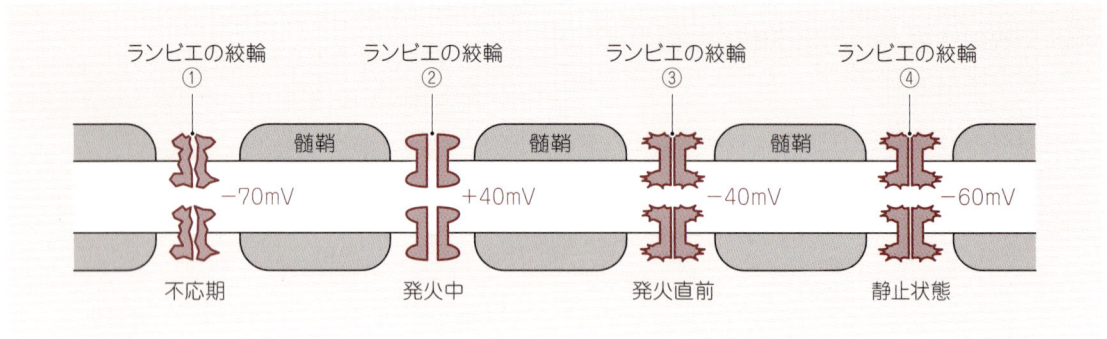

図7 跳躍伝導
軸索を覆う髄鞘は一定の間隔ごとに中断し，軸索が露出している(ランビエの絞輪)．活動電位発生に関与するイオンチャネルは，絞輪に集中して存在する．図は左から伝わってきた活動電位が絞輪①を通過して不応期をもたらし，ちょうど絞輪②に活動電位を生じさせている瞬間を示す．絞輪②の興奮は絞輪③を脱分極させ，間もなく興奮をもたらす．絞輪④にまでは絞輪②の影響は及んでいない．1か所の興奮は髄鞘を飛び越し次の絞輪を興奮させる．そこで発生した興奮はまた，次の絞輪を興奮させる．このように，活動電位が飛び飛びに伝わっていくので跳躍伝導と呼ばれる．図には1個先の絞輪にのみに興奮が生じるように描いたが，実際は2〜3個先の絞輪までが興奮する．

表2 神経線維の分類

名称	髄鞘	直径 (μm)	伝達速度 (m/s)	機能
Aα	有	12〜20	70〜120	運動神経(骨格筋) 感覚神経(筋紡錘，腱器官)
Aβ	有	5〜12	30〜70	感覚神経(触・圧覚)
Aγ	有	3〜6	15〜30	運動神経(筋紡錘内筋)
Aδ	有	2〜5	12〜30	感覚神経(温・痛覚)
B	有	1〜3	3〜15	自律神経節前線維
C	無	0.5〜2	0.2〜2	感覚神経(痛覚) 自律神経節後線維

感覚神経の分類

名称	受容器の種類	上表との対応
Ia	筋紡錘一次終末	Aα
Ib	腱器官	Aα
II	筋紡錘二次終末，触・圧覚	Aβ, Aγ
III	自由終末，温・痛覚	Aδ
IV	自由終末，痛覚	C

神経は太さによって上表のように分類されている．感覚神経には下表のような受容器の種類による分類も用いられている．

この中を活動電位が並行して伝わっていくが，そのとき次のような原則に従う．

①不減衰伝導：活動電位の振幅は減衰することなく軸索上を伝わる．たとえ1m以上も離れていても，途中で次々に活動電位が発生するので，振幅が減衰することはない．

②等速伝導：1本の軸索上を興奮はその太さに比例した一定の速度で伝導する．神経の束にはさまざまな太さの線維が含まれており，**表2**のように分類されている．

③隔絶伝導：1本の軸索上を進んでいる興奮が近接する別の神経線維を興奮させることはない．

④両方向性伝導：興奮は軸索上をどちらの方向にも伝わる．

興奮の衝突

長い神経線維を少し離れた2か所で同時に刺激すると，末梢側から中枢方向へ向かう興奮と中枢側から末梢方向へ向かう興奮が途中で衝突し，そこで消滅する．なぜなら，次に興奮すべき場所は衝突相手の興奮が通過したばかりの場所で絶対不応期にあり，興奮できないからである．

V 神経の興奮を他の神経へ伝える仕組み（シナプス伝達）

ニューロンの興奮はシナプスを経て別の神経，場合によっては筋や腺細胞へ伝えられる．興奮を伝える側の神経（シナプス前細胞）と受け取る神経（シナプス後細胞）の細胞膜は20〜40 nmのシナプス間隙を隔てて接している．シナプス前細胞は興奮すると，この間隙へ，アセチルコリンなどの化学物質を分泌し，それがシナプス後細胞の受容体と結合することで興奮の伝達が行われる．

A 構造

シナプスの形態は存在場所，神経伝達物質の種類などによってさまざまである（図8）.

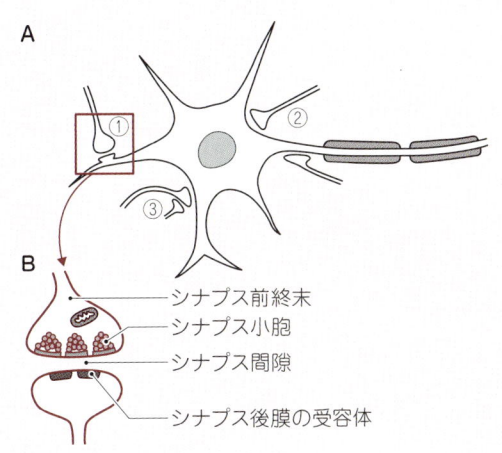

図8 さまざまなシナプスとその構造
A：シナプスは①軸索-樹状突起間，②軸索-細胞体間，③軸索-軸索間などにみられる．
B：シナプス前細胞の終末（シナプス小頭部）には，伝達物質を包み込んだシナプス小胞とミトコンドリアが多数存在する．シナプス間隙を隔てて向かい合ったシナプス後膜には伝達物質の受容体タンパク質などが密集している．

1. シナプス前終末

シナプス前細胞の神経終末は分枝し，各々の末端部は丸く膨らんでシナプス小頭部をつくっている．この中には伝達物質を包み込んだ小さなシナプス小胞とミトコンドリアが多数存在する．シナプス小胞は活性帯と呼ばれる領域に密集しており，興奮に伴って，そこから順次伝達物質が開口放出される．

2. シナプス後膜

シナプス小頭部とシナプス間隙を介して対向する膜（シナプス後膜）には，伝達物質を認識しシナプス後細胞に変化を生じさせる受容体タンパク質などが密集している．樹状突起ではスパイン（棘）と呼ばれる小さな突起にシナプスが形成される．

B 化学伝達の仕組み

シナプス伝達には，興奮時に伝達物質を放出する過程に加えて，伝達物質を合成，貯蔵する準備過程や，作用を速やかに終了させる不活性化の過程が存在する．

1. 神経伝達物質

伝達物質としては，古典的なアセチルコリンやノルアドレナリンなどのアミン類のほかに，グルタミン酸やγ-アミノ酪酸（GABA）などのアミノ酸，アデノシンやATPなど低分子量のものが多く用いられている．シナプス前終末にはこれらを合成する酵素があり，絶えず合成と小胞への貯蔵が行われている．低分子量の伝達物質に加えて，P物質（substance P）やエンケファリンをはじめとするポリペプチドも伝達物質として働く．これらは細胞体で合成され，軸索輸送で供給される．

2. シナプス伝達にはCa^{2+}の存在が必要

活動電位がシナプス小頭部に達すると，そこに存在する電位依存性Caチャネルが開き，Ca^{2+}が流入する．これが引き金となって，一部のシナプス小胞の膜が活性帯のシナプス前膜と融合して開口し，中に含まれていた伝達物質がシナプス間隙へ放出される．このように，シナプス伝達にはCa^{2+}の存在が必要である（図9）．

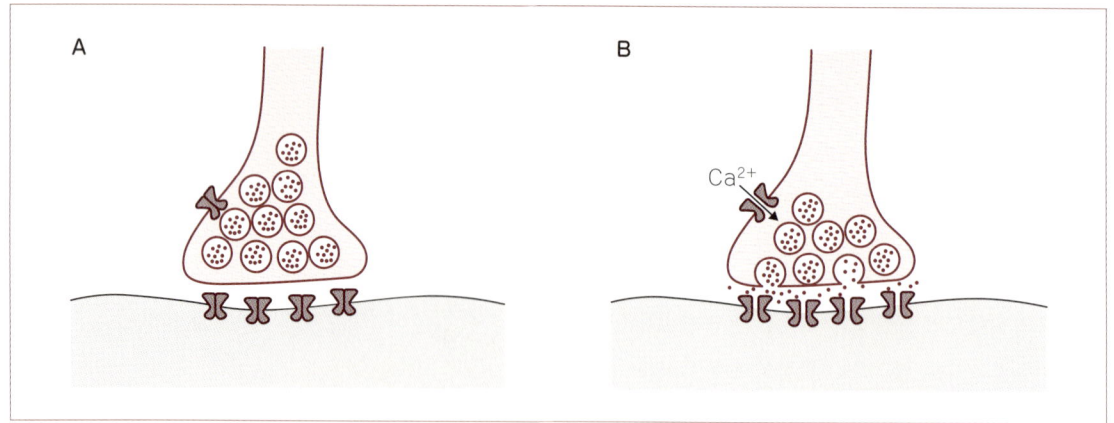

図9 シナプス伝達の仕組み
A：無興奮時には伝達物質が前駆物質から合成される．また，一部の伝達物質はシナプス周辺から再吸収される．それらはシナプス小胞に貯蔵され，放出に備える．
B：活動電位がシナプス小頭部に達すると，そこに存在する電位依存性Caチャネルが開き，Ca^{2+}が流入する．これが引き金となって，一部のシナプス小胞の膜がシナプス前膜と融合して開口し，中に含まれていた伝達物質がシナプス間隙へ放出される．伝達物質はシナプス間隙を拡散し，後膜の受容体と特異的に結合する．受容体は多くの場合イオンチャネルでもあり，伝達物質との結合によりチャネルが開き，シナプス後細胞の膜電位を変化させる．伝達物質は酵素による分解や再吸収により，シナプス周辺から速やかに除去される．

3. シナプス遅延

放出された伝達物質はシナプス間隙を拡散して，シナプス後膜にある受容体と結合した後に効果を発揮する．シナプス伝達にはこのように放出，拡散，受容体との結合の過程が必要なので1ミリ秒ほどの遅れが生じる．

4. 伝達物質の認識，シナプス後電位の発生

シナプス後膜には各々の神経伝達物質を認識し，特異的に結合する多種多様な受容体タンパク質が存在する．多くのものはイオンチャネルで，結合により開孔し，短時間の脱分極あるいは過分極をもたらす（シナプス後電位，後述）ことから，イオン透過型受容体と呼ばれる．一部の受容体は伝達物質と結合すると酵素活性を発揮し，細胞内セカンドメッセンジャーを介して作用を現すので代謝型受容体と呼ばれる．このタイプのシナプスでは伝達物質の効果は分単位あるいは時間単位で持続し，長時間にわたりシナプス後細胞に影響を与える．ある伝達物質に対応する受容体は何種類もあるので，シナプス後細胞がどの受容体を有するかは，当該シナプスの性質を決定する重要な因子である．例えば，アセチルコリンのニコチン性受容体は陽イオンチャネルであり，アセチルコリンと結合すると脱分極をもたらすが，ムスカリン性受容体はアセチルコリンと結合するとGタンパク質を活性化し，その結果セカンドメッセンジャーが生成され効果を発揮する．

5. 伝達物質の除去

いったん放出された伝達物質がいつまでも存在していると，次の興奮に対応することができない．そのため，速やかに伝達物質をシナプス間隙から取り除く仕組みがあり，主なものは次の二つである．

a. 酵素による分解

例えば，アセチルコリンをコリンと酢酸とに加水分解するアセチルコリンエステラーゼがコリン作動性シナプスに限局して存在する．この分解速度は迅速で，シナプス後電位（後述するEPSP）の時間経過をよく説明できる．サリンのような神経毒はこの酵素を阻害することで作用を発揮する．

b. シナプス前終末あるいはグリア細胞による再吸収

シナプスで分泌されたノルアドレナリン，ドーパミン，セロトニン，GABAなどはシナプス前終末やグリア細胞に存在する能動的な再取り込み機構によって取り込まれ，再利用される．

C 興奮性および抑制性シナプス後電位

神経伝達物質がシナプス後膜に脱分極をもたらすものを興奮性シナプス，過分極をもたらすものを抑制性シナプスという．

1. 興奮性シナプス

興奮性シナプスにみられる代表的な伝達物質はアセチルコリンやグルタミン酸で，これがシナプス後膜にある受容体に結合すると受容体の構造が変化し，Na^+を通過させるようになる．この結果，Na^+が細胞内に流入し脱分極が発生する．このような電位変化を興奮性シナプス後電位（EPSP）という．

2. 抑制性シナプス

代表的な伝達物質はGABAで，受容体に結合するとCl^-を通過させるようになる．すると，シナプス後細胞の膜電位は約$-70mV$へ近づく．一般に，ニューロンの静止膜電位は$-60mV$程度なので，GABAが受容体に結合すると小さな過分極がみられる．これを抑制性シナプス後電位（IPSP）という．もし，ニューロンがすでに脱分極していると，より大きなIPSPがみられる．

抑制性シナプスへの入力があるとニューロンの興奮性が抑えられる．すなわち，興奮(脱分極)状態のニューロンは興奮していない状態に，未興奮状態のニューロンなら興奮性シナプスから入力があっても興奮しにくい状態になる．

D 化学シナプスの性質

ここまで述べてきた化学シナプスを介した信号伝達には次の性質がある．

① シナプス遅延（既述）

② 一方向性伝達：情報が伝わる向きはシナプス前細胞から後細胞への一方向である．

③ シナプス電位の加重：EPSPやIPSPは数ミリ秒でピークに達し，その後ゆっくり減衰し，全体の持続時間は約15ミリ秒である．この間に別のシナプス電位が発生すると，二つの電位は足し合わされて大きなシナプス電位となる．これを加重といい，1本のシナプス前線維が短い間隔で連続的に興奮した場合は，時間的加重という．一方，複数のシナプス前線維がほぼ同時に興奮した場合は空間的加重という（**図10**）．

一般的なニューロンは数千のシナプス入力を受け取り，それらの空間的・時間的な加重の結果，膜電位が閾値を超えれば活動電位を出力として発生させる．すなわち，デジタル的に伝えられてきた情報はシナプス後細胞でアナログ的な演算が行われ，改めて結果がデジタル的に出力される．

④ 疲労：シナプス前線維が高頻度で長く興奮すると，シナプス終末の伝達物質が枯渇し，伝達の効率が低下する．

⑤ 薬物作用を受けやすい：シナプス伝達には伝達物質の合成，放出，受容体との結合，分解あるいは取り込みなど多くの過程があり，それらに影響を与える薬物は非常に多い．逆に，これらの過程を標的にした数多くの薬が開発されている．

E シナプスの可塑性と学習

神経組織では，ニューロンがシナプスを介して複雑に連絡を取り合う神経回路網が形成されることで情報の処理が行われている．逆に，情報処理の方法や，その他さまざまな情報は回路網の形で蓄えられている．この回路網が構造的・機能的に維持されることは，蓄えられた情報の保持に不可欠である．しかし，獲得した新しい情報を蓄え，不要となった情報を消去するためには，回路網がダイナミックに改変されることも必要である．

1回のシナプス前線維の興奮で発生するシナプ

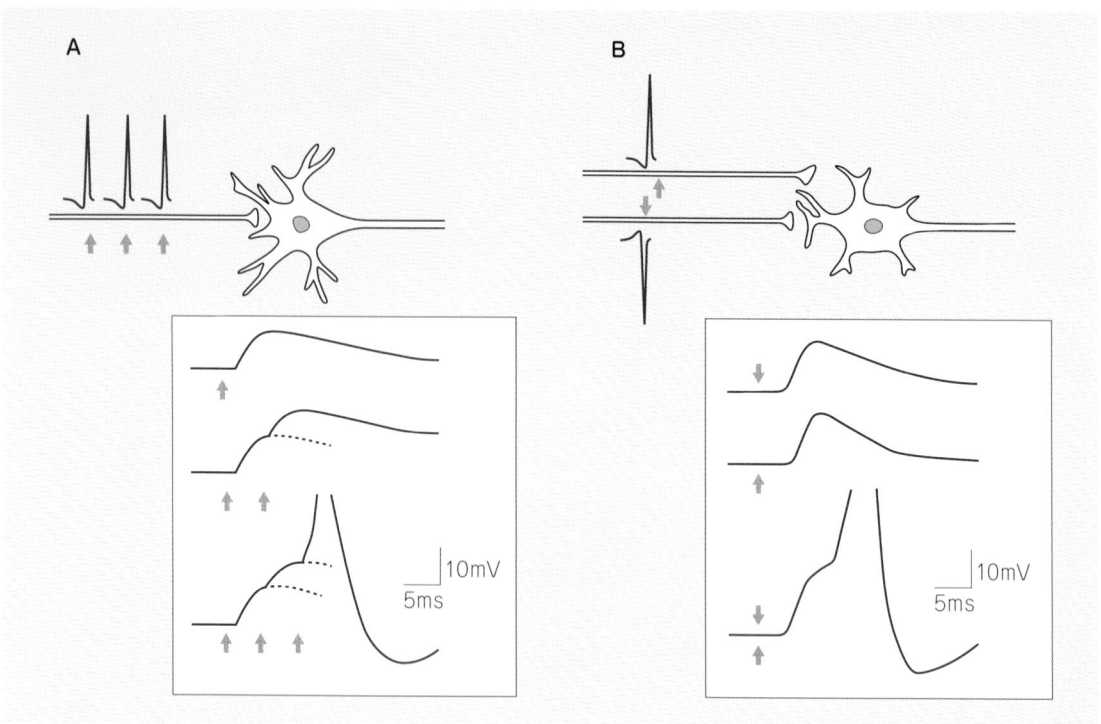

図10　シナプス電位の加重
A：時間的加重．短い時間間隔でシナプス電位が2回，3回と発生すると，1回目の途中に2，3回目の脱分極が加わり大きく脱分極する．それが閾値を超えれば活動電位が発生する．
B：空間的加重．一つのシナプスで発生するシナプス電位は小さいが，ほぼ同時に複数のシナプスで発生すれば，加重により足し合わされて，大きな電位変化をもたらす．それが閾値を超えれば活動電位が発生する．

ス後電位は毎回同じとは限らない．先に述べた疲労の他に，慣れ，感作，反復刺激後増強，長期増強など，シナプス伝達の強さが可塑的に変化する現象が知られている．こうした現象は回路網の構成が変化することを意味し，学習，記憶などのメカニズムを考えるうえで興味深い．

第3章

内分泌・自律神経

はじめに

私たちの体内環境の恒常性（ホメオスタシス）を維持するために，さまざまな臓器，器官で協同作業が行われている．協同して作業を行うためには離れた細胞へ情報を伝える手段が必要であり，その手段には自律神経とホルモンの2種類が用いられている．自律神経系は秒単位の迅速な制御が可能であり，心拍周期を1回ごとに変化させることもできる．しかし，当然ながら標的臓器と神経が接続している必要があるため，例えば移植された心臓や腎臓に影響を与えることはできない．一方，内分泌系においてはホルモンが血中に分泌され，循環系を通して全身に行き渡るので，少し時間がかかるが当該ホルモンに対する受容体をもつすべての細胞へ漏れなく信号（情報）を伝えることができる．また，一部のホルモンは標的細胞の遺伝子発現にまで影響を与えるので，細胞の増殖や成長，分化など自律神経に比べ，よりダイナミックな変化をもたらす．

脳の視床下部は内分泌系の中枢であり，さまざまなホルモンを用いて体温，血糖，体液量などを調節している．また，視床下部は脳幹の呼吸中枢や循環中枢などと連絡しており，自律神経系と内分泌系の高次の中枢として働いている（図1）．通常は自律神経系と内分泌系の活動は意識にのぼらず，また意識的に変化させることもできない．しかし，大脳皮質の活動によって感じる大きなストレスや恐怖，怒りなどは，視床下部を介して自律神経系と内分泌系の両者に強い影響を与える．また，視床下部は摂食や飲水，生殖行動などいわゆる本能的な行動の中枢でもあり，大脳皮質に働きかけて，こうした行動を実行させる．

I 内分泌系

A ホルモンとは

内分泌腺で作られ，血流を介して標的器官や細胞に作用してその機能を調節する物質をホルモンという．血流でなく組織間液を介して近隣の細胞に作用するものもある．血液や体液で希釈されるため，非常に低濃度で効果を発揮する特徴がある．これは，ホルモンと，その標的細胞だけがもつ高い親和性の受容体とが特異的に結合することによる．

1. ホルモンの分類

ホルモンは構造から次の3種類に分類される．

① ペプチドホルモン：一般のタンパク質と同じようにアミノ酸から合成される．下垂体ホルモン，インスリンなどがある．

② アミン類：前駆体アミノ酸であるチロシンから作られる．甲状腺ホルモン，ドーパミン，アドレナリン，ノルアドレナリンなどがある．

③ ステロイドホルモン：コレステロールから合成される．副腎皮質ホルモン，性ホルモンなどがある．

2. ホルモンの作用機序（図2）

水溶性であるペプチドホルモンや一部のアミン類は標的細胞の細胞膜上にある受容体と結合す

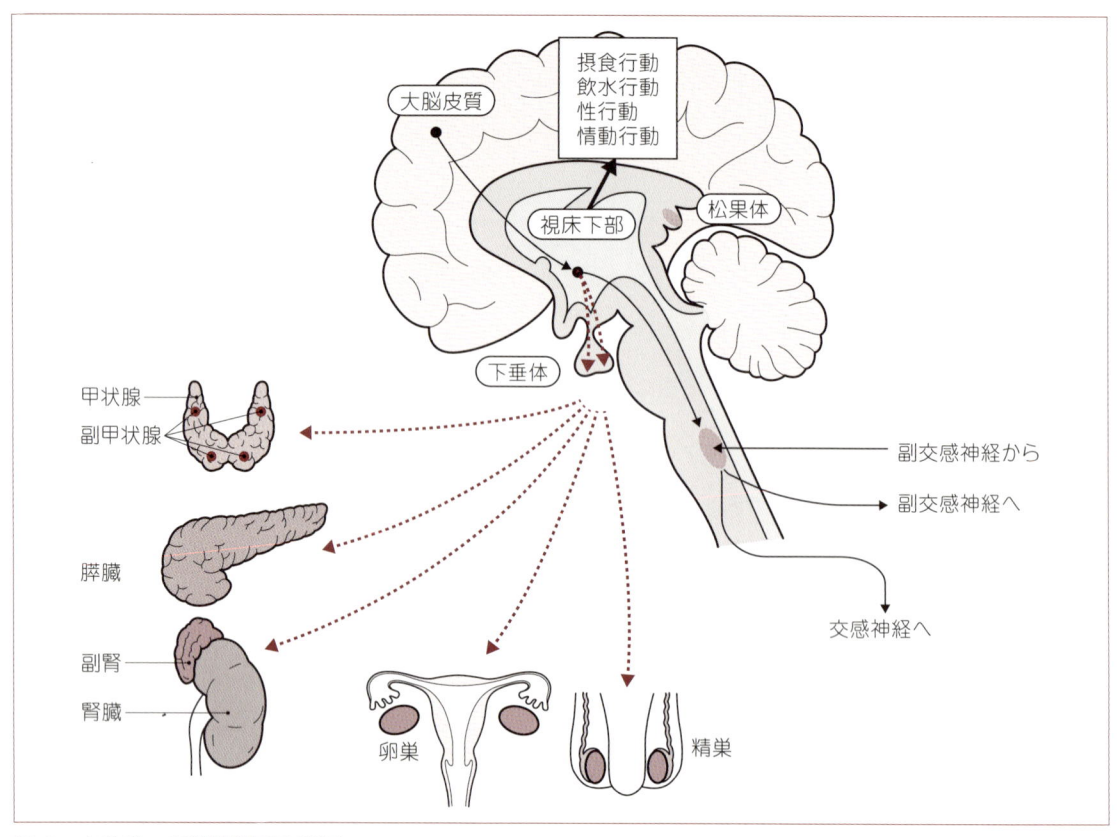

図1 内分泌・自律神経系の概観
視床下部が下垂体経由でさまざまな内分泌腺を制御している．また，自律神経系へも大きな影響を与えている．また，視床下部は大脳の影響を受け，逆に大脳を通じて本能的な行動を起こさせてもいる．

る．受容体は細胞膜を貫通しているので，細胞内の酵素を活性化してタンパク質をリン酸化したり，セカンドメッセンジャーの量を変化させたりして細胞機能を修飾する．

脂溶性の甲状腺ホルモンやステロイドホルモンは細胞膜を通過して，核内や細胞質内にある受容体と結合して転写の調節を行う．

B 視床下部-下垂体前葉系(図3)

下垂体前葉からは以下に述べるホルモンが分泌される．下垂体前葉のホルモン分泌細胞を刺激あるいは抑制するホルモンが視床下部から分泌され，下垂体門脈経由で下垂体前葉に届く．

1. 成長ホルモン(GH)

名前のとおり全身の組織の成長を促進するペプチドホルモンである．GHは成長期に多く分泌され，青年期以降は加齢に伴って分泌量が減少する．GHはほとんどの細胞に対しタンパク質合成を促し，脂肪の利用を促進する．その結果，成長能力のある細胞の増殖や分化を助長する．特に発育期における骨の成長には必須で，不足すると低身長症となる．GHは視床下部から分泌される成長ホルモン放出ホルモン(GHRH)により分泌が促進され，ソマトスタチンによって抑制される．GHの血中濃度は一定でなく，深睡眠時や運動時，ストレス時に一時的に増加する．

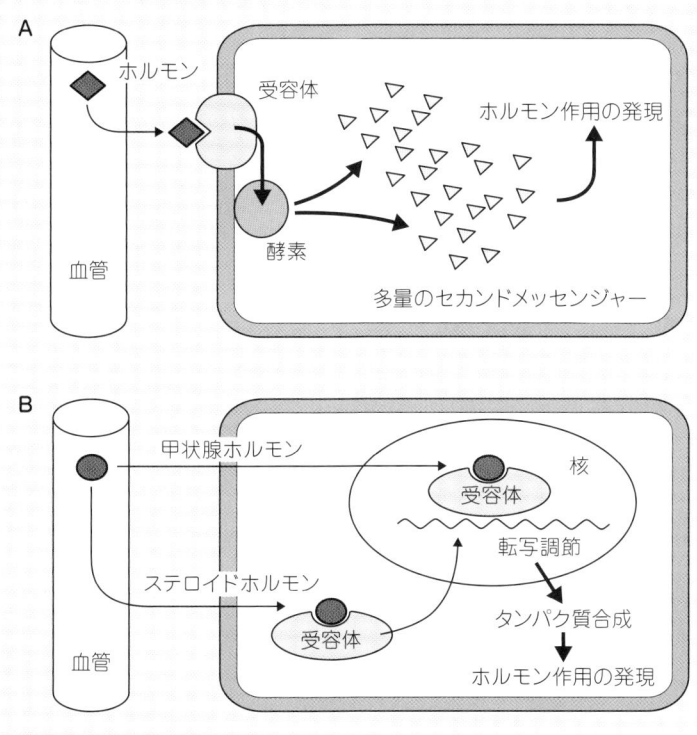

図2 ホルモンの作用機序
A：水溶性のホルモンは標的細胞の細胞膜上にある受容体と結合して作用を発揮する．
B：脂溶性のホルモンは細胞内や核内の受容体と結合して機能を発揮する．

2. 甲状腺刺激ホルモン（TSH）

　二つのサブユニットからなる糖タンパク質で，甲状腺の濾胞細胞に作用して甲状腺ホルモンの合成と分泌を促進する．TSH は視床下部から分泌される甲状腺刺激ホルモン放出ホルモン（TRH）により分泌が促進される．TRH の分泌は TSH や甲状腺ホルモンによる負のフィードバックを受ける．

3. 副腎皮質刺激ホルモン（ACTH）

　副腎皮質細胞に作用して副腎皮質ホルモンの合成と分泌を促進するペプチドホルモンである．ACTH は視床下部から分泌される副腎皮質刺激ホルモン放出ホルモン（CRH）により分泌が促進される．CRH の分泌も ACTH や副腎皮質ホルモンによる負のフィードバックを受ける．また，CRH の分泌は概日リズムやストレスの影響を受ける．

4. 性腺刺激ホルモン（ゴナドトロピン）

　二つのサブユニットからなる糖タンパク質で，卵胞刺激ホルモン（FSH）と黄体形成ホルモン（LH）が含まれる．FSH は LH とともに卵巣に作用して発育させ，卵胞ホルモン（エストロゲン）の分泌を促進する．また，精巣に作用して精子形成を促進する．女性では後述するように通常はエストロゲンが負のフィードバックをかけて分泌量を一定に保っているが，排卵直前には正のフィードバックに変わって LH の分泌量が急増する．性腺刺激ホルモンは視床下部から分泌される性腺刺激ホルモン放出ホルモン（GnRH）により分泌が促進される．

5. プロラクチン（PRL）

　乳腺細胞に作用して乳汁の産生と分泌を促進するペプチドホルモンである．PRL 分泌は視床下

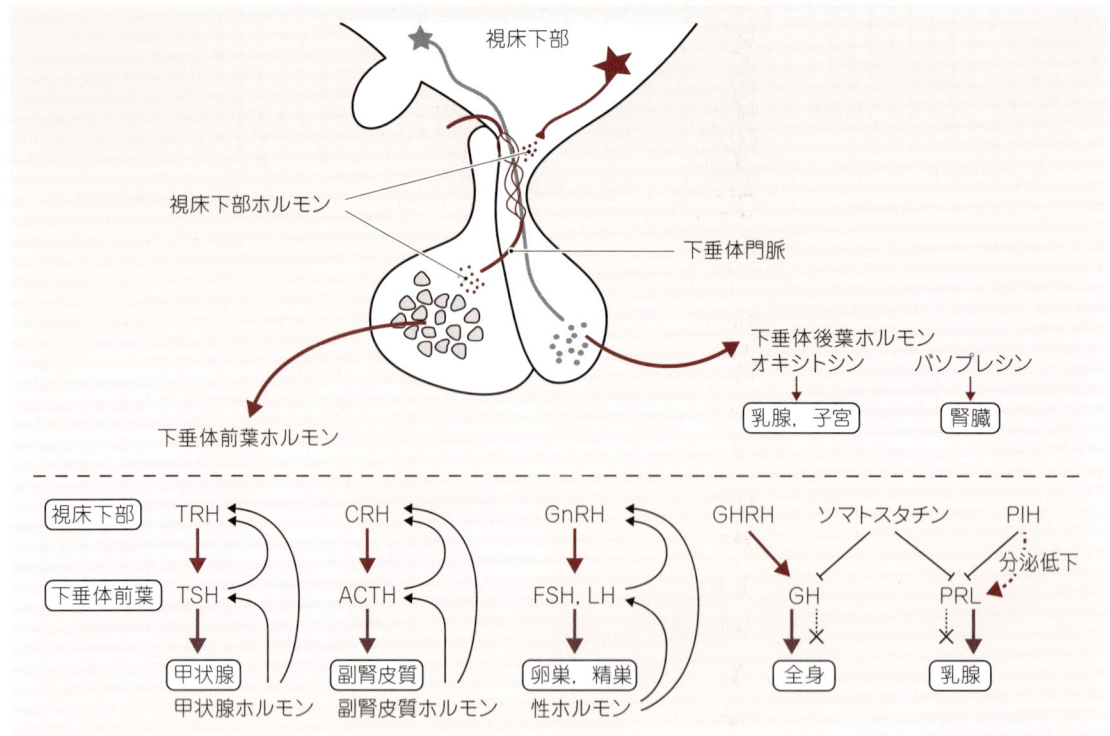

図3　下垂体
視床下部から下垂体前葉を刺激（下段━▶）あるいは抑制する（下段──）ホルモンが分泌され，下垂体門脈経由で下垂体前葉に届く．下垂体後葉からは視床下部の神経細胞で作られた2種類のホルモンが軸索輸送されて分泌される．下垂体前葉のホルモンは標的器官を刺激する（下段━▶）．また，標的器官のホルモンは視床下部や下垂体へ負のフィードバックをかける（下段━▶）．

部から分泌されるPRL抑制因子（PIH）によって抑制されている．ソマトスタチンもPRL分泌を抑制する．PRL分泌は出産後に促進されるが，これはPIH分泌低下とPRL放出ホルモン分泌によると考えられている．

C 下垂体中葉と後葉

　下垂体中葉からはメラニン細胞刺激ホルモン（MSH）が分泌されるがヒトでの生理機能はよくわかっていない．下垂体後葉は視床下部の延長であり，視床下部の神経細胞で作られたバソプレシンとオキシトシンという二つのホルモンが軸索輸送されて下垂体後葉の神経終末に貯蔵されている．

1. バソプレシン（別名：抗利尿ホルモン，ADH）

　腎臓の尿細管に作用して水の再吸収を促進するペプチドホルモン．名前（vasopressin）のとおり血管平滑筋収縮作用もあるが，生理的濃度では血圧にほとんど影響しない．血漿浸透圧が上昇すると分泌が促進される．

2. オキシトシン

　ADHに似たペプチドホルモンで，乳腺周囲の筋上皮細胞を収縮させて射乳をさせる．また，子宮平滑筋を収縮させて分娩を促進する．

D 甲状腺と副甲状腺

　甲状腺は喉頭と気管の前面にある15gほどの内分泌腺で，濾胞細胞と傍濾胞細胞が含まれる．甲状腺の背面には副甲状腺と呼ばれる米粒ほどの

小器官が上下二対存在し副甲状腺ホルモン(PTH)を分泌する.

1. 甲状腺ホルモン

濾胞細胞でチロシンとヨウ素から合成される. 脂溶性の甲状腺ホルモンは血漿タンパク質と結合して運搬され, 細胞膜を通過して核内の受容体と結合して, 標的遺伝子の転写を促進する. その結果, さまざまな酵素が合成されて細胞機能が変化して次に述べるホルモン作用があらわれる.

① 代謝の亢進と熱産生：ほとんどの組織で酸素消費量が増加し, 炭水化物, 脂質, タンパク質代謝が亢進する.

② 成長促進作用：GHの作用を増強する. 特に脳の発達に重要で, 成長期に甲状腺機能が低下していると低身長と精神発達遅滞をきたす.

濾胞細胞には下垂体のTSHに対する受容体があり, 甲状腺ホルモンの合成, 分泌を促進する. TSHの分泌量は, 日中は高く, 夕方には低下する.

2. カルシトニンと副甲状腺ホルモン(PTH)

傍濾胞細胞から分泌されるカルシトニンとPTHは血中のカルシウムイオン(Ca^{2+})濃度を調節している.

カルシトニンは破骨細胞に作用して骨吸収を抑制し, 血中へのCa^{2+}遊離を抑制する.

PTHは骨と腎臓に作用して血中Ca^{2+}濃度を増加させる. 骨では破骨細胞の分化と活性化を促し, 骨吸収によるCa^{2+}遊離を促進する. 腎臓ではCa^{2+}再吸収を促進し, リン酸の再吸収を抑制する. また, ビタミンD_3を活性化して腸管からのCa^{2+}吸収を促進する. 血中のCa^{2+}濃度が低下すると副甲状腺からのPTH分泌が増加し, 濃度が高くなると甲状腺からのカルシトニン分泌が増える.

E 副腎皮質と髄質

副腎は左右の腎臓の上に存在し, 発生起源も機能も異なる皮質と髄質に分けられる.

1. 副腎皮質ホルモン

副腎皮質からは, コレステロールから合成されるいくつかのステロイドホルモンが分泌される. それらは, 糖質コルチコイド, 電解質コルチコイド, 副腎アンドロゲンに分けられる. これらは, 細胞質内あるいは核内の受容体と結合して遺伝子の転写とその後のタンパク質合成に影響を与え細胞機能の変化をもたらす.

a. 糖質コルチコイド

コルチゾールとコルチコステロンが代表的で, 肝細胞での糖新生を促進し, それ以外の細胞ではタンパク質の分解を促進する. 脂肪組織では, 脂肪酸とグリセロールを放出させる. こうして血中に出たアミノ酸と脂肪酸, グリセロールは肝臓での糖新生の材料となる. 飢餓や寒冷, 発熱, 外傷などのストレスが加わると下垂体ACTH分泌が亢進し, コルチゾールの分泌が急増する. そうすると大量のブドウ糖が供給され, ストレスへ対抗できると考えられている. また, 免疫反応や炎症反応を抑制する作用があり治療に用いられている. ただし, 細胞性免疫が抑制され感染に対する抵抗力が低下するので注意が必要である.

糖質コルチコイドの分泌は下垂体ACTHによって調節されており, ACTH分泌量は起床直後に最大となり, 夜に低下する. これは概日リズムを司る視交叉上核が視床下部CRHの分泌に影響するためであり, 早朝空腹時の血糖低下を防ぐ意義がある.

b. 電解質コルチコイド

アルドステロンが代表的で, デオキシコルチコステロンも弱いが似た作用をもつ. 腎臓における電解質(Na^+)の再吸収を促進する. その結果, 体液量を維持し血圧を一定に保っている. アルドステロンの分泌はレニン・アンジオテンシン系によって刺激される(第4章, 第7章参照). また, 血漿カリウムイオン(K^+)濃度の上昇もアルドステロン分泌を亢進させる.

c. 副腎アンドロゲン

アンドロゲン（男性ホルモン）は精巣から主に分泌されるが，副腎からもわずかに分泌される．女性の恥毛や腋毛の発育，幼児の生殖器発育に関与する．

2. 副腎髄質ホルモン

副腎髄質からはチロシンを前駆体として作られるカテコールアミンのアドレナリン，ノルアドレナリンとわずかなドーパミンが分泌される．これら副腎髄質ホルモンの分泌は交感神経によって刺激される．アドレナリンとノルアドレナリンはαアドレナリン受容体とβアドレナリン受容体に結合して作用を発揮する．アドレナリンとノルアドレナリンで両受容体への親和性が異なるので，両者の効果に少し差があるが次のような作用がある．①末梢血管の収縮，②心拍数と心収縮力の増加，③血糖値の上昇，④消化管運動の抑制，⑤気管支の拡張．これらは交感神経の作用と本質的に同じであるが，交感神経の直接作用に比べると，血中に出た副腎髄質ホルモンは5〜10倍も長く作用を続ける．

F 膵臓のランゲルハンス島

膵臓内にはランゲルハンス（Langerhans）島と呼ばれる細胞集団が散在している．この中には，インスリンを分泌するB細胞，グルカゴンを分泌するA細胞とソマトスタチンを分泌するD細胞がある．

1. インスリン

インスリンは2本の短いペプチドが架橋されたペプチドホルモンで，血糖値を下げる作用を有する唯一のホルモンである．インスリンは食事からの炭水化物の供給が過剰なときに分泌され，肝臓と筋肉にグリコーゲンの形で貯蔵させる．それでも過剰な場合は，炭水化物を脂肪に変換させて，脂肪組織に貯蔵させる．また，インスリンは体内のほとんどの細胞に作用してブドウ糖の細胞内取り込みと利用を促進する．さらに細胞内にあるタンパク質の分解を阻害し，アミノ酸の取り込みとタンパク質の合成を促進する．このようにインスリンは体内に余剰の栄養素が存在すると，細胞に取り込ませて貯蔵し，欠乏時に備えるとともに，血糖値が腎臓で再吸収できないレベルまで上昇しないようにしている．

糖尿病はインスリンを分泌するB細胞の障害（1型糖尿病）あるいは，末梢組織のインスリンに対する反応性が低下（2型糖尿病）した状態である．どちらの場合も，血中のブドウ糖を末梢組織が取り込んで利用できないため血糖値が上昇する．血糖値が180 mg/dLを超えると尿に糖が出るようになり，糖とともに水も失われるので多尿となる．また，末梢組織は脂肪やタンパク質を分解してエネルギー源とするようになり，その結果さまざまな組織障害が生じる．

2. グルカゴン

ポリペプチドであるグルカゴンは肝細胞に作用してグリコーゲンの分解と糖新生を促進して血糖値を上昇させる．血糖値がおよそ70 mg/dL以下に下がるとA細胞が刺激されてグルカゴン分泌が促進される．

3. ソマトスタチン

視床下部から分泌されるものと同じポリペプチドで，インスリンとグルカゴン両方の分泌を抑制する．血中のブドウ糖，アミノ酸，脂肪酸いずれの濃度上昇も分泌を促進する．

血糖調節

ほとんどの細胞へは濃度差に従って受動的にエネルギー源であるブドウ糖が流れ込んでいるだけなので，低血糖はきわめて危険である．特に脳細胞はブドウ糖以外からエネルギーを得られないため脆弱で70 mg/dLより下がると興奮性に異常をきたし集中力の低下，震えや幻覚，発汗が起こり，50 mg/dLを下回ると痙攣から意識喪失，昏睡に至る．これを避け

るため，グルカゴン，アドレナリン，甲状腺ホルモン，糖質コルチコイド，GHなどによって血糖値は70 mg/dL以上に維持されている．また，無駄にブドウ糖を失わないよう，インスリンによって食後でも180 mg/dL以下に維持されている．

G 精巣と卵巣(性ホルモン)

性ホルモンの濃度は胎児期から思春期を経て老年に達するまで大きく変化して，それぞれの時期において性別による特徴的な体の違いをもたらす．また，成人女性では月周期で分泌量が変動して妊娠に備え，妊娠するとさらに大きく変動して妊娠の維持から分娩までに関与する．これらはいずれもステロイドホルモンである．

1. 精 巣

精巣のライディッヒ(Leydig)細胞からはアンドロゲン(男性ホルモン)と総称される男性化を促進するホルモンが分泌される．代表的なものはテストステロンである．テストステロンは男性胎児の精巣から分泌され，男性生殖器の形成をもたらす．また，精巣を陰嚢内へ下降させる．小児期にはテストステロンは分泌されないが，思春期になると分泌が急増し，二次性徴を発達させる．また精巣における精子形成を促進する．

テストステロンの分泌は下垂体のLHによって支配され，LH分泌は視床下部の性腺刺激ホルモンによって調節されている．

2. 卵 巣

卵巣からは卵胞ホルモン(エストロゲン)と黄体ホルモン(プロゲステロン)が分泌され，これらを合わせて女性ホルモンという．これらの分泌量は小児期では非常に低いが，思春期から50歳くらいまでは，約1か月の性周期に沿って大きく変動する．図4のように卵巣では下垂体からのFSHとLHの刺激で卵胞が成長し，エストロゲンの分泌量が増える．十分成長したところでLHの分泌量が急増すると(LHサージ)，卵胞の中心にあった卵子が排出され(排卵)，残された卵胞は黄体に変化する(黄体化)．黄体からはプロゲステロンとエストロゲンが大量に分泌される．これらは子宮内膜を増殖させ着床に備える．受精しなければ，やがて黄体は退縮しホルモン分泌が大きく低下する．そうなると子宮内膜の脱落である月経が開始し，次の性周期が始まる．受精卵が着床した場合は，胎盤からLHと同じ機能をもつヒト絨毛性ゴナドトロピン(hCG)が分泌されて黄体を引き続き刺激し性ホルモンを分泌させる．さらに胎盤自身も性ホルモンを分泌して妊娠を維持する．

H その他の内分泌腺

1. 松果体

松果体は第三脳室の後壁にあり(図1を参照)，メラトニンを分泌する．メラトニン分泌は夜間に増加し，強い光を浴びる日中は低下し，生体リズムを調節している．メラトニンが増加すると体温を低下させ，睡眠が誘導される．

2. 消化管

消化管からはいくつかの消化管ホルモンが分泌され，消化液の分泌や消化管運動を調節している(第8章参照)．また，胃からはグレリンも分泌される．グレリンは空腹による刺激で分泌され，視床下部や下垂体に作用して成長ホルモンの分泌促進や摂食行動亢進をもたらす．

3. 脂肪組織

脂肪組織からはレプチンとアディポネクチンが分泌される．レプチンは食欲を抑制するホルモンである．摂食によって脂肪組織へのエネルギー供給が増加するとレプチンが分泌されて摂食行動を抑制する．アディポネクチンは脂肪酸の燃焼とブドウ糖の取り込みを促進する．

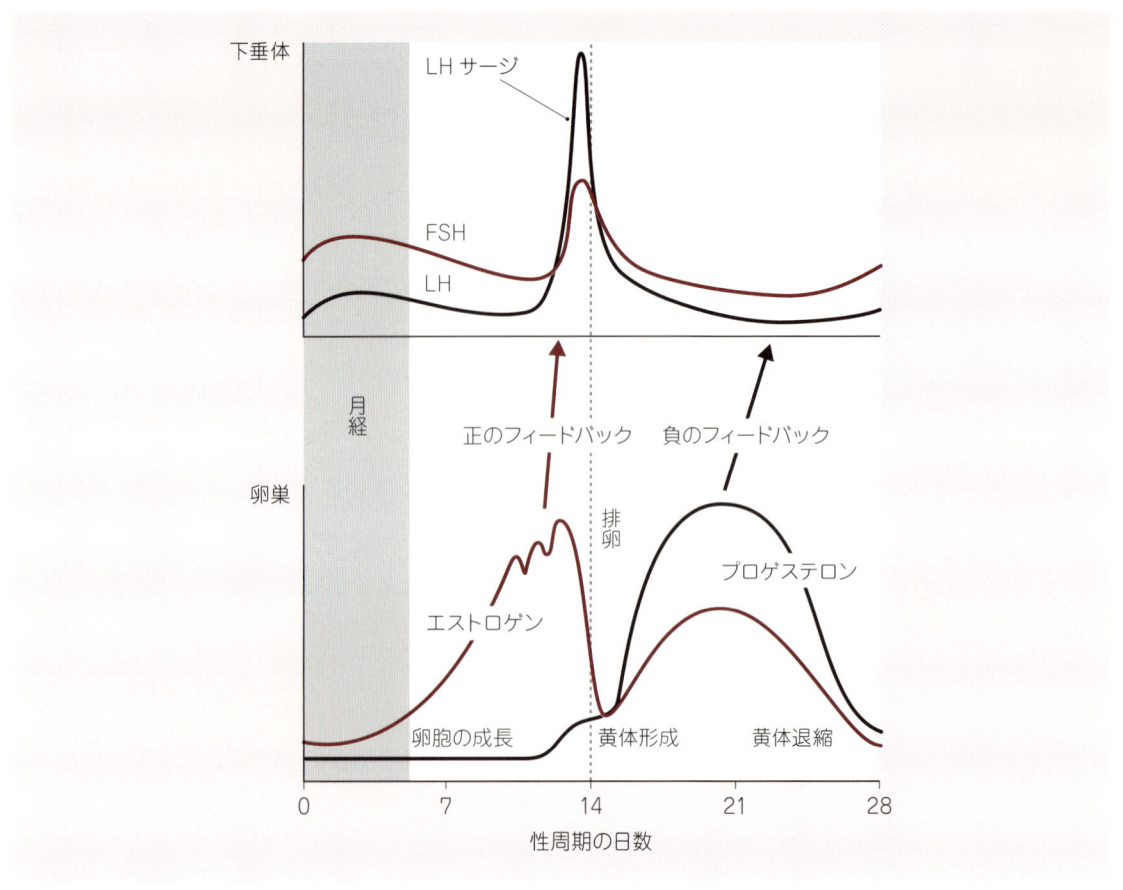

図4 性腺刺激ホルモンと卵巣ホルモンの周期的な変動

II 自律神経

A 自律神経とは

　自律神経系は交感神経系と副交感神経系とからなり，全身のさまざまな臓器を支配し，その働きを制御している．制御は反射的に意識にのぼることなく行われ，臓器が自律的に動作しているようにみえるので自律神経と呼ばれる．自律神経の働きは呼吸，循環，消化，腎臓の章でも述べるが，自律神経はこれらの臓器に加え，眼の瞳孔と涙腺，皮膚の汗腺と立毛筋，血管平滑筋なども制御している．

B 自律神経系の構成（図5）

　自律神経系は末梢神経系の一つで，臓器へ指令を伝える遠心性神経と臓器からの情報を伝える求心性神経とからなる．交感神経の遠心性神経は胸髄と腰髄から出る．副交感神経の遠心性神経は脳幹と仙髄から出る．いずれの場合も，途中の自律神経節で中継されて効果器に達する．自律神経節で中継された後のニューロンを節後ニューロンという．

　交感神経節後ニューロンの終末からはノルアドレナリンが分泌される．副交感神経節後ニューロンの終末からはアセチルコリンが分泌される．

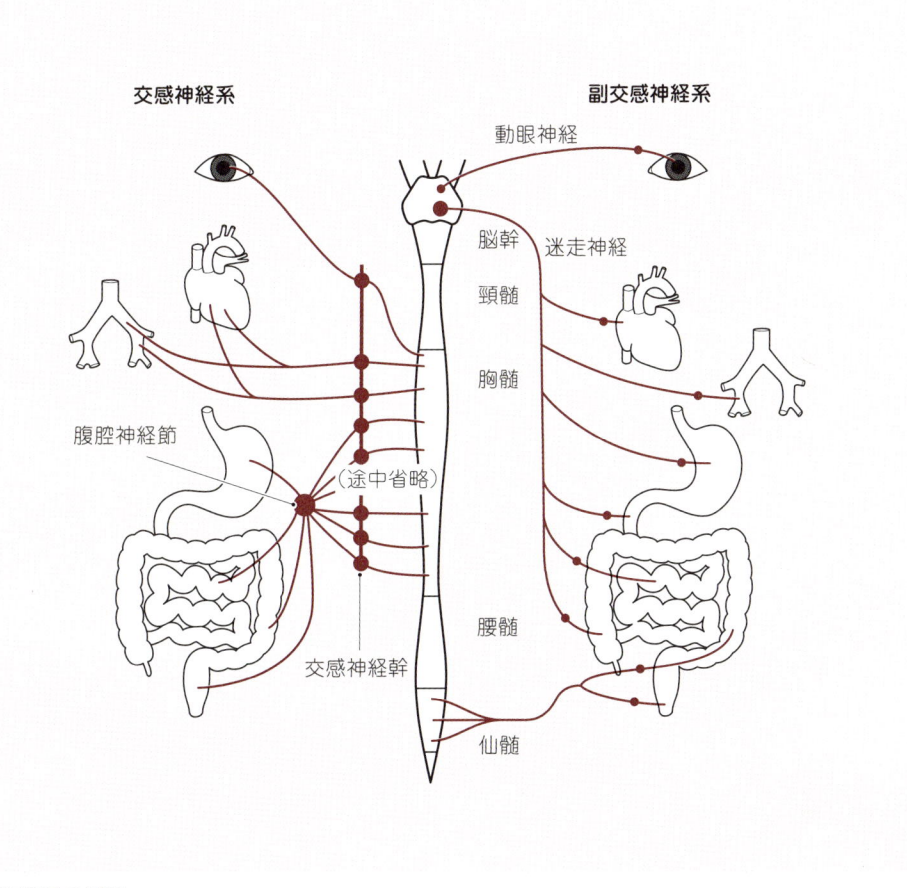

図5　自律神経系の概観
交感神経の遠心性神経は胸髄と腰髄から出る．副交感神経では脳幹と仙髄から出る．どちらも，途中の自律神経節（●）で中継されて効果器に達する．

　内臓などから出る求心性神経は，その臓器を支配する交感神経や副交感神経と並行して走行し脊髄や脳幹に入る．

C 自律神経調節の特徴

1. 二重支配（表1）
　ほとんどの臓器は交感神経と副交感神経の両方によって支配されている．例外は交感神経のみに支配されている副腎髄質，汗腺などである．瞳孔については交感神経が瞳孔散大筋を，副交感神経が瞳孔括約筋を，支配している．

2. 拮抗支配
　ほとんどの場合，一つの器官に対する交感神経と副交感神経の作用は逆である．前述したように交感神経は瞳を開き，副交感神経は瞳を縮小する．唾液腺に対しては両方とも分泌を促進するが，分泌される唾液の性質が異なる．

3. 持続的活動（トーヌス）
　交感神経も副交感神経も常時，持続的に活動している．このような活動をトーヌスという．トーヌスのレベル（発火頻度）は自律神経中枢の作用により増減し，それに応じて標的器官の機能が変化する．この利点は，前述したように臓器は二重・

表1　自律神経の作用

器官	交感神経刺激	副交感神経刺激
眼	瞳孔散大 毛様体筋　弛緩	瞳孔縮小 毛様体筋　収縮
涙腺	涙液　軽度の分泌	涙液　大量分泌
唾液腺	粘液性唾液の少量分泌	漿液性唾液の大量分泌
心臓	心拍数　増加 伝導速度　増加 収縮力　増加	心拍数　減少 伝導速度　減少 収縮力　減少
気管支	拡張	収縮
腸管	蠕動運動と緊張の低下	蠕動運動と緊張の亢進
肝臓	ブドウ糖放出	なし
腎臓	尿生成低下 レニン分泌	なし
副腎髄質	副腎髄質ホルモンの分泌亢進	なし
膀胱	排尿筋　弛緩 括約筋　収縮	排尿筋　収縮 括約筋　弛緩
膵臓	消化酵素分泌　減少 インスリン分泌　減少	消化酵素分泌　増加 インスリン分泌　増加
皮膚	大量発汗 立毛筋　収縮	なし
脂肪組織	脂肪分解　亢進	なし
血管平滑筋	多くの血管は収縮 筋の血管拡張	多くの血管へは作用なし 顔面の血管を拡張して紅潮させる
精神活動	亢進	なし

拮抗支配されているので，標的器官の活動性を増減させるのに，一方のトーヌスを変化させるだけですむことである．例えば，心拍数は副交感神経のトーヌスのみで通常は調整されており，それで不足する場合に交感神経のトーヌスが増加して対応している．

4. 反射性調節

自律神経求心性神経は血圧や血中酸素分圧のような情報を脳幹の循環・呼吸中枢へ伝え，反射的に循環や呼吸を調節している．消化器からの求心性情報は反射的に消化液の分泌を亢進させ消化管の運動を盛んにする．また，排便や排尿の反射的な反応を引き起こす．もし，腹部内臓に炎症が起こると，痛みの信号は体性運動神経を興奮させて腹筋を緊張させる筋性防御と呼ばれる反射を引き起こす．

5. 器官個別的な刺激と集合的な刺激

副交感神経は各々の器官を個別に制御することが多い．交感神経による反射的な調節も個別に行われている．ところが，交感神経系が一体となって同時に興奮する現象が時にみられる．この現象は視床下部が驚愕，恐怖，怒り，激しい痛みなどによって活性化されると出現し，交感神経の警告反応あるいはストレス反応と呼ばれている．その結果，血圧の上昇と筋への重点的血流配分，代謝の活性化，血糖の上昇，精神活動の亢進などがもたらされ，通常よりはるかに激しい身体活動が可能となる．また，この現象は「闘争か逃走か反応」とも呼ばれ，闘うにしろ逃げるにしろ最大の身体活動が要求される状況を切り抜けるための反応である．

第4章

腎臓・体液調節

はじめに

第1章で述べたように，内部環境の恒常性を維持することは生物にとって最重要課題である．腎臓は血液をろ過してさまざまな廃棄物を尿として排出するのみでなく，いったんろ過された液体（原尿）から糖やアミノ酸，電解質など必要な物質を再吸収したり，尿として出ていく水の量を体液の量に応じて制御したりして，体液の組成の恒常性を保つ働きを担っている．また，腎臓には内分泌機能もあり，血圧，骨代謝，赤血球数の調節に関与している．

I 腎臓の構造と生理

A 腎臓の五つの主な働き

1. 水分量の調節

水は皮膚や呼吸器から常に蒸発して失われているが，食物や飲料から補給される．さらに糖や脂肪の代謝過程でも水が生じる．その結果，体液中の水分量は状況に応じて大きく変動し，浸透圧も変わるはずであるが，腎臓は尿として体から出ていく水の量をリアルタイムで調節して体液浸透圧の変動を小さな範囲内に抑えている．

2. 電解質の調節

食物の摂取や，便の排泄によってナトリウムイオン（Na^+），カリウムイオン（K^+），カルシウムイオン（Ca^{2+}），塩化物イオン（Cl^-）などの電解質の量も刻々と変わる．それらの血中濃度が大きく変動しないよう，尿中に分泌あるいは再吸収される量を適切に制御し，体液に含まれる電解質濃度を保っている．

3. 酸塩基平衡

後の酸塩基平衡の項や呼吸の章（第6章）で詳しく述べるが，腎臓は血液のpHの微妙な変化に対応して尿から再吸収される重炭酸イオン（HCO_3^-）の量を変えるとともに，水素イオン（H^+）を分泌して酸塩基平衡を保つ．

4. 廃棄物処理

成人は1日に約70gのタンパク質を摂取するが，その代謝産物として15g程度の尿素など窒素化合物ができる．さらに硫黄やリンを含む物質の代謝過程では硫酸，リン酸など不揮発性酸も作られる．これらの廃棄物を尿に溶かして体外に排出する．

5. 内分泌機能

腎臓から分泌されるレニンは血圧と体液量を，エリスロポエチンは赤血球数を，活性型ビタミンD_3は骨量を調節している．エリスロポエチン産生低下は腎性貧血をもたらす．

B 腎臓の構造

腎臓はそら豆の形をした一対の臓器で，脊椎の両側にある．脊椎に面した側は軽くへこみ，そこへは腎動脈，腎静脈，腎盂が出入りする．腎動脈は腹部大動脈から直接分岐する太い血管で，左右合わせて毎分1L（心拍出量の1/5）の血液を腎臓

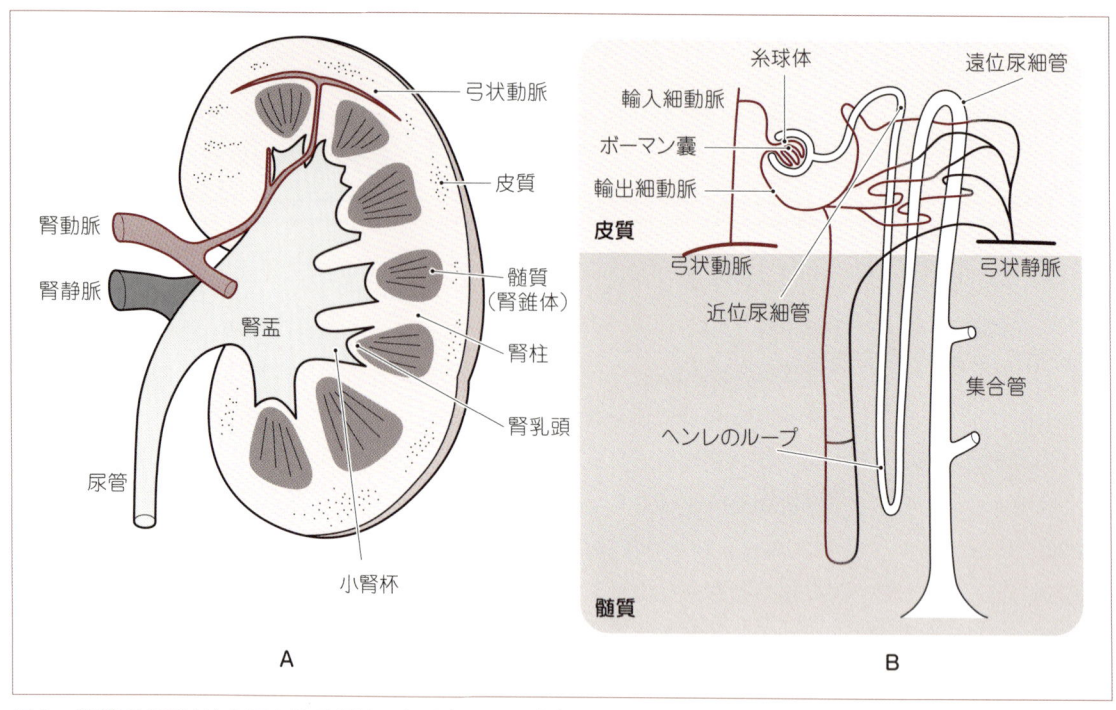

図1　腎臓の外形(A)と尿を作る単位であるネフロン(B)
図では遠位尿細管がボーマン嚢から離れて描かれているが，実際は図2に示すように，ボーマン嚢の入り口で輸入・輸出細動脈と接している．

に流し込んでいる．尿管につながる腎盂は腎内で大腎杯に分かれ，それぞれがまた小腎杯に分かれる．小腎杯は一つの腎臓に10〜15個ある腎錐体に被さり，そこで作られる尿を受け取る(**図1A**)．

腎臓の実質は皮質と髄質に分かれる．腎臓に入った腎動脈は分枝し，腎錐体の間を皮質へ向かい，皮質と髄質の境界に達すると弓状動脈となって，腎臓の表面と平行に走る．皮質には糸球体と呼ばれる直径が約0.2mmの球状の毛細血管の塊が多数あり，腎臓に入った動脈血のほとんどは弓状動脈経由でそこに入る(**図1B**)．糸球体では血液がろ過され原尿ができボーマン(Bowman)嚢から尿細管に入る．糸球体の毛細血管は再び合流して輸出細動脈となり，髄質へ向かい少し走行した後，尿細管周囲の毛細血管網に注ぐ．尿細管で再吸収された成分はこの血管網を通じて循環系に戻る．

ろ過された原尿は，複雑な走行を示す尿細管を通過する際にブドウ糖やアミノ酸など体に必要な成分が再吸収される．また，体液の状況に応じて，さまざまな電解質や尿素などが分泌あるいは再吸収される．尿細管は髄質まで走行してUターンし(ヘンレのループ)，元の糸球体に戻り傍糸球体装置の一員となった後，集合管に注ぐ．この糸球体と尿細管からなる尿を作る単位をネフロンといい(**図1B**)，一つの腎臓に100万個近くある．

C 尿の産生

1. 血液のろ過

糸球体の毛細血管は微細な穴のあいたザルのような構造をしており，液体成分のみを通す．穴の直径が数nmなので，血液中にいちばん多く存在するタンパク質のアルブミン(分子量68,000)はほとんど通らないが，それより小さなものは通過してボーマン嚢に入る．腎炎などで糸球体が壊れるとタンパ

ク質や赤血球までもがボーマン嚢に入り、尿に出るようになる。こうして壊れた糸球体は再生しないので、健康なヒトでも糸球体の数は加齢に伴い減少する。

糸球体が毎分どれだけの血液をろ過しているかを示す量を糸球体ろ過量(GFR)といい、成人男性では約0.12L/分である。すなわち1日に糸球体でろ過されて作られる原尿はおよそ170Lにのぼる。これだけの量をろ過する駆動力は血圧である。しかし、血圧は心身の状況によって大きく変動するので、その影響を避けGFRを一定に保つ調節機構が腎臓には存在する(図2)。

a. 自己調節機能

血圧上昇により輸入細動脈の血管壁が伸張すると血管平滑筋細胞が収縮し、内径を小さくしようとする自己調節機能がある。そのため、血圧が90〜180mmHgの範囲で変動しても腎血流量とGFRはほぼ一定となる。

b. 尿細管糸球体フィードバック機構

遠位尿細管を通過するろ液の流量が増加するとろ液のCl⁻濃度が上昇する。それを遠位尿細管の糸球体に接する部位に存在する緻密斑が感知すると、メサンギウム細胞を介して、輸入細動脈の平滑筋を収縮させて、そのネフロンのGFRを低下させる。

c. レニン分泌

血圧低下により輸入細動脈の血管壁の張力が減少すると糸球体入り口付近にある顆粒細胞からレニンが分泌される。それは、後で述べるレニン・アンジオテンシン・アルドステロン系を介して血圧を上げ、GFRを増加させる。

こうして保たれているGFRの値は正常に機能している糸球体の数を反映しており、腎機能を表す重要な指標である。GFRを測定するには、糸球体で100%ろ過されるが、尿細管で再吸収されない物質が時間あたりどれだけ尿中に排泄されるかを測定すればよい。そのような物質としてイヌリンが知られているが、測定が煩雑なため、臨床

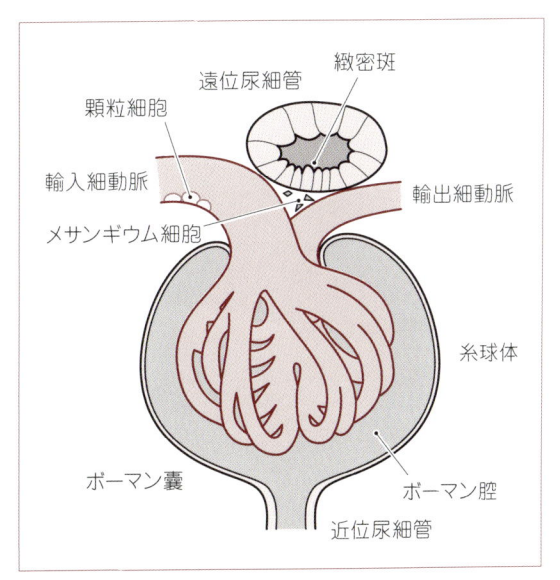

図2 ボーマン嚢と糸球体、遠位尿細管
輸入細動脈から糸球体に入った血液の血球成分や巨大分子以外はろ過されてボーマン嚢へ入る。こうして糸球体でろ過される血液量(GFR)は、①血圧上昇により輸入細動脈の血管壁が伸張すると血管平滑筋が収縮し、内径を小さくする。②遠位尿細管を通過するろ液の流量増加を緻密斑が感知し、メサンギウム細胞を介して輸入細動脈の平滑筋を収縮させる。③血圧低下により輸入細動脈の血管壁の張力が減少すると顆粒細胞からレニンが分泌されレニン・アンジオテンシン・アルドステロン系を介して血圧を上昇させるという三つの機構で変動が抑さえられている。

的には生体に存在し測定が容易なクレアチニンが用いられている。腎不全の患者では、この推定値が正常の30%以下に低下しており、さらに低下すれば透析や腎移植が必要となる。

2. 尿細管・集合管による再吸収と分泌

尿細管には1日に約170Lの糸球体ろ過液が流れ込む。それから約99%の水と、ほぼ100%のブドウ糖やアミノ酸、電解質など有用な物質が回収されて尿が作られる。ボーマン嚢につながる近位尿細管は糸球体付近の皮質を曲がりくねってしばらく走行したのち髄質に入る。ついで尿細管はヘンレ(Henle)のループとして髄質の中を直線的に一往復し、遠位尿細管として元の糸球体に戻り、再び糸球体付近の皮質を曲がりくねって走行した後、集合管に注ぐ。尿細管は1層の上皮によって

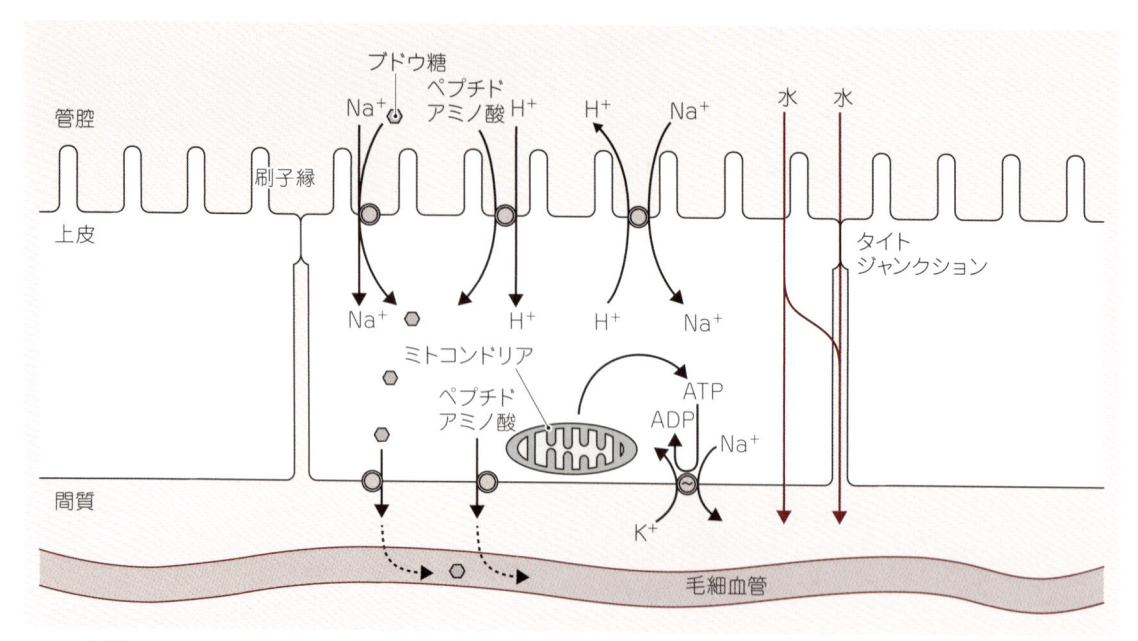

図3 近位尿細管による有用物質の再吸収
尿細管上皮の管腔側は微絨毛で覆われ刷子縁と呼ばれる．その上には（図では微絨毛の根元にみえるが）ブドウ糖輸送体，アミノ酸輸送体，ペプチド輸送体などが多数存在する．それらを駆動するエネルギー源は上皮細胞内で低く保たれているNa$^+$の濃度差であり，それは上皮細胞の毛細血管側にあるNa/K ATPase（ポンプ）の働きによる．ポンプへATPを供給するミトコンドリアも発達している．上皮細胞に取り込まれたブドウ糖やアミノ酸などは毛細血管側にある別の輸送体を介して毛細血管側へ流れ出る．

できており，部位によってその形や機能が異なる．

a. 近位尿細管（図3）

上皮細胞の管腔側は微絨毛で覆われ刷毛のようにみえることから刷子縁と呼ばれる．刷子縁により細胞の表面積が著しく増えるので，水や物質の再吸収に有利である．微絨毛にはブドウ糖輸送体，アミノ酸輸送体，ペプチド輸送体などが存在し，それらを能動的に細胞内へ取り込む．そのエネルギー源は管腔内に比べ上皮細胞内で低く保たれているNa$^+$の濃度差である．管腔内のブドウ糖はNa$^+$と共に輸送体を通り上皮細胞に流れ込む．毛細血管側にも別の輸送体が存在し，ブドウ糖はより濃度の低い毛細血管側へ流れ出る．アミノ酸やペプチドは，Na$^+$の濃度差を利用して管腔へくみ出されたH$^+$が輸送体を通って再び細胞に流れ込む際に一緒に流入する．駆動力の源である細胞内のNa$^+$濃度を低く保つため，上皮細胞の毛細血管側にはNa/K ATPase（ポンプ）が存在し，Na$^+$を常にくみ出している．また，ポンプを駆動するためのATPを供給するミトコンドリアが発達している．ここで管腔から毛細血管側にくみ出されるNa$^+$の量は吸収されたブドウ糖やアミノ酸に見合うだけで，ホルモンなどによる制御は受けないため，管腔内には約30%が残る．

管腔側から毛細血管側へNa$^+$やブドウ糖をくみ出すと尿細管周囲の浸透圧が上昇するはずであるが，近位尿細管は水の透過性が高く，水も一緒に移動するので，管内外の浸透圧に差はなく等張である．このようにして糸球体ろ過液が近位尿細管を流れる間に，有用な物質はほぼ100%回収され，それに伴って水分の多くも再吸収される．しかし，輸送能力には限度があるので，糖尿病などで血糖値が異常に高くなれば再吸収しきれなかった分が尿に出る．

後で述べるが，上皮細胞はまたH$^+$を分泌して体液のpH（酸塩基平衡）を保つ．分泌されたH$^+$

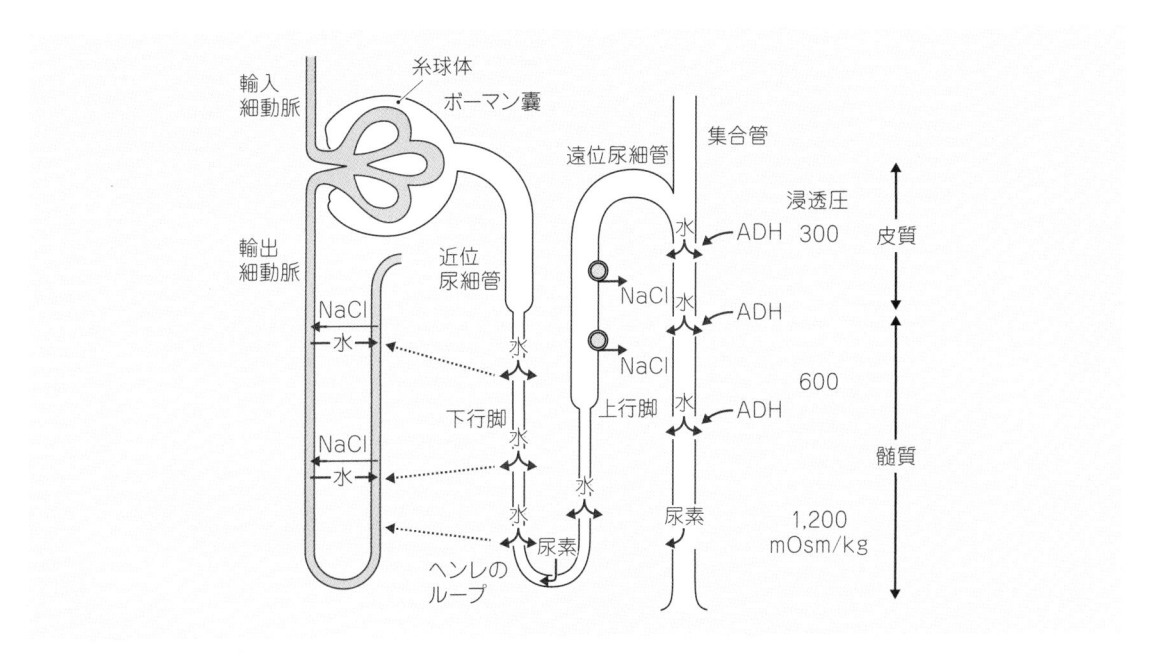

図4 ヘンレのループ

ヘンレのループ周囲の浸透圧は髄質に向かうにつれて高くなる．この濃度勾配はヘンレのループによって作られる．下行脚には近位尿細管から等張の液体が流れ込むが，下行脚は水を通すので，流れるに従い水が流れ出し浸透圧は高くなる．Uターンした後，太い上行脚に入ると，そこは水を通過させずNaClをくみ出している．そのため，管内の液体の浸透圧は下がる．こうして，遠位尿細管の出口では血漿より浸透圧の低い（水を多く含む）尿ができる．それが集合管を通過する間に，抗利尿ホルモン（ADH）によって水分量（浸透圧）が調節される．毛細血管もループに並行して走行しUターンするが，これも流れ出した水を運び去るなどして，浸透圧勾配の維持に重要な役割を果たす．

は管腔内でHCO_3^-と結合して，その再吸収に利用される．その結果，糸球体ろ過液中に出たHCO_3^-の約90％がここで再吸収される．

b. ヘンレのループ（図4）

ヘンレのループの下行脚と上行脚は並行して髄質の外層から直線的に内層へ走るが，管内の流れの方向は逆である．上行脚では管腔内のNaClを間質へくみ出しているが，この部位では水透過性が低いため，管腔内液の浸透圧は内層から外層へ向かって流れるにつれ低下し遠位尿細管に達する頃には血液より低張となる．下行脚には近位尿細管から等張の液体が流れ込むが，下行脚は水を通すので並行する上行脚から出たNaClによる浸透圧上昇に対応して水分が流れ出す．このため下行脚内の浸透圧は流れるに従い高くなり，ループの先端近くでは1,200 mOsm/kgにも達する．結局ループに入った液の浸透圧は，先端で最大となり，上行脚を出るときには血液より低張となる．これでは，ループは尿の成分に大きな影響を与えていないようにみえるが，ループ周囲の間質浸透圧は管腔内とほぼ同じであることから，皮質から髄質深部に向かって大きな浸透圧の勾配が形成される．このループによる浸透圧勾配の維持には，アミノ酸代謝の最終産物である尿素も関与している．尿素は糸球体でろ過されるが，ネフロン中で再吸収や分泌が行われ最終的に40％が排泄される．尿素はループ先端付近で分泌され浸透圧を高める（1,200 mOsm/kgの半分は尿素，残りはNaClによる）．太い上行脚は尿素の透過性が低いので，管腔内の尿素濃度は血漿の数倍に達する．輸出細動脈から分枝する毛細血管の一部もループに並行して髄質深部まで走行しUターンするが，これも管腔から出た水を運び去るなどして，浸透圧勾配の維持に重要な役割を果たす．この尿細管と血

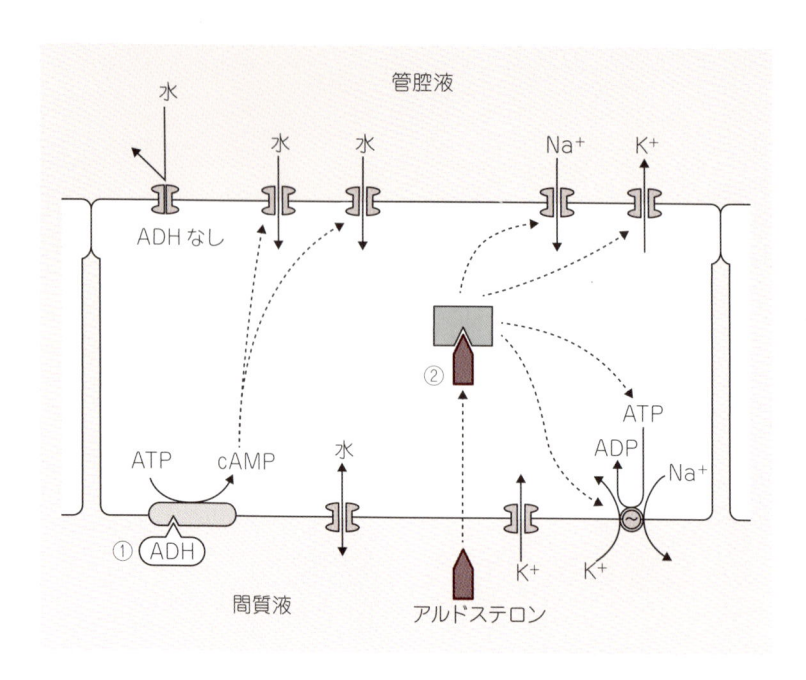

図5 集合管におけるホルモン調節
遠位尿細管と集合管ではホルモンによる調節を受けて，水（関与ホルモン：ADH）とNa$^+$（関与ホルモン：アルドステロン，ANP）の再吸収が行われている．①ADHは上皮細胞膜にある受容体と結合すると水チャネルを活性化させ，水の再吸収を増す．②アルドステロンは上皮細胞内にある受容体と結合すると，管腔膜のNaチャネル，Kチャネルと間質側のNa/K ATPase（ポンプ）を増加させ，ポンプ活性も促進する．

管のループ状構造は鳥類と哺乳類にのみみられ，血漿浸透圧を超える濃い尿を作る基盤となっている．

c. 遠位尿細管，集合管

遠位尿細管と集合管ではホルモンによる調節を受けて，Na$^+$（関与ホルモン：アルドステロン，ANP）と水（関与ホルモン：ADH）の再吸収が行われている．これらのホルモンは血液のNa$^+$濃度や浸透圧（水の濃度）の変動に応じて分泌される．その結果，塩分や水分の摂取量が大きく変化しても，尿として排泄されるNa$^+$量や水分量が変わり，体液の組成の恒常性が保たれる（図4, 5）．また，遠位尿細管と集合管は酸塩基平衡にも関与している．

る．それを視床下部の浸透圧受容器が感知すると口渇を感じるとともに，脳下垂体後葉からADHが放出される．ADHは集合管細胞の水チャネルを活性化させ，水透過性を上げる（図5①）．集合管は皮質から髄質へ向かって高くなる浸透圧勾配に沿って走行しているので，先に進むにつれて管腔内の液体から水が（浸透圧により）吸い出され，水分量が少なく濃い尿が作られる．つまり，再吸収される水の量を増やし，尿量を減らすのでADHは抗利尿ホルモンと呼ばれる．逆にADHが存在しない場合は，集合管の水チャネルが閉じているので，遠位尿細管を出た低張の液がそのまま薄い尿として大量に排泄される．こうして，ADHは再吸収される水の量を制御することで，血漿浸透圧を保っている．このためにはヘンレのループによって作られる浸透圧勾配が重要な役割を果たしている．

II 体液の調節

A 浸透圧

摂取水分量が減少したり発汗などで水分が失われたりすると，血漿浸透圧が上昇し脱水状態にな

B 電解質

1. Na$^+$，K$^+$
近位尿細管では，ろ過されたブドウ糖やアミノ

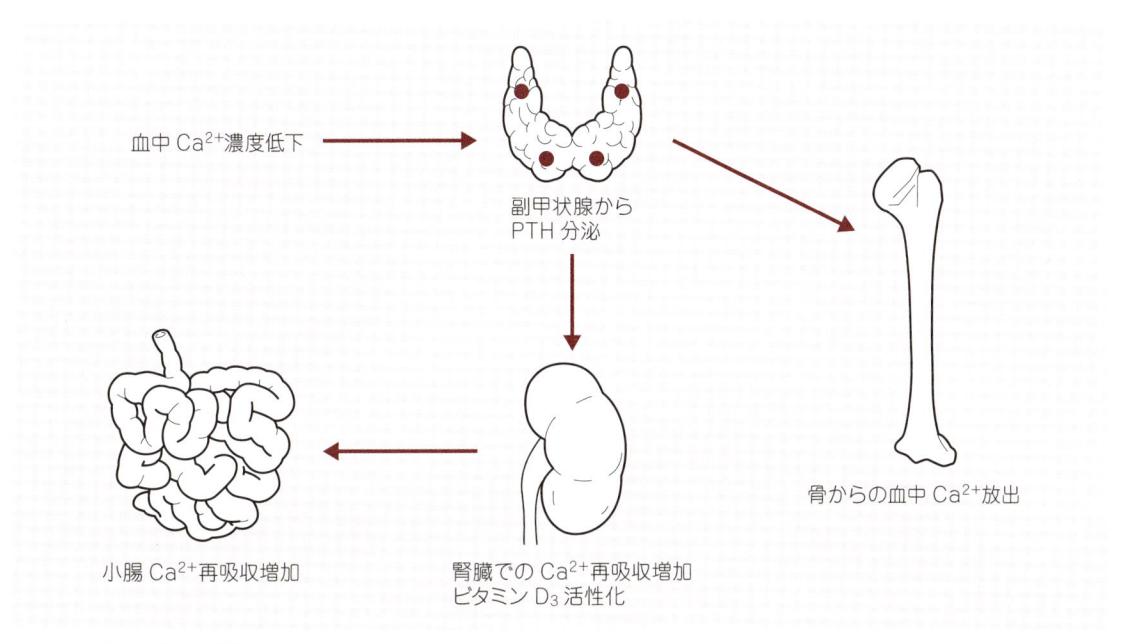

図6 血中 Ca²⁺ の調節

酸が再吸収される際に Na⁺ も同時に再吸収される．その後，ヘンレのループの上行脚と遠位尿細管でも Na⁺ は再吸収されるので，集合管には Na⁺ をごく少量含む低張の液が入る．集合管における Na⁺ の再吸収は副腎から分泌されるアルドステロンの調節を受ける．すなわち，日々摂取する約 10 g の食塩に相当する Na⁺ だけが排泄されるように厳密に調節されている．

レニン・アンジオテンシン・アルドステロン系は血圧が低下すると，糸球体入り口付近にある顆粒細胞からレニンが分泌されることで活性化し，細動脈を収縮させて血圧を上昇させる(図2参照)．さらに，長期的に体液量を増やすため，副腎に作用してアルドステロンを分泌させる．アルドステロンは集合管上皮細胞内にある受容体と結合すると管腔膜の Na チャネルと間質側の Na/K ATPase(ポンプ)を増加させる(図5②)．そうすると，集合管における Na⁺ の再吸収が増加し，結果的に体液量が増し血圧上昇をもたらす(体液量と Na⁺ 量がどちらも増えるので Na⁺ 濃度はほとんど変化しない)．また，アルドステロンは Na⁺ とは逆に K⁺ の排泄を促進するので，体液の K⁺ 濃度調節にも関与している．

循環血液量が増加して心房筋が伸展すると，心房性ナトリウム利尿ペプチド(ANP)が放出される．これは名前のとおり，腎臓に働きかけ尿中への Na⁺ の排出を促進する働きがあり，レニン・アンジオテンシン・アルドステロン系による過度の Na⁺ 貯留に拮抗する．

2. Ca²⁺

体内の Ca²⁺ の約 99% は骨に貯蔵されている．体液中の Ca²⁺ 濃度が正常以下になると，副甲状腺からの副甲状腺ホルモン(PTH)分泌が亢進する(図6)．その結果，骨から Ca²⁺ が放出される．また PTH は腎臓によるビタミン D₃ の活性化を促進し，小腸における Ca²⁺ 吸収を増すとともに，尿細管における Ca²⁺ の再吸収を直接増加させることで，Ca²⁺ 濃度を正常に戻す働きがある．

C 酸塩基平衡

呼吸の章(第6章)で述べるが，安静時でも毎分

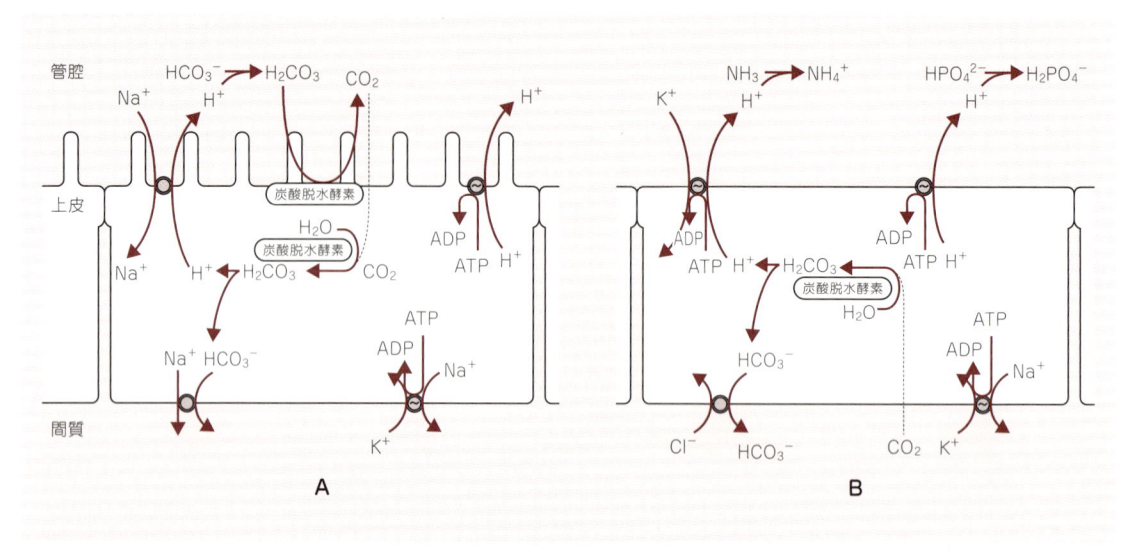

図7 近位尿細管におけるH⁺分泌とHCO₃⁻再吸収，集合管におけるHCO₃⁻新生とH⁺分泌
A：糸球体でろ過されたHCO₃⁻は近位尿細管上皮を通過しないので，分泌したH⁺と結合させてからCO₂ガスの形で細胞内に取り込み，間質側へ輸送体経由で送り出す．
B：集合管上皮細胞内では炭酸脱水酵素の働きでH⁺とHCO₃⁻を作り，H⁺を管腔内へ分泌し，HCO₃⁻を取り込む．分泌されたH⁺はリン酸や硫酸，尿酸などの排泄に使われる．また，アンモニア(NH_3)と結合してアンモニウム(NH_4^+)となる．

約200 mLの二酸化炭素(CO_2)が産生されている．CO_2は血中のH_2Oと反応してH^+を生じるが，血中には約24 mEq/LのHCO_3^-が存在し，H^+の多くはそれと結合するのでpHはあまり低下しない（HCO_3^-による緩衝作用）．腎臓では，主に近位尿細管でH^+を分泌してHCO_3^-を再吸収している．また，集合管でもHCO_3^-の新生とH^+を分泌することで酸塩基平衡を保つ（図7）．分泌されたH^+はリン酸や硫酸，尿酸などの排泄に使われる．また，アンモニア(NH_3)と結合してアンモニウム(NH_4^+)となり尿中に排泄される．

III 排尿

尿は尿管の平滑筋層による蠕動運動で膀胱へ送られる．尿管は膀胱壁を斜めに貫通しているので，排尿時には壁内の尿管が圧しつぶされ，膀胱から尿管への逆流が防止される（図8）．膀胱壁の平滑筋は排尿筋と呼ばれ，交感神経と副交感神経に支配されている．膀胱には，常時産生される尿を貯蔵する働きと，たまった尿を随意的かつ積極的に排出する働きがあり，交感神経は主に尿の貯蔵に，副交感神経は排尿に関与する．膀胱に150 mLほど尿がたまると，膀胱壁内の感覚神経が刺激され，骨盤内臓神経経由で脊髄に伝えられ尿意を感じ始める．この信号により反射的に交感神経が刺激されると，膀胱壁は弛緩し，内尿道括約筋は収縮を増す．そのため，引き続き流れ込む尿を受け入れる．さらに尿がたまり，300 mLを超えると膀胱壁平滑筋が伸展され内圧が上昇する．その情報は胸髄，腰髄，仙髄から大脳皮質まで伝わり，尿意はさらに高まる．排尿を避けるべき状況では，脳は脳幹（橋）にある排尿（抑制）中枢を介して仙髄中の副交感神経を抑制して膀胱の収縮を防止する．さらに切迫すると随意筋である外尿道括約筋を強く収縮させて尿が漏れるのを防ぐ．

排尿は，内尿道括約筋が弛緩するとともに，外尿道括約筋を随意的に弛緩させることで始まる．尿が尿道に達すると，中枢による仙髄の副交感神経への抑制が解除され，排尿筋が反射的に収縮す

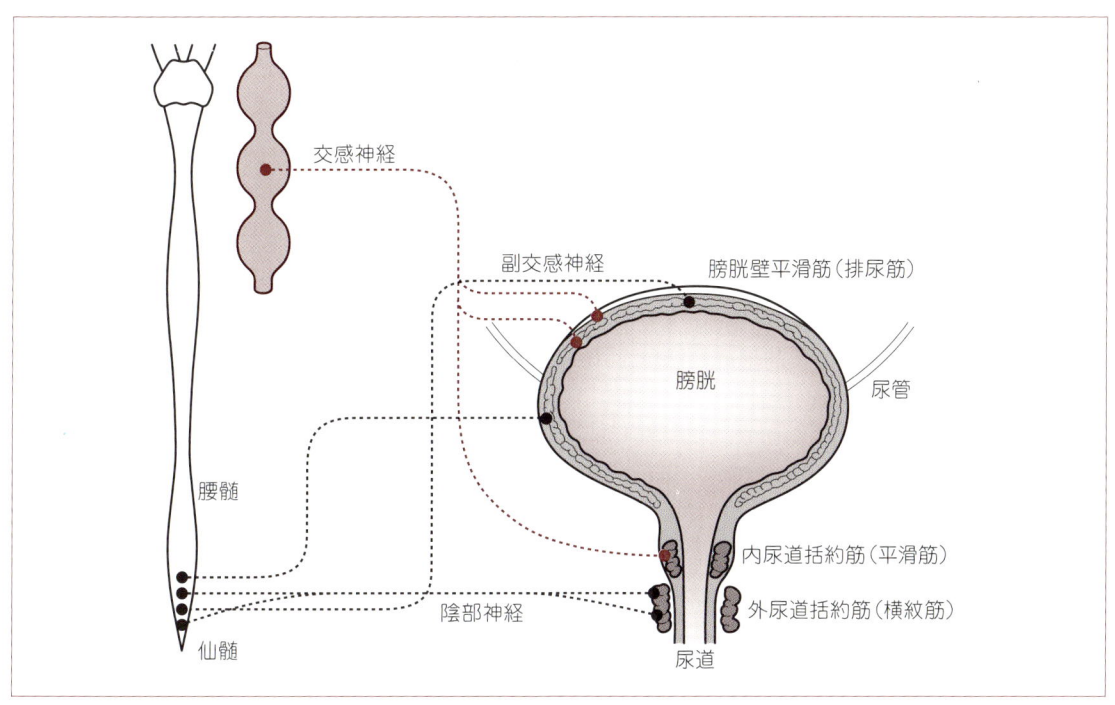

図8 膀胱
交感神経は膀胱壁平滑筋(排尿筋)を弛緩させ内尿道括約筋を収縮させて尿を貯蔵させる．副交感神経は膀胱壁平滑筋を収縮させ，内尿道括約筋を弛緩させて排尿させるが，排尿にふさわしい状況でない限りは中枢から強く抑制されており排尿は生じない．排尿が可能と判断されると，随意筋である外尿道括約筋を弛緩させ，尿を尿道へ入れる．そうすると，中枢による副交感神経の抑制が解除され，膀胱が空になるまで排尿が続く．

る．この反射は自己再生的である．すなわち，膀胱が収縮すると伸展受容器が活性化し，この感覚情報が再び排尿筋の反射的収縮を引き起こす．こうして膀胱がほとんど空になり，収縮しても圧が上昇しなくなるまで排尿が続く．

第5章

血液・免疫

◆ はじめに

体を構成している細胞が正常な生理機能を営むためには，必要とするさまざまな物質を取り込み，不要な物質を排出しなければならない．また，細胞と接する組織液のpHや電解質濃度は一定に保たれる必要がある．そのために血液は，さまざまな物質の輸送を行っている．さらに血液には，体温の調節，情報の（ホルモンなどによる）伝達，生体防御作用，止血作用のような働きもある．

血液は液体成分である血漿とさまざまな血球成分とからなる．主に肝臓と腎臓が血漿成分の維持，管理にかかわる．血球は成人では骨髄で作られている．

I 骨　髄

血球は骨髄中の多能性造血幹細胞と呼ばれる一種類の細胞から生まれる．多能性造血幹細胞は分裂を繰り返しながら分化して赤血球や白血球を作るもととなる幹細胞となる．また，一部は多能性造血幹細胞のまま骨髄に残り，血球の供給を続ける（図1）．

各々の幹細胞は増殖誘導因子と呼ばれる数種類のタンパク質（サイトカイン）によって増殖が促され，分化誘導因子と呼ばれる別の一群のサイトカインによって特定の血球へ分化させられる．例えば，低酸素状態に長時間おかれると，赤血球の増殖，分化を誘導する因子（腎臓で作られるエリスロポエチンもその一つである）が作られて，大量の赤血球が産生される．もし，細菌に感染した場合は別の因子が作られて骨髄に作用し，白血球の増殖，分化がもたらされる．

このようにすべての血球になる能力を持つ多能性造血幹細胞が骨髄に存在するので，白血病などでは，抗がん剤や放射線で骨髄の全細胞を死滅させた後に健常なドナーから多能性造血幹細胞を移植する骨髄移植と呼ばれる治療が行われる．「移植」といっても，腰の骨（腸骨）に針を刺して骨髄液を採取するだけなのでドナーの負担は少ない．移植を受けた患者は，多能性造血幹細胞が生着して感染防御に必要な数の白血球が作られるまで1ヵ月以上にわたって，狭い無菌室で待つ必要がある．その間，ほとんど運動できないので，リハビリテーションが必要となる．骨髄移植後は骨髄細胞がすべて入れ替わるので血液型もドナーのものになる．

サイトカイン

免疫や炎症にかかわる細胞で作られる小さなタンパク質の総称で，ごく微量で周囲の細胞に増殖，分化，活性化などの影響を与える．特に白血球間で情報伝達を行うものをインターロイキン（IL-1～IL-18）という．この他に腫瘍壊死因子（TNF），インターフェロン，コロニー刺激因子（CSF），さまざまな成長因子（GF）が知られている．CSFなどは，遠く骨髄にある造血幹細胞に働きかけ，侵入者と戦う白血球への分化，増殖を促す．

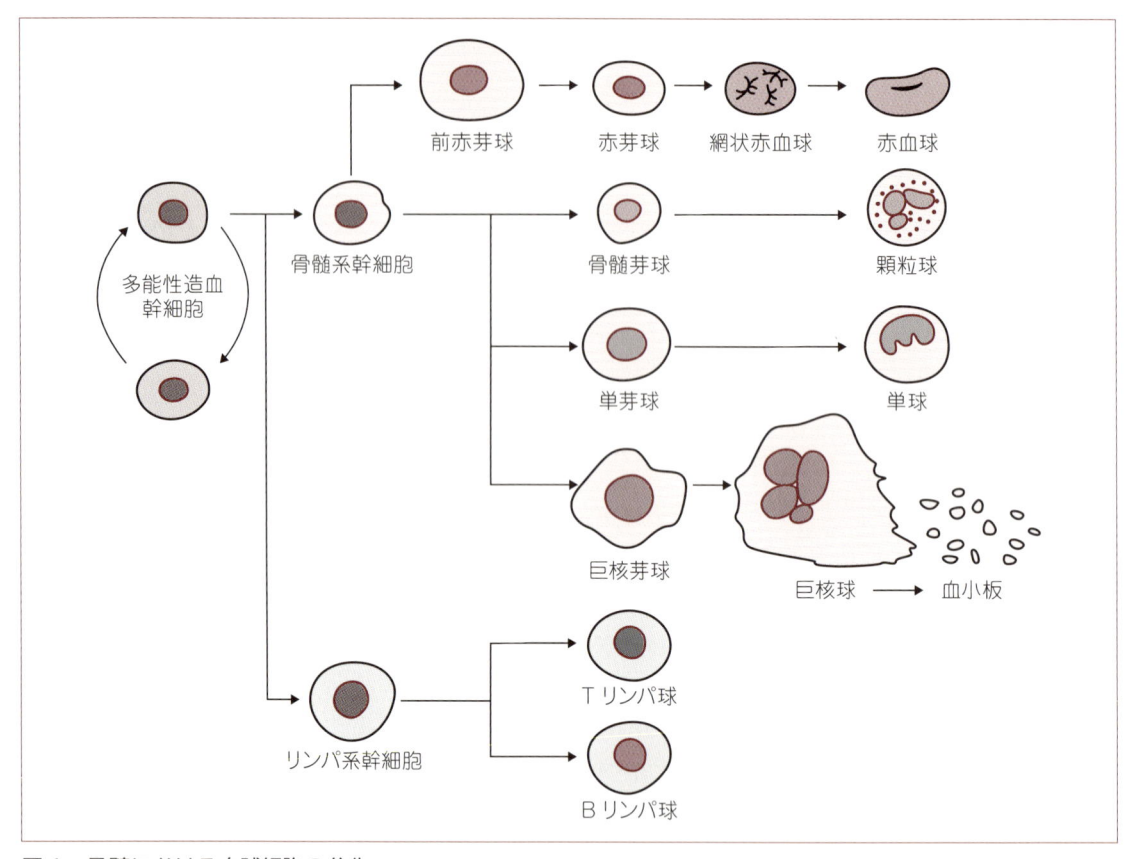

図1 骨髄における血球細胞の分化

II 赤血球

A 性状，働き

　正常な赤血球は中央がへこんだ円盤状をしており，直径は平均 8 μm，厚みは最も厚いところで 2.5 μm，中央は 1 μm 以下である．このような形状のため，容積（およそ 90 μm³）の割に表面積が広い．すなわち，液体があまり入っていない袋のようなものであるから，容易に変形できる．このため，赤血球は狭い毛細血管を簡単に通り抜けることができる．また，広い表面積は迅速なガス交換にも有利である．成熟赤血球は核やミトコンドリアを持たず，65％の水分と 33％のヘモグロビンを含む．

　1 μL（1 mm³）の血液中に赤血球は正常であれば成人男性で平均 500 万個，女性では 450 万個存在する．赤血球が血液に占める容積百分率（ヘマトクリットという）は 40〜45％である．

　ヘモグロビンは鉄を含んだ赤い色素のヘムとタンパク質のグロビンが結合した分子量 64,500 の分子である．1 g のヘモグロビンは 1.34 mL の酸素と結合して運搬する．100 mL の血液に男性で 16 g，女性で 14 g のヘモグロビンを含むので，男性だと 100 mL の血液で 21.4 mL，女性は 18.8 mL の酸素を運ぶことができる．

B 産生と崩壊

　造血幹細胞から分化した赤血球前駆細胞はエリスロポエチンなどの作用を受けて増殖しながら分化し，赤芽球となる．さらに，赤芽球は分裂を繰り返しながら成熟する過程でヘモグロビンが作ら

図2 さまざまな白血球の分類とそれぞれの存在割合

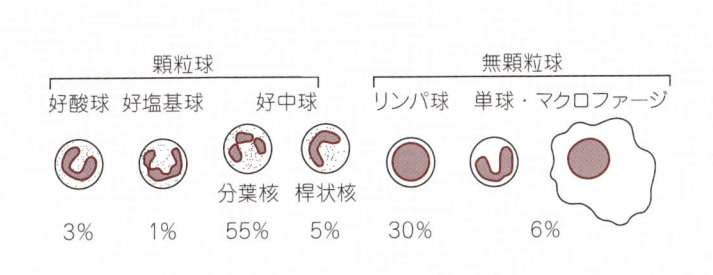

顆粒球				無顆粒球	
好酸球	好塩基球	好中球		リンパ球	単球・マクロファージ
		分葉核	桿状核		
3%	1%	55%	5%	30%	6%

れ，核が消失して網状赤血球となる（**図1**）．網状赤血球は血液中に出て，24時間ほどで成熟した赤血球となるので，流血中には0.5%くらいしか認められない．

赤血球の産生にはビタミン B_{12}, B_6, B_2, 葉酸などのビタミンが必要であり，不足すると核の成熟や細胞分裂が障害されて正常より大きいが脆弱な大赤血球が作られるようになる．また，鉄はヘム色素の成分として不可欠であるので，不足すると鉄欠乏性貧血となる．

赤血球の寿命は120日で，その頃になると膜の柔軟性が失われ，主に脾臓で破壊される．赤血球から放出されたヘモグロビンはマクロファージによって貪食される．マクロファージは新しい赤血球産生のため，鉄を血液中に返す．ヘムの部分はいくつかの段階を経て胆汁色素のビリルビンに変換され肝臓から胆汁として排泄される．

III 白血球と免疫

A 性状，起源，働き

生体防御を担う白血球は，細胞質内の顆粒の有無で顆粒球と無顆粒球に分けられる．顆粒球は染料による染まり具合から好中球，好酸球，好塩基球に分類される．無顆粒球はリンパ球と単球に分けられる（**図2**）．単球は血管から組織へ遊走すると，成熟して大型のアメーバ状細胞であるマクロファージになる．白血球は1μLの血液中に通常約7,000個存在する．直径は種類によるが6〜20μmである．

顆粒球と単球は骨髄系幹細胞から分化して作られる．リンパ球はリンパ系幹細胞から作られ，特異的生体防御機構である免疫にかかわる．好中球とマクロファージは食作用をもち（食細胞），細菌などの異物や変性した細胞を細胞内に取り込んで消化する．好酸球はアレルギー性疾患や寄生虫感染などに関与する．好塩基球はアレルギー反応に関与する．

1. 好中球とマクロファージによる食作用

細菌感染などで炎症が起こり，処理すべき異物や変性した細胞ができると，好中球は血管を出て，マクロファージとともに炎症部位へ引き寄せられる．これは，これらの細胞が走化性をもつためで，炎症部位ではさまざまなサイトカインを含む走化性因子が作られる．そこに集まった食細胞はサイトカインによって活性化され，異物や変性した細胞を選んで食べ始める．食細胞が正常な細胞や生体物質を食べないのは，それらの表面が防御被膜に覆われているからである．逆に破壊された組織片の表面は覆われていない．また，微生物の表面は私たちの細胞表面にはない分子パターンが存在し，それが食細胞の目印になっている．免疫反応が進み抗体が作られると，異物の表面に抗体が補体とともに結合し，さらに食細胞に捕捉されやすくなる．

食細胞は偽足を伸ばして細菌などの異物を取り

囲み，細胞内へ取り込んで細胞内酵素で消化する．好中球は20個程度の細菌を食べると死滅する．これを補うため，細菌感染が起こると骨髄から多くの好中球が動員されるので，血液1μL中の好中球数は20,000個を超えることがある（好中球増加症）．

マクロファージは好中球より大きくて強力な食作用をもち，100個程度の細菌や赤血球より大きな粒子を食べることができる．さらに重要なことは，取り込んだ細菌などの異物を消化した断片を抗原として，免疫細胞へ提示する働きをもつことである．特にマクロファージの一種である樹状細胞と呼ばれる細胞は皮下や消化管粘膜下など微生物が侵入しやすい場所やリンパ節，脾臓のような異物をろ過する組織に広く存在し，異物に出遭うと貪食して抗原を提示する．マクロファージはこのように，侵入者なら何でも破壊する非特異的生体防御機構（自然免疫）と特定の異物を排除する免疫系による特異的生体防御機構（獲得免疫）を結びつけている．

2. リンパ球と免疫

私たちは，体内に侵入した微生物や毒素などに抵抗する（獲得）免疫と呼ばれる能力をもつ．免疫には抗体による液性免疫と活性化されたリンパ球による細胞性免疫があり，どちらも樹状細胞が微生物などを食べて分解し，その断片を抗原として提示することで始まる．例えば，一つの細菌を食べた樹状細胞は，細菌のさまざまな断片を抗原として提示する．そのうちのどれかがリンパ球に認識されると，一連の免疫反応が誘発され，その細菌を特異的に攻撃する細胞や抗体が多数作られる．こうして特定の細菌やウイルスを排除できる能力が備わるので，獲得免疫と呼ばれる（予防接種の効果はこれによる）．

a. リンパ球の種類

リンパ球は機能面から，細胞性免疫を担うT細胞と，抗体による液性免疫を担うB細胞に分けられるが形態からは区別はつかない．どちらの前駆細胞も骨髄で作られるが，T細胞は胸腺へ移動して分化成熟する．B細胞は骨髄で分化成熟する．その過程で抗原認識にかかわる遺伝子に多種多様な改変，組み換えが生じるので，各々の細胞は数百万種にのぼる外来抗原のうちの，どれか一つだけを認識するようになる．自分自身に由来する抗原（自己抗原）を認識する細胞もできるが，それらは胸腺あるいは骨髄内で排除される．こうして非自己抗原を認識する能力を得たリンパ球は血管内のみでなく，リンパ管やリンパ節も循環して抗原に出遭う機会を待つ．

b. ヘルパーT細胞の活性化

T細胞にはヘルパーT細胞と細胞傷害性T細胞とがある．免疫反応は樹状細胞が発見して提示した抗原をヘルパーT細胞が認識することによって開始される．樹状細胞は微生物などを貪食するとリンパ節へ移動し，抗原断片をMHCⅡタンパク質（主要組織適合遺伝子複合体）上に提示する．対応する抗原を認識するヘルパーT細胞のT細胞受容体がMHCⅡタンパク質と結合するとさまざまなサイトカインが分泌され，ヘルパーT細胞は活性化して増殖，分化する（図3A）．こうして，その抗原を認識するT細胞のコピーが多数作られて全身へ送り出される．コピーされたT細胞はB細胞を増殖させて抗体を作らせる（図3B）．こうしてT細胞もB細胞も増殖するので感染症ではリンパ節が腫れる．ヘルパーT細胞が炎症や感染が起こっている場所に行くと多くのサイトカインを分泌して細胞傷害性T細胞を呼び集めて活性化させ，感染細胞に自殺（アポトーシス）をもたらす．また，マクロファージを活性化して死んだ感染細胞や微生物を貪食させる．このようにヘルパーT細胞は免疫系の鍵となる細胞なので，この細胞を特異的に攻撃するHIVは後天性免疫不全症候群（AIDS）を引き起こす．

c. 細胞傷害性T細胞の活性化（図3C）

ウイルスに感染した細胞は，ウイルスの遺伝子

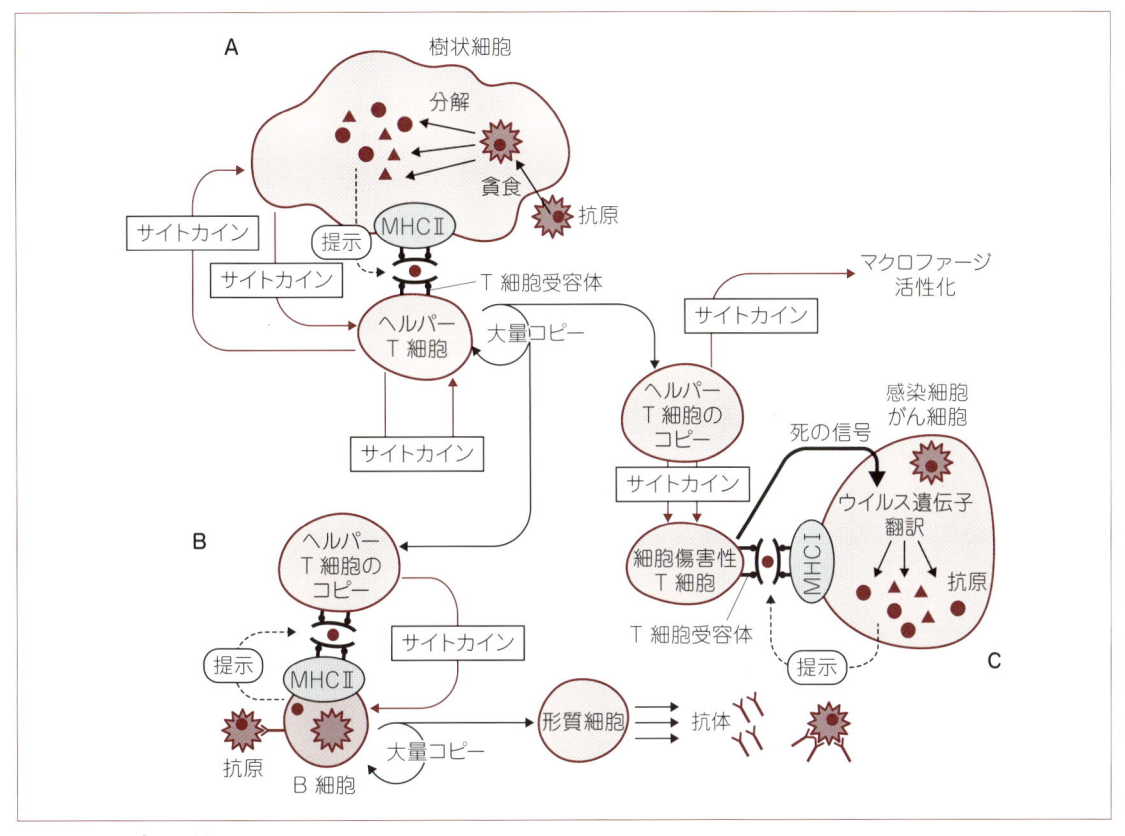

図3 リンパ球の働き
樹状細胞が抗原を貪食して，断片を提示すると，それを認識するT細胞だけが結合して活性化してコピーを大量に作る(A)．コピーは同じ抗原を認識するB細胞を活性化して増殖させ，抗体を作る形質細胞を大量に作る(B)．感染細胞へ引きつけられたコピーT細胞は大量のサイトカインを分泌して細胞傷害性T細胞を活性化する．細胞傷害性T細胞はウイルスに作らせられた抗原を提示する感染細胞を認識して直接「死の信号」を送る(C)．

を翻訳してウイルスを構成するタンパク質を作る．その断片がMHCIタンパク質上に提示されると，細胞傷害性T細胞のT細胞受容体はそれを非自己抗原として認識する．すると，T細胞は標的細胞と密着し，そこを通じて細胞膜に孔をあけるタンパク質やタンパク質分解酵素を送り込みアポトーシスを誘導する．細胞傷害性T細胞は標的細胞と密着しているので，この「死の信号」は近隣の細胞へは届かない．MHCIタンパク質は免疫系でない細胞にもあるタンパク質なので，どの細胞が感染しても対処できる．また，がん化した細胞は本来ありえないタンパク質を作るので，その断片が提示されれば非自己と認識され，がん細胞も殺される．つまり，細胞傷害性T細胞は非自己タンパク質を作る細胞を攻撃する．MHCIタンパク質は多型性に富むので，同型のMHCIタンパク質を有する個体はきわめて少ない．細胞傷害性T細胞は自己のMHCIタンパク質にわずかな抗原断片が結合するだけで非自己と認識する．まして，非自己MHCIタンパク質をもつ（移植された）細胞をみつければ同様に攻撃する．それを防ぐため，移植にはMHC型が一致したドナーを選ぶ必要がある．

d. ヘルパーT細胞によるB細胞の活性化と抗体の産生

活性化前のB細胞は将来作ることになる抗体を細胞表面にもつ．そこに適合する抗原が結合するとB細胞はその抗原をいったん取り込んでか

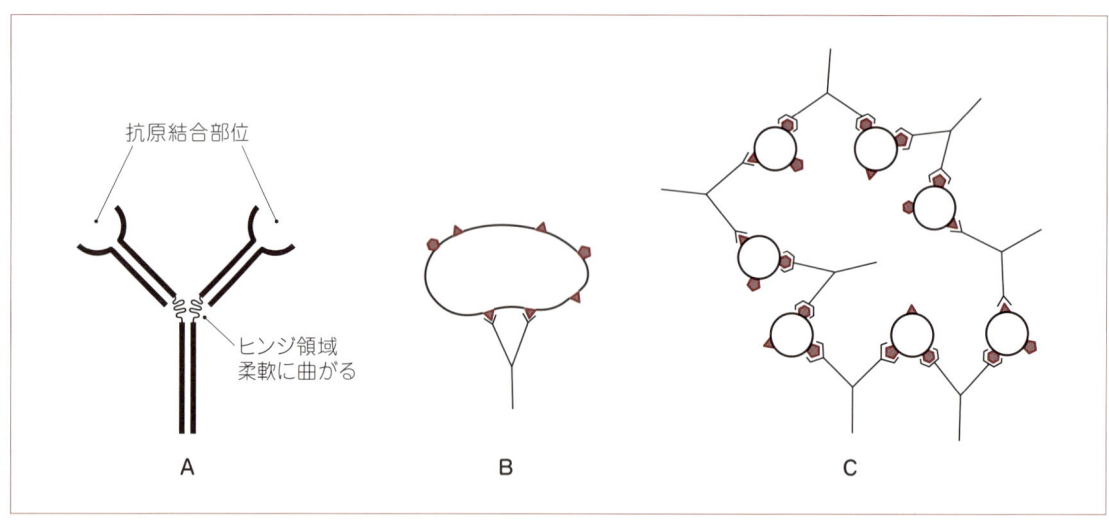

図4 抗体
A：IgGの構造．長短2本の鎖が二つ結びついたY字型の構造をもち，先端に二つの抗原結合部位をもつ．ヒンジ領域が曲がるため抗原結合部位間の距離を変えることができる．
B：異物の表面にある抗体に結合．
C：抗体が異物を架橋して大きな構造物を作る．

らMHCⅡタンパク質上に提示する．提示された抗原を認識するヘルパーT細胞がそれに結合すると，B細胞へ増殖，分化をもたらす一連の信号を送り込む．こうしてT細胞とB細胞の両方が認識する抗原に対する抗体を作るB細胞が多数作られる．言い換えるとB細胞が抗原を認識した後，T細胞が再チェックしてはじめて抗体の大量生産が開始される．このようなチェック機構が免疫系に存在するため，間違いなく自己ではなく，侵入者だけを攻撃できる．活性化されたB細胞が成熟して大量の抗体を作るようになったものを形質細胞と呼ぶ．抗体は血流に乗って全身を回るので，潜んでいる病原体も攻撃できる．こうして作られた抗体によって感染が収束すると，B細胞への刺激がなくなり多くは死滅するが，一部はメモリーB細胞として残り，次の感染に備える．T細胞も同様で，一度抗原によって活性化した細胞の一部はメモリーT細胞として残る．

e. 抗体とは（図4）

B細胞で作られる多様な抗体はまとめて免疫グロブリン（Ig）と呼ばれ，血漿タンパク質の約20％を占める．抗体は同一の抗原結合部位を2か所もつY字形の構造を基本とする．もっとも単純な抗体であるIgGは基本単位だけからなるが，その他に5個の単位からなるIgMや2個からなるIgAなどもある．これらは標的の病原体などに結合し，補体などの助けを借りて標的を直接殺したり，食細胞に貪食させたりする．また，IgEは好塩基球や肥満細胞からヒスタミンやさまざまなサイトカインを分泌させ，花粉症や喘息などのアレルギー反応に関与する．

先に述べたように抗体には複数の結合部位が存在するので，標的表面に結合するだけでなく，標的間を架橋して大きな構造物を作ることができる．例えば，赤血球の表面には血液型を決める抗原が存在する．その抗原に対応する抗体を含む液（市販されている）に血液を滴下すると，赤血球同士が抗体で架橋されて大きな凝集物ができる．こうした凝集物はさらに貪食されやすい．血液型の検査はこの現象を利用して行われている．

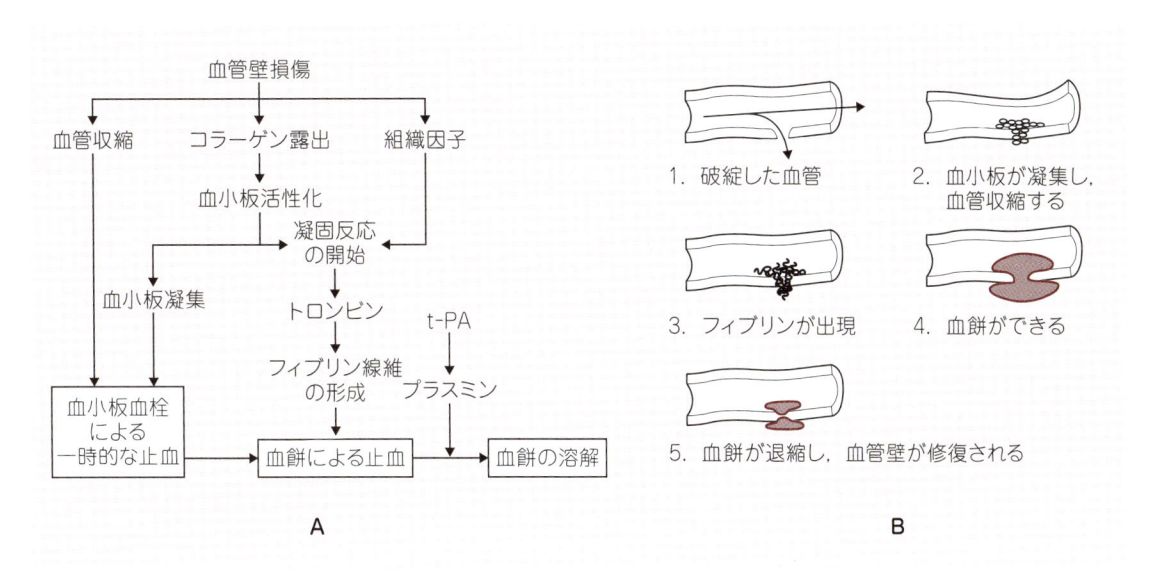

図5 血管修復過程
A：フローチャート，B：模式図．

Ⅳ 血漿，血液凝固，止血

血管内を流れる血液中には血小板やフィブリノゲンをはじめとするさまざまな血管を補修する成分も含まれている．いったん血管に損傷が起こると，血液の流失を防ぐため，①血管の収縮，②血小板血栓の形成，③血液が凝固し凝血塊（血餅）を形成，④線維組織の増殖による血管の修復と血餅の溶解（図5）のメカニズムが順に起動して止血する．

A 血小板とは

骨髄にある巨核球という大きな細胞の細胞質が細かく断片化したもので，核をもたず直径は2～3μmで，1μLの血液中に15万～30万個存在する．血小板の表面には特別な糖タンパク質があり，正常な血管内皮細胞への粘着を防止している．血管内皮細胞が損傷しコラーゲンが露出すると，血小板はそこへ粘着する．粘着した血小板は活性化し，偽足を出してさらにしっかり粘着するとともに多くの活性物質を放出する．それがさらに血小板を引き寄せて血小板血栓が形成される．また，血小板が放出した物質は血管を強力に収縮させて出血を抑える．さらに血小板血栓を中心にして，次に述べる血餅が形成されて止血する．

B 血液の凝固

血管外へ出た血液は速やかに凝固する．この過程は数十の因子が関与する複雑な連鎖反応である．凝固にかかわる因子の多くは肝臓で作られるタンパク質で，合成にはビタミンKが必要である．血漿に最も多く含まれる凝固因子はフィブリノゲン（数百mg/dL）で，分子量340,000の大きなタンパク質である．

血液凝固は血管内の因子（活性化した血小板）と，血管外の組織に存在する因子の両方から開始される．どちらも，いくつかの凝固因子を次々と活性化していき，最終的にプロトロンビンをトロンビンに変換する過程に収束する．このように複雑な過程をとるのは，血管外へ出た血液は速やかに凝固させるが，血管内では誤って凝固させないためと考えられる．

トロンビンはフィブリノゲンをフィブリンモノマーへ加水分解する酵素である．フィブリンモノマーは鎖状に重合して不溶性のフィブリン線維となる．さらに，フィブリン線維は相互に架橋されて網状となり，血球や血漿タンパク質を中に含む丈夫な血餅ができる．この過程は血管損傷部位に粘着した血小板から開始するので，血餅は損傷部位を塞ぐように形成される．

損傷のない血管内でもトロンビンなどの凝固因子が微量に形成されている．そのため，血流が非常に緩やかな血管内では凝固反応が進行し血餅ができることがある．これを血栓という．長期臥床や長時間椅子に座り続けると下肢の静脈に血栓ができる．もし血栓がちぎれて右心から肺動脈に入ると肺塞栓症を起こす．また，心房細動で収縮しなくなった左心房内には小さな血栓がしばしば形成される．それが流れ出して脳血管を閉塞すると脳梗塞を引き起こす．血流が速くても動脈硬化によって血管内皮細胞が損傷されると血小板が粘着して凝固反応が始まる．それが核となって大きな血餅ができれば血管を塞ぐ．例えば冠動脈でそれが起これば心筋梗塞となる．

C プラスミンによる血餅の溶解

血漿はプラスミノゲンというタンパク質を含む．これが活性化されるとプラスミンと呼ばれる強力なタンパク質分解酵素に変化する．プラスミンはフィブリン線維を分解し，さらに血餅内のさまざまなタンパク質を分解する．その中には凝固因子も含まれることから，プラスミンは血餅を溶解するだけでなく凝固反応を停止させる．

プラスミノゲンは血餅中に他の血漿タンパク質と一緒に取り込まれている．損傷を受けた組織や血管内皮は組織プラスミノゲン活性化因子(t-PA)と呼ばれる因子をゆっくりと(血餅ができて止血され，線維芽細胞などで血管壁が修復された頃から)放出する．t-PAはプラスミノゲンをプラスミンに変え，プラスミンは不要となった血餅を溶解して一連の修復過程は完了する．最近は遺伝子工学的に作られたt-PAが心筋梗塞や脳梗塞の原因となった血栓を溶解させるために使われている．

第 6 章

呼 吸

◆ はじめに

　私たちは休むことなく息を吸い込み吐き出している．まさに生きている限り息をしている．図1に示すように吸い込んだ息に含まれる酸素（O_2：図1→）は肺胞を取り巻く毛細血管に入り込み，赤血球に含まれるヘモグロビンと結合して，血流に乗って運ばれる．末梢の組織まで運ばれた O_2 は赤血球を離れ，細胞内へ移動する．そして，最終的にミトコンドリアに取り込まれて ATP 産生に使われる．その過程でできた二酸化炭素（CO_2：図1→）は，逆に血流に乗って肺胞まで運ばれる．そこで，肺胞内に移動し呼気として排出される．

　ヒトの細胞を合わせると安静時で毎分約 250 mL の O_2 を消費し，200 mL の CO_2 を排出している．血液は 100 mL あたり約 20 mL の O_2 を運べるが，全量を末梢組織に与えることは不可能で，組織は通常その 25% 程度（血液 100 mL あたり約 5 mL の

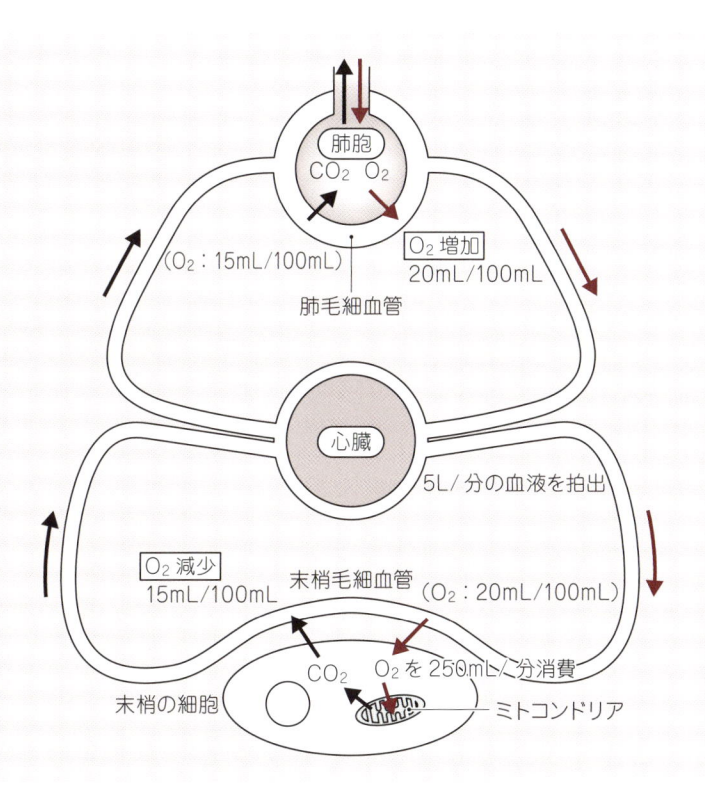

図1　呼吸とは
吸い込んだ息に含まれる O_2（→）は，肺胞から末梢組織へ血流に乗って運ばれ細胞内へ移動する．最終的にミトコンドリアに取り込まれて ATP 産生に使われる．その過程でできた CO_2（→）は，逆に血流に乗って，肺胞まで運ばれ呼気として排出される．肺と心臓は末梢での消費量に見合う分の O_2 を供給している．

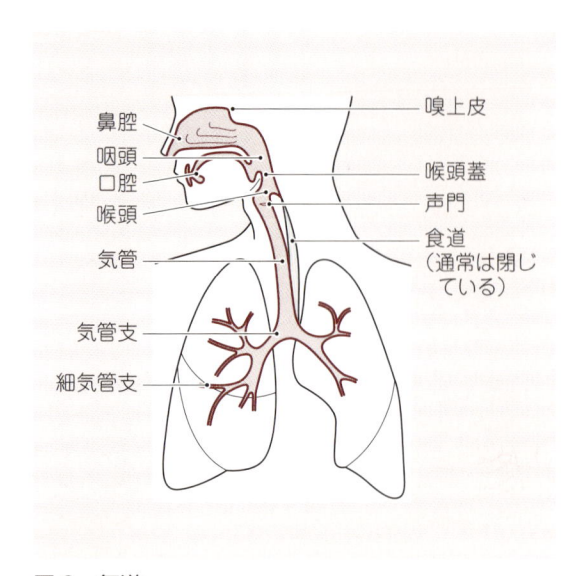

図2 気道
空気が鼻あるいは口から咽頭,喉頭を経て気管から肺に至る経路を気道という.

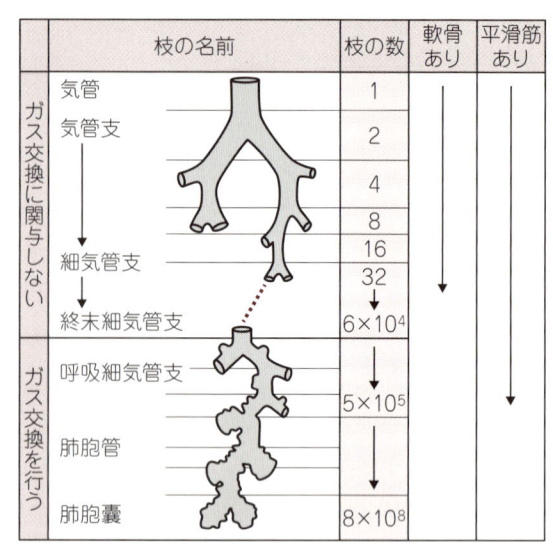

図3 気管支と肺の構造
気管は肺に入る前に左右に分枝した後も次々と分枝を繰り返し,次第に細くなる.太い気管支は軟骨で補強されている.また,先端の終末細気管支より太い気管支の壁には平滑筋があり,自律神経によって制御されている.実際のガス交換にかかわるのは呼吸細気管支以降である.

	枝の名前	枝の数	軟骨あり	平滑筋あり
ガス交換に関与しない	気管	1	↓	↓
	気管支	2		
		4		
		8		
	細気管支	16		
		32		
	終末細気管支	$6×10^4$		
ガス交換を行う	呼吸細気管支	$5×10^5$		
	肺胞管			
	肺胞嚢	$8×10^8$		

O_2)を受け取るのみである.したがって,250mLのO_2を末梢に供給するには5Lの血液が必要である.心臓は拍動1回あたり70mLほどの血液を毎分70回送り出しているので,1分あたり約5Lとなる.この,心臓からの供給量と末梢が必要とする量が一致するのは偶然ではなく,必要にして十分な量を供給するために呼吸系と循環系が厳密に制御されているからである.運動すると筋が消費するO_2が増え,それを補うため心拍数や呼吸数が増えるのは,その表れである.

I 呼吸系の構造

A 気道

空気が鼻あるいは口から咽頭,喉頭を経て気管から肺に至る経路を気道という(**図2**).鼻腔は約160cm^{2}の広い表面積をもち,吸入した空気を温めて加湿する.また,直径数μm以上の粒子を捕獲して清浄化する.また,鼻腔の最上部には嗅覚を担う嗅上皮があり,吸入した空気の成分を監視している.

咽頭は鼻腔,口腔と,喉頭,食道をつなぐ横紋筋の管で,嚥下時以外は食道は閉じていて,鼻腔,口腔から喉頭へスムーズに空気を出入りさせている.嚥下時には,上から順に収縮して口腔からきた食物を食道へ送り込む.このとき,交差している気管へ食物が入らないよう喉頭蓋を動かして気管の入口を閉じることが重要である.

喉頭は軟骨が靱帯と筋で連結された5cmほどの管で,肺へ空気を届けるだけでなく,発声というヒトにとって重要な役割を担っている.また,ここだけが気道を閉じることができる場所である.咳やくしゃみ反射時には,喉頭蓋と声門が固く閉じて肺内に空気を保持して圧力を高めた後,一気に開放することで異物を排出する.言語と嚥下にかかわる咽頭と喉頭の機能は,脳卒中などによって侵されることが多く,言語聴覚士が専門的な対応を行う.

B 気管支と肺

気管は肺に入る前に左右に分枝した後も次々と分枝を繰り返し，次第に細くなる（図3）．直径が2mmより太い気管支は軟骨で補強されており容易にはつぶれない．それより細い気管支では，胸腔内が陰圧であることにより肺胞と同じように空気で満たされている．

最先端の終末細気管支以外の気管支の壁には平滑筋があり，自律神経によって制御されている．喘息発作のような病的状態は，細気管支が過剰に収縮して気道が閉塞することにより起こる．

II 呼吸運動とガスの出入り

A 呼吸運動

肺は袋のようなもので，自力で動くことはできない．肺へ空気を入れるときには，肺を取り囲む閉鎖空間（胸腔）内の圧力を大気圧より下げて気道から空気を導入して肺を膨らませる．出すときには胸腔内圧を高めて肺を小さくする．胸腔は外側を肋骨，内側を縦隔，底を横隔膜で囲まれた空間で，肋間筋や横隔膜などの働きで内部の圧力と容積が変化する．

図4のように，吸気時には上に凸のドーム型をしている横隔膜が収縮して平坦化すると肺下部が引き下げられ肺に空気が流れ込む．これだけでは流入量が不足する場合は，胸腔容積を増すため外肋間筋が収縮して胸郭を持ち上げ，胸郭の前後径を増加させ，さらに肺を膨らませる．必要な場合は胸鎖乳突筋，前鋸筋，斜角筋も動員して胸郭の持ち上げを補助させる．正常の安静呼吸では，吸気時のみに呼吸筋（横隔膜）が仕事を行い，呼気時は横隔膜がゆるみ，膨らんだ肺や胸郭が弾性によって受動的に縮むことでなされる．

より深い呼吸において息を吐き出すとき，あるいは強く息を吐き出すときには，腹筋を収縮させ

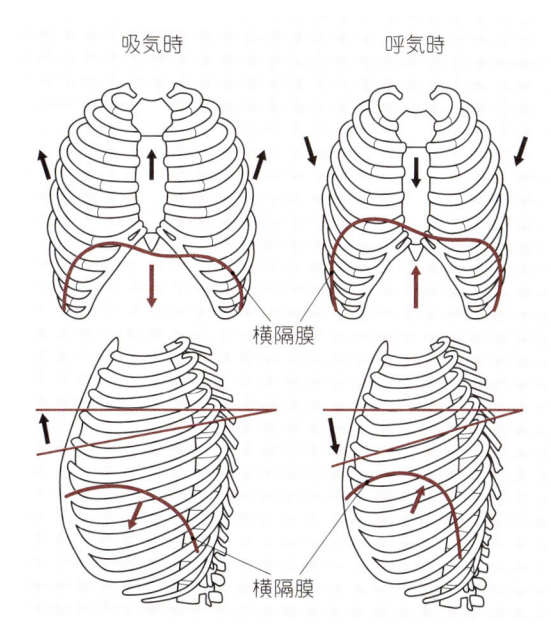

図4 呼吸運動
肺へ空気を入れるときには，ドーム型をしている横隔膜が収縮して平坦化する．さらに必要であれば外肋間筋が収縮して胸郭を持ち上げ，胸郭の前後径を増加させる．強く息を吐き出すときには，腹筋を収縮させて腹腔内容物を横隔膜の底へ押し上げて，肺を圧迫する．また，腹直筋と内肋間筋を収縮させて胸郭を引き下げる．

て腹腔内容物を横隔膜の底へ押し上げて，肺を圧迫する．また，腹直筋と内肋間筋を収縮させて胸郭を強力に引き下げ，胸腔容積を小さくして肺を圧縮する．

B サーファクタント

肺胞の内面はサーファクタントと呼ばれる物質を含む液体で覆われている．これは，リン脂質，タンパク質，電解質などの混合物で界面活性剤として表面張力を大きく減少させる作用をもつ．もし，これがなければ，吸気時に肺を膨らませるのに数倍の力が必要となる．サーファクタントはII型肺胞上皮細胞で分泌されるが，妊娠6〜7ヵ月まで分泌が始まらない．そのため，多くの未熟児の肺は膨らみにくく，人工呼吸が必要な新生児呼吸窮迫症候群と呼ばれる状態となる．

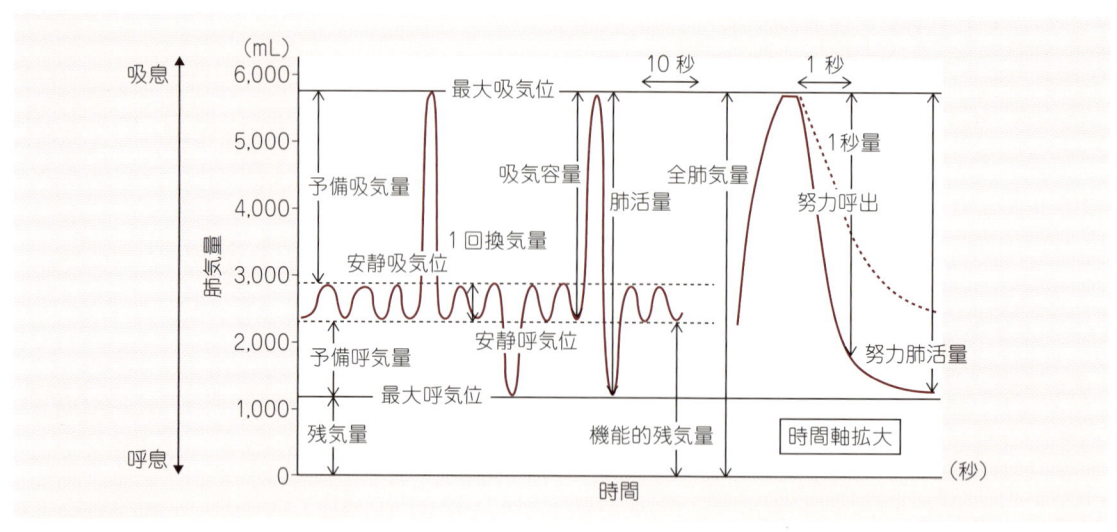

図5 肺気量
呼吸運動によって肺に出入りする空気の量を肺気量という．安静時に1回の呼吸で肺に入る（または肺から出る）空気の量を1回換気量という．安静吸気位からゆっくりと息を最大限に吸入できる量を予備吸気量と呼び，安静呼気位から最大限に呼出できる量を予備呼気量と呼ぶ．最大吸気位から最大限に呼出できる量が肺活量（VC）である．図の右側は時間軸を拡大して最大吸気位からできるだけ早く呼出（努力呼出）したときの様子を示す．最初の1秒間に呼出できた量を1秒量という．

C 肺気量

　呼吸運動によって肺に含まれる空気の量（肺気量）は図5のように変化する．安静時に1回ごとの呼吸に伴って肺に入る（または肺から出る）空気の量は1回換気量と呼ばれ，成人男子で約0.5Lである．安静吸気位からゆっくりと息を深く吸い込んで最大限に空気を吸入できる量を予備吸気量と呼び，約3Lである．逆に安静呼気位から最大限に呼出できる量を予備呼気量と呼び1.2L程度である．最大吸気位から最大限に呼出できる量が肺活量（VC）である．これらの量を測定する装置をスパイロメーターという．図5に示した残気量（最大限に呼出した後も肺に残っているガスの量で，約1.2L）はスパイロメーターでは測定できない．肺活量は身長，年齢，性別を基に標準値を求めることができ，それに対する実測値の割合を％VCという．80％以上を正常とし，それ以下であれば肺が十分に膨らまない状態であり，拘束性換気障害と呼ばれる．気道の構造（図3参照）

をみればわかるように，吸気が終わる頃に吸い込んだ空気は喉頭や気管までにしか達しないのでガス交換に使われることなく，次の呼気時には先に排出される．このように，気道にはガス交換に使われないスペースが約150mLあり，死腔と呼ばれる．したがって，肺胞で実際に換気に用いられるガスの量（肺胞換気量）は1回換気量から死腔分を引いた量となる．そのため1回換気量が少ない浅くて頻回の呼吸は，ゆっくりとした深い呼吸に比べると時間あたりの肺胞換気量が少なくなってしまう．

　図5の右側は，最大吸気位から努力呼出（できるだけ早く呼出）したときの様子を，時間軸を拡大して示したもので，最初の1秒間に呼出できた量を1秒量（FEV_1），全呼出量を努力肺活量（FVC）という．FVCに対するFEV_1の割合を1秒率といい，70％以上が正常である．健康なヒトではFVCとVCはほぼ同じ値となるが，慢性閉塞性肺疾患（COPD）や喘息発作時など閉塞性換気障害状態では，呼気が不十分な状態［空気とらえこみ

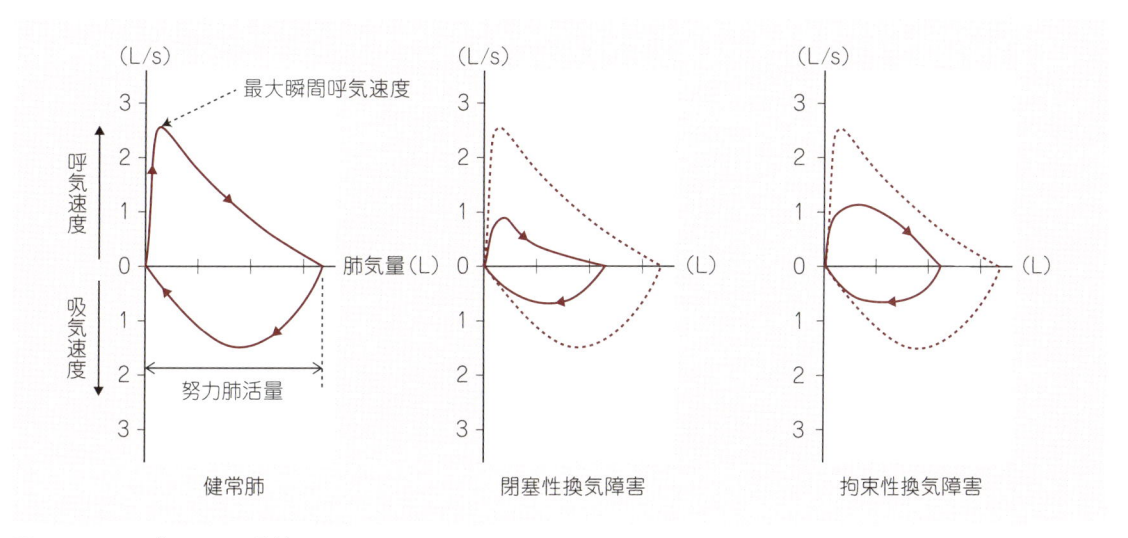

図6 フローボリューム曲線
努力呼吸時の肺気量を横軸に，気流速度を縦軸にして描いたグラフをフローボリューム曲線という．呼気開始のすぐ後に気流速度は最大瞬間値に達した後，速度は次第に遅くなる．閉塞性換気障害では最大呼気速度が低く，下降脚が下に凸となる．拘束性換気障害においても，最大呼気速度は低いが，曲線は上に凸となる．

(air-trapping)現象]となり，FVCが少なくなる．また，1秒率は70％以下となる（**図5**---）．

こうした換気障害の状態をより詳しく評価するため，努力呼吸時の肺気量と気流速度の関係を表すフローボリューム曲線が用いられる（**図6**）．閉塞性換気障害では最大呼気速度が低く，ピークに達した後は急速に低下するためグラフの下降脚が下に凸となる．拘束性換気障害においても，最大呼気速度は低いが，曲線は上に凸となる．

先に述べたように私たちの体は安静時に毎分約250 mLのO_2を消費している．安静時の1回換気量は0.5Lで，それを毎分10回行うと1分あたりの換気量は5Lとなる．O_2を約20％含む5Lの空気を吸い込んで，15％に減らして吐き出しているので，ちょうど250 mLのO_2を取り込んだことになる．このように，換気量は体が必要とするO_2の量に合わせて調節されており，**図5**からも明らかなように，吸気も呼気も必要に応じて大きく増加させる予備能力がある．このため健康なヒトでは少々強い運動でも長く続けることができ

るが，換気障害があると運動に耐えられない．呼吸リハビリテーションに際して，このような障害の程度は運動耐容能検査を用いて評価される．最も簡便でよく用いられるのは6分間歩行試験で，これが400 m以下となると日常生活に支障をきたす（第9章参照）．

III 血液によるガスの運搬

A ガス交換

1気圧（760 mmHg）の空気には約21％のO_2が含まれるので，O_2は760 mmHgのうち160 mmHg分を占めていることになる．このように混合気体の一成分が分担する圧力を分圧という．

吸入された空気は肺胞に到着するまでに十分に加湿される．言い換えると水蒸気で薄められ，O_2分圧が150 mmHgに下がった空気が肺胞に入る．一方，肺胞を取り巻く毛細血管内のO_2分圧は当初40 mmHgと低いので，肺胞内のO_2は肺

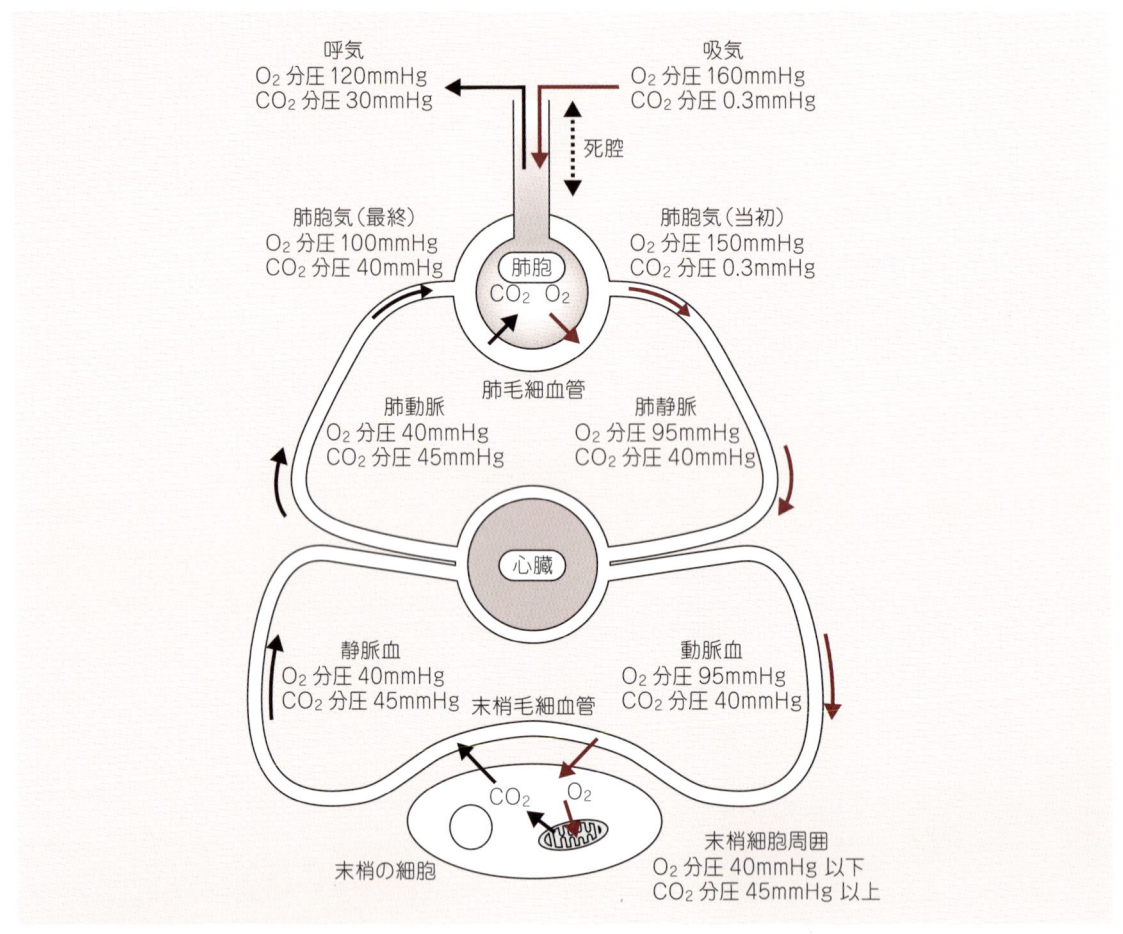

図7 ガス交換
ガスに含まれるとO_2のCO_2割合（分圧）は呼吸の過程によって大きく変化する．逆にO_2やCO_2が分圧の高い所から低い所へ移動（拡散）することでガス交換が行われている．

胞壁から毛細血管内へ圧力差に従って流れ出し血液を酸素化する．その結果，肺を離れる肺静脈の血液のO_2分圧は95 mmHgまで上昇する．逆に肺胞内のO_2分圧は100 mmHgまで下がる．これが死腔に残っていたO_2分圧150 mmHgのままのガスと混ざって排出されるので呼気のO_2分圧は120 mmHgとなる（**図7**）．

肺胞に入る吸気のCO_2分圧は，0.3 mmHgと非常に低いが，肺胞を取り巻く血液に含まれるCO_2分圧は45 mmHgである．そのためCO_2は血中から肺胞内へ流れ込み，呼気のCO_2分圧を40 mmHgまで上昇させる．また，肺を離れる血液のCO_2分圧は40 mmHgまで下がる．

このように肺胞に入ったO_2と，そこに接して流れる血中のCO_2が交換される．この交換が行われる場所の面積を合計すると，約$70 m^2$にも達する．しかも，肺胞腔と毛細血管を隔てる膜は6層にもなるが，（肺疾患で厚くならない限り）薄いところでは$0.2 \mu m$と非常に薄く，ほとんど妨げとならないのでO_2，CO_2間のガス交換は非常に素早く行われる（**図8**）．

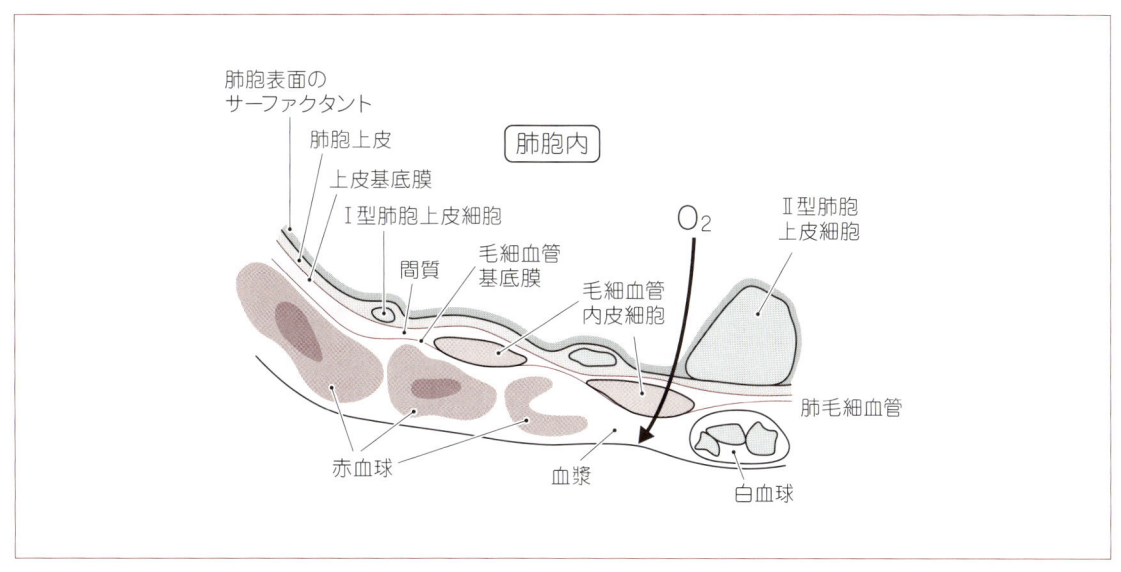

図8 交換膜
肺胞内の O_2 が毛細血管内に達するまでには，サーファクタント，肺胞上皮，上皮基底膜，間質，毛細血管内皮細胞，毛細血管基底膜を通過する必要がある．

B O_2 の運搬

　肺毛細血管の直径は平均 $5\mu m$ なので赤血球は毛細血管壁と接しており，ほとんどの O_2 は毛細血管壁から直接赤血球に入る．赤血球内のヘモグロビンは酸素を運ぶダンプカーのようなもので，最大積載量は1gあたり1.34mLである．これはヘモグロビン分子が各々4か所もつ O_2 結合部位すべてに O_2 が結合して，全ヘモグロビン分子が酸素で飽和された飽和度100％の場合である．このためには周囲の O_2 分圧が150mmHg程度必要で，それより低いと飽和度が下がる．血液中の O_2 分圧と酸素飽和度の関係をあらわすグラフをヘモグロビン酸素解離曲線という（**図9**）．O_2 分圧が低くて4か所ある O_2 結合部位の多くが空いているときは結合が容易に起こる．結合部位の3/4を埋めて飽和度を75％とするのに必要な O_2 分圧は40mmHg程度と低い．しかし，O_2 分圧を動脈血と同じ95mmHgまで上げても飽和度は97％である．これは O_2 分子が競い合いながらヘモグロ

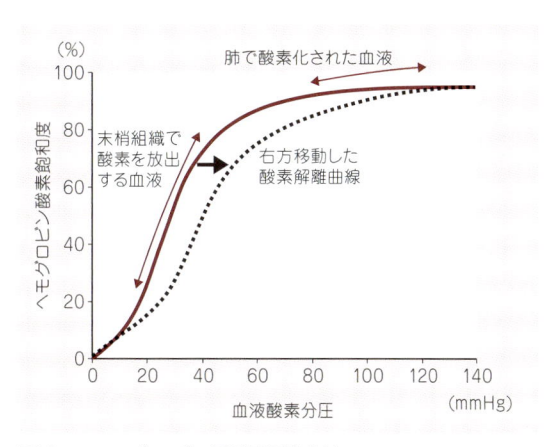

図9 ヘモグロビン酸素解離曲線
動脈血の飽和度は97％であり，これ以上 O_2 分圧を上げても飽和度はほとんど増えない．O_2 分圧が低い末梢組織では飽和度が大きく下がるので，より多くの O_2 が放出される．

ビンに結合するためである．ダンプカーの例えでいうと，積荷の量（＝荷台の傾き）が O_2 分圧によって変わり，O_2 分圧が高い肺胞付近では最大積載量の97％以上を積んでいる．そのダンプカーが O_2 分圧の低い末梢組織にくるとダンプカーの荷

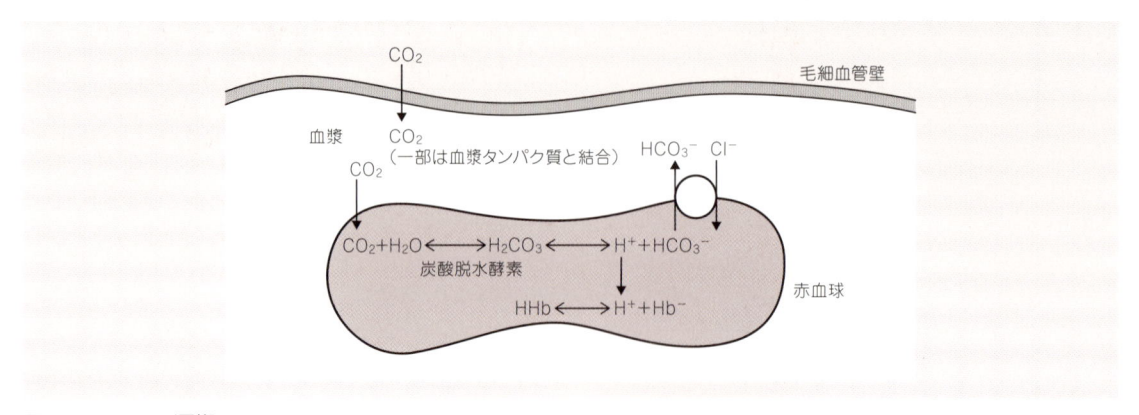

図10　CO_2 の運搬
CO_2 の大半は赤血球中の水と反応して炭酸となって運ばれる．また，一部は血漿タンパク質やヘモグロビンと化学的に結合して運ばれる．

台が傾いて積める量が減るので，その分の積荷（O_2）が周囲に落とされる．グラフの形からわかるように，特に O_2 の消費が激しく O_2 分圧が低い場所では飽和度が大きく下がるので，より多くの O_2 が放たれる．このように，酸素解離曲線はヘモグロビンの末梢での酸素を放しやすい性質を示すが，曲線の形は温度やpH，CO_2 分圧による影響を受ける．例えば運動すると，体温は上昇し，CO_2 がより多く産生されるのでpHは低下して CO_2 分圧は上昇する．このいずれもが解離曲線を右方移動させるので，同じ O_2 分圧でより酸素飽和度が低くなる（図9---）．すなわち，より多くの O_2 が放されるようになる．

C　CO_2 の運搬

CO_2 は次のような形態で血液中を運ばれる．①炭酸水のように物理的に水に溶け込む（CO_2 は O_2 の20倍も水に溶解しやすい）．②血漿タンパク質やヘモグロビンと化学的に結合する．③血漿や赤血球中の水と反応して炭酸となって溶け込む．このうちの③の割合がいちばん多く約70％を占める．これらを合わせた運搬能力は非常に高いので問題となることはない．

水（H_2O）と反応して炭酸（H_2CO_3）となる反応は血漿中では起こりにくいが，赤血球内には反応を触媒する炭酸脱水酵素が存在するので，運搬される CO_2 の多くは赤血球内に入って炭酸となる（図10）．さらに炭酸は水素イオン（H^+）と重炭酸イオン（HCO_3^-）に解離し，赤血球内にできた HCO_3^- は塩化物イオン（Cl^-）と入れ替えに血漿中に出る．また，H^+ の一部はヘモグロビンと結合して，pHの低下を抑える．

IV　呼吸の調節

呼吸の回数や深さは延髄にある呼吸中枢によって，体が必要とする O_2 を過不足なく取り込み，産生された CO_2 を排出して内部環境のpHが変動しないよう厳密に制御されている．このように呼吸系も内部環境の恒常性維持に大きく関与している．

A　酸塩基平衡

先に述べたように安静時でも毎分約200mLの CO_2 が産生され，血流に乗って肺まで運ばれて排出されている．その際，CO_2 の多くは水と反応して炭酸となる．炭酸は H^+ と HCO_3^- に解離するので血液のpHは低下するはずである．化学式では次のように表す．

$$CO_2 + H_2O \rightleftharpoons H_2CO_3 \rightleftharpoons H^+ + HCO_3^-$$

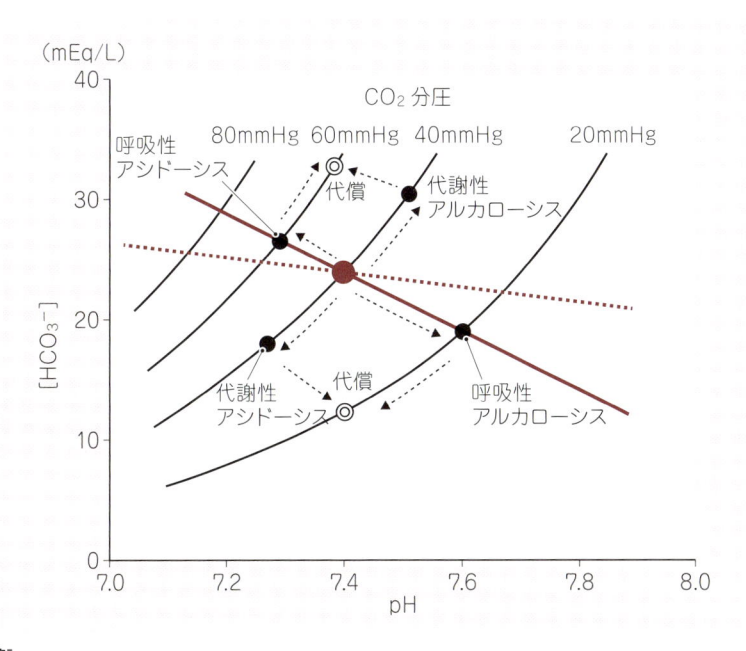

図 11　酸塩基平衡
血液の pH は CO₂ 分圧と HCO₃⁻ 濃度に大きく依存する．正常では腎臓が HCO₃⁻ 濃度を 24 mEq/L に保ち，肺が CO₂ 分圧を 40 mmHg に保つので動脈血の pH は 7.40 に維持されている（●）．CO₂ 分圧が一定であれば，血液の pH は──に沿って HCO₃⁻ 濃度が増えるほど上昇する．24 mEq/L の HCO₃⁻ を含む血液の CO₂ 分圧を変えると pH は──に沿って変化する．もし，ヘモグロビンを除いて実験すると，線の傾きは緩やかになる(-----)．腎疾患や代謝性疾患により HCO₃⁻ 濃度が下がり，血液の pH が酸性化した状態を代謝性アシドーシスという．換気不全で CO₂ 分圧が上昇して血液の pH が酸性化した状態を呼吸性アシドーシスという．図の◎はアシドーシス(●)やアルカローシス(●)が代償された状態を示す．

CO_2 の量は CO_2 ガスの水への溶解度と CO_2 分圧の積で求められることから，CO_2 分圧が高いほど反応は右へ進み H^+ 濃度が増す（pH が下がる）．逆に HCO_3^- 濃度が増えると（血中 HCO_3^- 濃度は約 24 mEq/L），H^+ は HCO_3^- と結合して炭酸に戻る（反応が左向きに進む）ので H^+ 濃度は減少する．このように，血液の pH は CO_2 分圧と HCO_3^- 濃度に大きく依存する（**図 11**）．CO_2 分圧が一定であれば，血液の pH は線に沿って HCO_3^- 濃度が増えるほど上昇する．24 mEq/L の HCO_3^- を含む血液の CO_2 分圧を変えると pH は右下がりの直線に沿って変化する．もし，ヘモグロビンを除いて実験すると，線の傾きが緩やかになる．例えば CO_2 分圧を 40 mmHg から 60 mmHg へ増やすと，pH 7.3 になるはずのところが，7.25 にまで下がる．これは，ヘモグロビンが H^+ と結合することで pH の変化を抑えているためである．

呼吸系が正常に働いていれば，動脈血の CO_2 分圧は 40 mmHg に保たれ，腎臓が正常に働いていれば HCO_3^- 濃度は 24 mEq/L に保たれている．その結果，動脈血の pH は 7.40 ± 0.05 の狭い範囲に維持される．もし，腎疾患や代謝性疾患により HCO_3^- 濃度が下がり，血液の pH がこの範囲を超えて酸性化すると（代謝性アシドーシスという），呼吸中枢がこれを検知して，呼吸を増やし CO_2 分圧を下げ，pH を正常近くまで戻す．これを呼吸性代償という．逆の場合（代謝性アルカローシス）も呼吸性代償が起こる．換気が障害されると，CO_2 分圧が上昇して呼吸性アシドーシスとなる．この状態が続くと HCO_3^- 濃度を増やす代謝性代償が起こるが pH が正常近くに戻るまで数日を要する．過換気では呼吸性アルカローシスとなる．

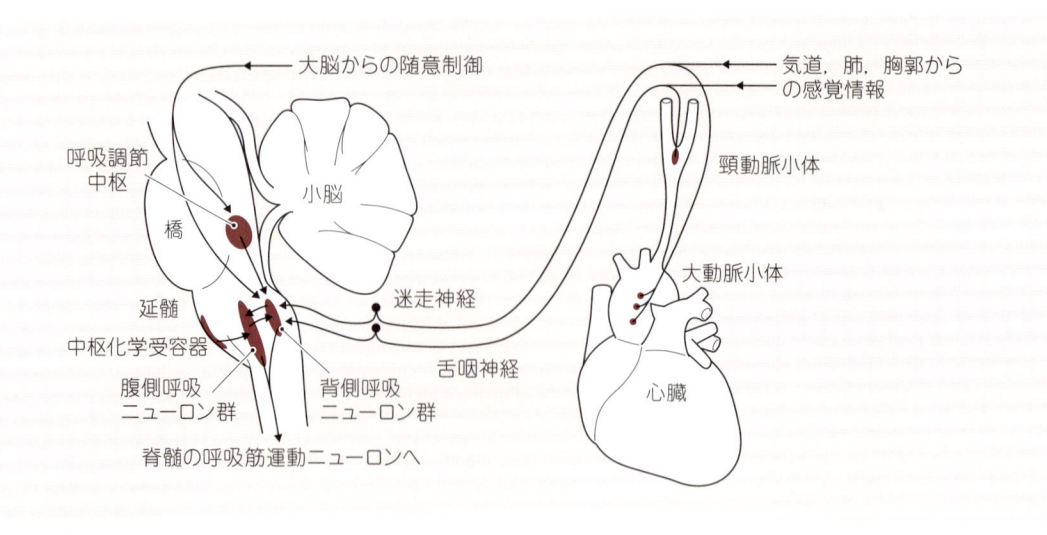

図12　呼吸中枢
呼吸にかかわるニューロン群は延髄および橋に存在し，無意識的に周期的な呼吸筋への運動出力を作り出す．頸動脈小体と大動脈小体は動脈血のO_2分圧を監視する化学受容器である．延髄腹側表面に存在する中枢化学受容器はCO_2分圧の変化に高い感受性をもつ．

表1　呼吸器の反射

1) 肺伸展反射：肺が膨張すると気管支や細気管支の伸展受容器が興奮し，背側呼吸ニューロン群が抑制される．その結果，吸息から呼息への切り替えが促進される．
2) 咳嗽反射：咽頭や太い気道の粘膜にある受容器が煙や異物で刺激されると迷走神経経由で咳反射が誘発される．これは爆発的な呼吸で，まず2Lにも及ぶ空気が急速に吸入される．その後，声門を固く閉じて呼息筋を強力に収縮させて肺の圧力を高める．最後に声門を突然広く開放して高圧となった空気を放出する．この勢いで気道にあった異物や痰を排出する．
3) くしゃみ反射：鼻の粘膜が刺激されて三叉神経経由で誘発される咳嗽と同様の爆発的な呼吸である．咳嗽反射とは刺激を受ける部位と最後の空気の排出経路が異なる．

B　呼吸中枢

呼吸にかかわるニューロン群は延髄および橋に存在し，無意識的に周期的な呼吸筋への運動出力を作り出す（図12）．呼吸周期や呼吸の深さは動脈血のCO_2分圧，O_2分圧，pHに応じて調節されている．延髄にある背側呼吸ニューロン群は肺や気道，胸郭からの感覚情報や化学受容器からの情報を受け取り，吸息にかかわる筋へ周期的な刺激を送り出す．また，腹側呼吸ニューロン群へ感覚情報を伝える．腹側呼吸ニューロン群には呼息にかかわるものと，吸息にかかわるものが含まれており，両者が相互に接続することで基本的な呼吸リズムを作ると考えられている．橋の呼吸調節中枢は延髄が作る呼吸リズムを修飾して，滑らかで正常な呼吸リズムをもたらす．呼吸は無意識に行われているが，発声時などには随意的に行われる．そのときは自動的な呼吸は止まり，大脳が意識的に呼吸を支配する．

肺や気道，胸郭などには感覚受容器が存在し，それらがとらえた情報は迷走神経から呼吸中枢へ伝えられ**表1**のような反射を引き起こす．

C　化学受容器

動脈血のO_2分圧を監視する化学受容器は頸動脈小体と大動脈小体である．ヒトでは主に頸動脈小体が働いており，動脈血のO_2分圧が低下すると興奮して，呼吸中枢を刺激し呼吸を増加させる．しかし，この反応は60mmHg程度までO_2分圧が下がらないと認められないので，平常時は起動していない．

もう一つの化学受容器は延髄腹側表面に存在するので中枢化学受容器と呼ばれ，CO_2分圧の変化に高い感受性をもつ．運動などにより動脈血のCO_2分圧が少しでも上昇すると，この受容器が呼吸中枢を強力に刺激して換気を増やす．

このように呼吸は動脈血のO_2分圧とCO_2分圧両方の影響を受けるが，生理的状態ではO_2の影響はほとんどなく，主にCO_2分圧が換気量を決めている．こうして，CO_2分圧に基づいて呼吸を制御することで血液のpHが厳密に維持されているともいえる．意図的に過呼吸をしばらく行うとCO_2分圧をかなり下げることが可能である．この状態で息をこらえると，CO_2分圧が戻って呼吸中枢を刺激し始めるまで長く息を止めることが可能である．この現象を利用して海女は長時間潜水するといわれているが，O_2分圧が危険なレベルまで下がる可能性があるので真似をするのは危険である．

第7章 循環・心臓

はじめに

　循環系は上下水道に相当する，私たちの体を維持するインフラストラクチャーであり，内部環境を維持するため絶え間なく稼働している．肺で酸素を満たされた血液は心臓のポンプ作用によって高い圧力で送り出され各臓器へ分配される．臓器は給水栓（蛇口）に相当する入り口付近の血管径を調節して必要なだけの血液を受け取る．廃棄物を含む使用済みの血液は下水系に相当する静脈系に集められ，浄化され，再び全身へ送り出される．また循環系はブドウ糖をはじめとするエネルギー源や栄養物質を運搬する物流システムでもある．

I 循環系の構成（図1）

　循環系は体循環と肺循環が直列に接続された閉鎖回路であり，約5Lの血液で満たされている．心臓は1回の拍動で約70mLの血液を送り出し（1回心拍出量という），1分間におよそ70回の拍動があるので，1分間で全量に相当する約5Lが心臓から流れ出る．すなわち左心室を出た血液は1分後には肺を通過して左心室に戻ってくることになる．その間に血液は末梢組織へ必要な物質を届

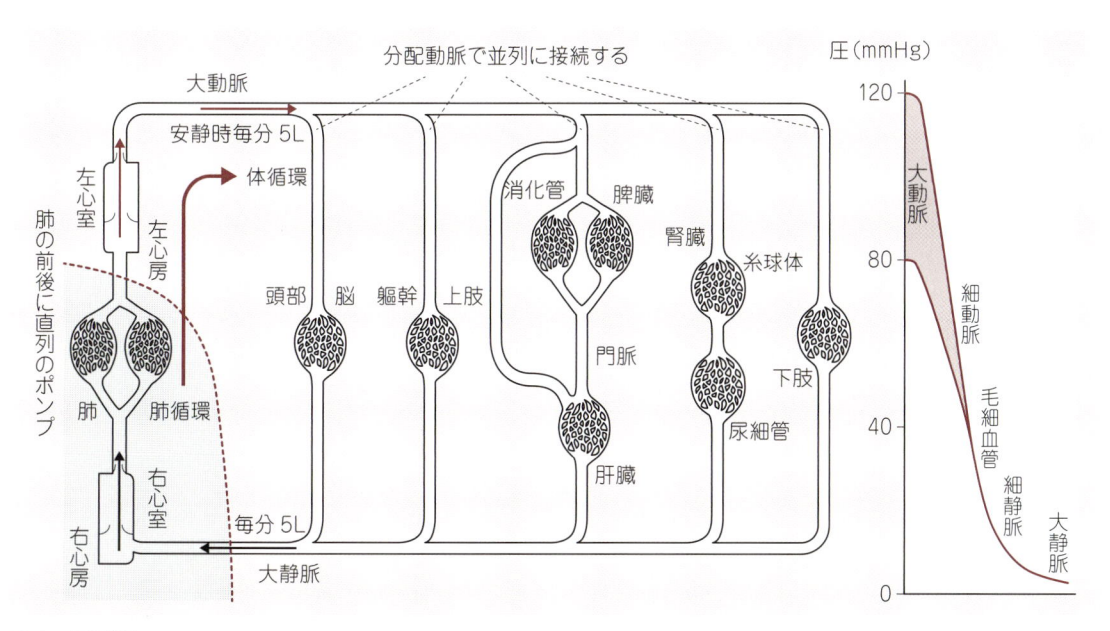

図1　循環系
左下の肺循環と体循環が直列に接続している．肺で酸素化された血液は左心室で圧力を高めて大動脈へ送り出される（安静時で毎分5L）．各臓器は並列に大動脈に接続する．通常は動脈から単一の毛細血管網を経て静脈へと流れるが，一部の臓器では毛細血管網が二度みられる．血液は圧力の高い所から低い所へ流れる．各部位のおおよその圧力を右に示した．

け，廃棄物や消化器で吸収した栄養物質を受け取り，肺でガス交換を行う．

　左心室から出た圧力の高い血液は，大動脈から分岐した動脈（分配動脈）によって各臓器に入る．動脈は臓器内でさらに分岐を繰り返し細動脈から毛細血管網となる．そこで物質交換を行った血液は細静脈から静脈へと集合し，大静脈から右心房へ戻る．このように臓器単位で循環を考えると，各臓器は大動脈と大静脈の間に並列に接続されている．こうした構成なので，各臓器に流れ込む血液量は，分配動脈や細動脈の開き具合（血管抵抗）で決まる．血管抵抗は自律神経で制御されているので，その時々の状況に応じて各臓器へ分配される血流量はダイナミックに変化する．例えば食後のリラックスした状況では消化器系への分配が増し，運動時には筋への分配が増す．また，緊急事態においては脳や心臓を養う血流を最優先とする調節が行われる．

　循環系の最大の役割は物質を輸送することであるが，その中で最も重要なものは酸素である．前述した，毎分5Lの血流量は全身の安静時酸素消費量（250 mL/分）にちょうど見合う量であり，酸素消費量が血流量を決めているともいえる（第6章参照）．

　循環系は全身へ血液を行きわたらせることから，物質輸送だけでなく次のような役割も果たしている．

　①情報伝達：体のさまざまな場所にある内分泌器官から分泌されたホルモンは血流によって，標的器官へ届けられ，そこで機能を発揮する．このように体内のどこへでも情報を伝える手段として使われている．

　②生体防御：白血球は血流に乗って全身を循環し，細菌などの侵入者や異物を発見すると貪食し，免疫反応を引き起こす．免疫反応で作られた抗体も全身を循環し，潜んでいる異物を攻撃する．

　③体温調節：血液は熱容量が大きいので，血流に沿って熱を運んでいるともいえる．体の中心部で代謝に伴って発生した熱で温められた血液は，皮膚の血管から体外へ熱を放散している．皮膚では熱の放散量を制御し，体温を一定に保つために，皮膚の酸素消費量とは無関係に血流量が調節されている．

II 心　臓

A 構　造（図2）

　心臓は臓器としては一つであるが，機能的には，全身へ高い圧力で血液を送る左心系と，全身から還ってきた静脈血を肺へ送る右心系の二つのポンプからなる．両者は直列に接続しているので，どちらも1拍動ごとに約70 mL，1分間に約5Lの血液を送る．左右それぞれは心房と心室に分かれるので，合わせて四つの部屋からなる．心房の壁は薄く，低い圧力で容易に伸展するので多くの血液を蓄えることができる．血液を心室へ送る時点では心室はまだ弛緩しているので，薄い心房の壁が発生させる力で十分である．一方，高い圧力を発生させる心室の壁は厚い．特に仕事量が大きい左心室の厚さは右心室の倍以上ある．心房と心室の間および，心室の出口には逆流を防ぐ弁が存在する．左右の心房，心室は心房中隔，心室中隔で分けられているが，壁としては共通であるので，心房，心室それぞれが一体として活動する．

　左心室の横断面は円形で，それに三日月形の右心室が付着しているように見える．左心室を構成している心筋細胞は円周方向に走行しているので，収縮すると部屋の円周が短縮して容積を減少させる．その量は1回心拍出量に等しい．

　心房筋と心室筋の間は丈夫な結合組織で隔てられており，線維輪と呼ばれる．そこに，心房から心室へ血液を流す房室弁が付着している（図3）．左は僧帽弁，右は三尖弁と呼ばれる非常に薄いが丈夫な膜からできており，その先端は数本の糸状の腱索となって心室壁から突出している乳頭筋に

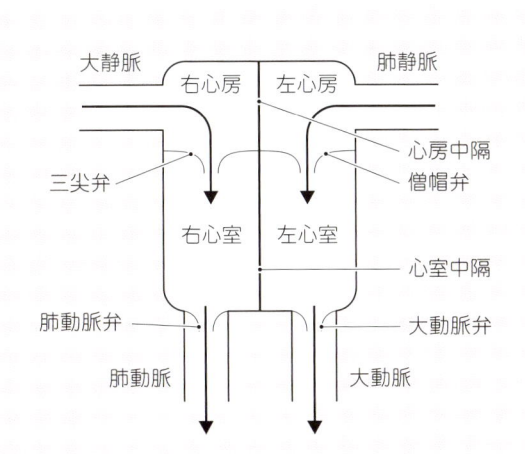

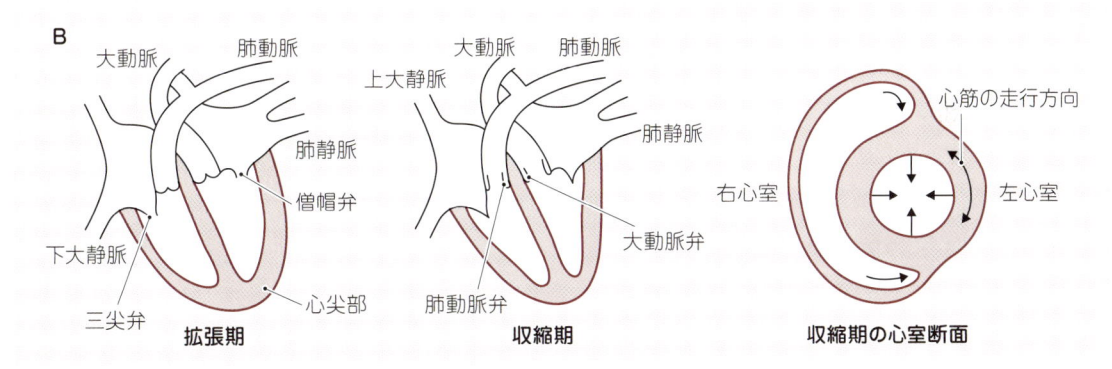

図2 心臓の構造
A：左右の心房と心室，合わせて四つの部屋からなる．心房と心室の間および，心室の出口には逆流を防ぐ弁が存在する．
B：心室が拡張する際には房室弁が開き，収縮する際には動脈弁が開く．左心室の横断面は円形で，それに三日月形の右心室が付着している．左心室が収縮すると部屋の円周が短縮して容積を減少させる．

図3 心臓の弁
房室弁の先端は数本の糸状の腱索となって心室壁から突出している乳頭筋につながる．心室が収縮すると弁が閉じ，逆流を防ぐので，内圧が高まる．動脈弁はポケット状の半月弁で，拡張期にはポケットに血液が満たされ，弁の先端が密着して閉じている．収縮期にはポケット内の血液が押し出され，弁は開放される．

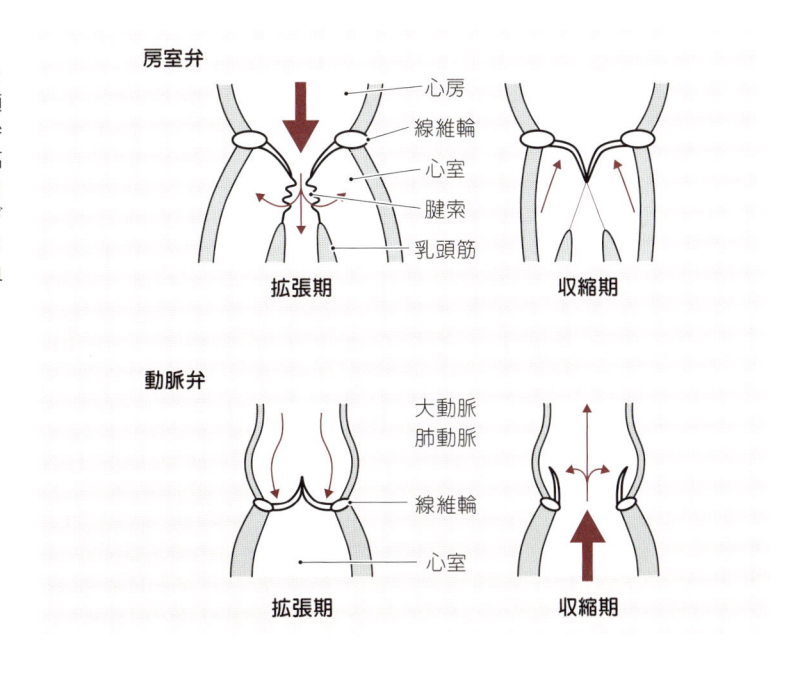

つながる．心室が収縮し内圧が上昇するときには乳頭筋も緊張し，弁が反転するのを防止している．

左心室の出口には大動脈弁が，右心室の出口には肺動脈弁がある．これらは，ポケット状の半月弁が動脈の内周に沿って三つ付着したものである．動脈側の圧が心室より高い間はポケットに血液が満たされて，弁の先端が密着しているので血液が動脈側から心室に戻ることはない．心室が収縮して内圧が動脈圧を超えるとポケット内の血液は動脈側へ押し出され，弁は開放される．

B 心周期，心音

心臓は周期的に心房に蓄えられた血液を，心室へ送り，圧力を高めて心室から送り出している．この心周期に伴って心房，心室の容積や圧力は大きく変化する（図4）．また，圧変化に対応して心臓の弁が開閉し，弁の閉鎖時には心音が発生する．心周期は次の5期に分けられる．

1. 心房収縮期（Ic）

心臓の興奮は心房から始まる．左右の心房はほぼ同時に収縮し心房内圧が上昇するため，心房内に残っていた血液が心室へ移動する．この量は1回心拍出量の約20%にあたる．言い換えると80%は後出の心室充満期の間に移動済みである．

2. 等容性収縮期（IIa）

心室筋が興奮して収縮を始め，心室内圧が心房内圧を超えると僧帽弁（あるいは三尖弁）が閉じる．弁の閉鎖時に心音の第1音が発生する．この時点から心室内圧が大動脈圧を超えて大動脈弁が開くまでは，心室の入り口も出口も閉じており心室内容積は変化しないので，等容性収縮期という．

3. 駆出期（IIb）

心室内圧が大動脈の圧を超えると大動脈弁が開き，心室内の血液が勢いよく流れ出し，心室容積は急速に減少する．弁が開いた後も心室はしばらく収縮を続けるので，圧は上昇し最大値に達する．その後，収縮が収束するに従って心室内圧は下がるが，血液は最初の勢いに従い（慣性により）流れ出し続けるので動脈圧の方が少し高くなる．

4. 等容性弛緩期（Ia）

勢いがおさまり逆流が生じると大動脈弁が閉じる．弁が閉じるときに心音の第2音が発生する．逆流はしばらく続き，いったん下がった大動脈圧は弁閉鎖の後，少し上昇するため，圧波形にくびれ（切痕）がみられる．

大動脈弁が閉じるころから心室筋は弛緩を始め，心室内圧は急速に低下する．この間は僧帽弁，三尖弁も閉じたままなので，心室容積（この時点で50 mLほどの血液が心室に残っている）は変化しない．

5. 心室充満期（Ib）

心室内圧が心房内圧より下がると，僧帽弁，三尖弁が開き，その時点までに心房へ還ってきていた血液が弛緩した心室に流れ込み，心室容積が増加する．

C 心室の特性

左心室内の圧力と容積は図4に示すように心周期の間に大きく変化する．そこで左心室内圧と容積の関係をグラフに描くと図5Aのようになる．心室が①まで満たされた状態で等容性収縮を開始すると，圧は上昇するが，容積は変化しないので②まで直線が上へ伸びる．そこで大動脈弁が開くと②と③を結ぶ曲線のように，圧はゆっくり上昇してから低下し，容積は減少する．③に達した後，等容性弛緩が始まり④まで圧が下がる．弛緩した心室へ血液が再び流入すると壁が伸ばされ，内圧が徐々に高まり①に戻る．

図5に示す③と接する黒い曲線は収縮期末圧-容積関係といい，心室が発生できる最大圧力と容積の関係を示す．したがって，もし①から収縮

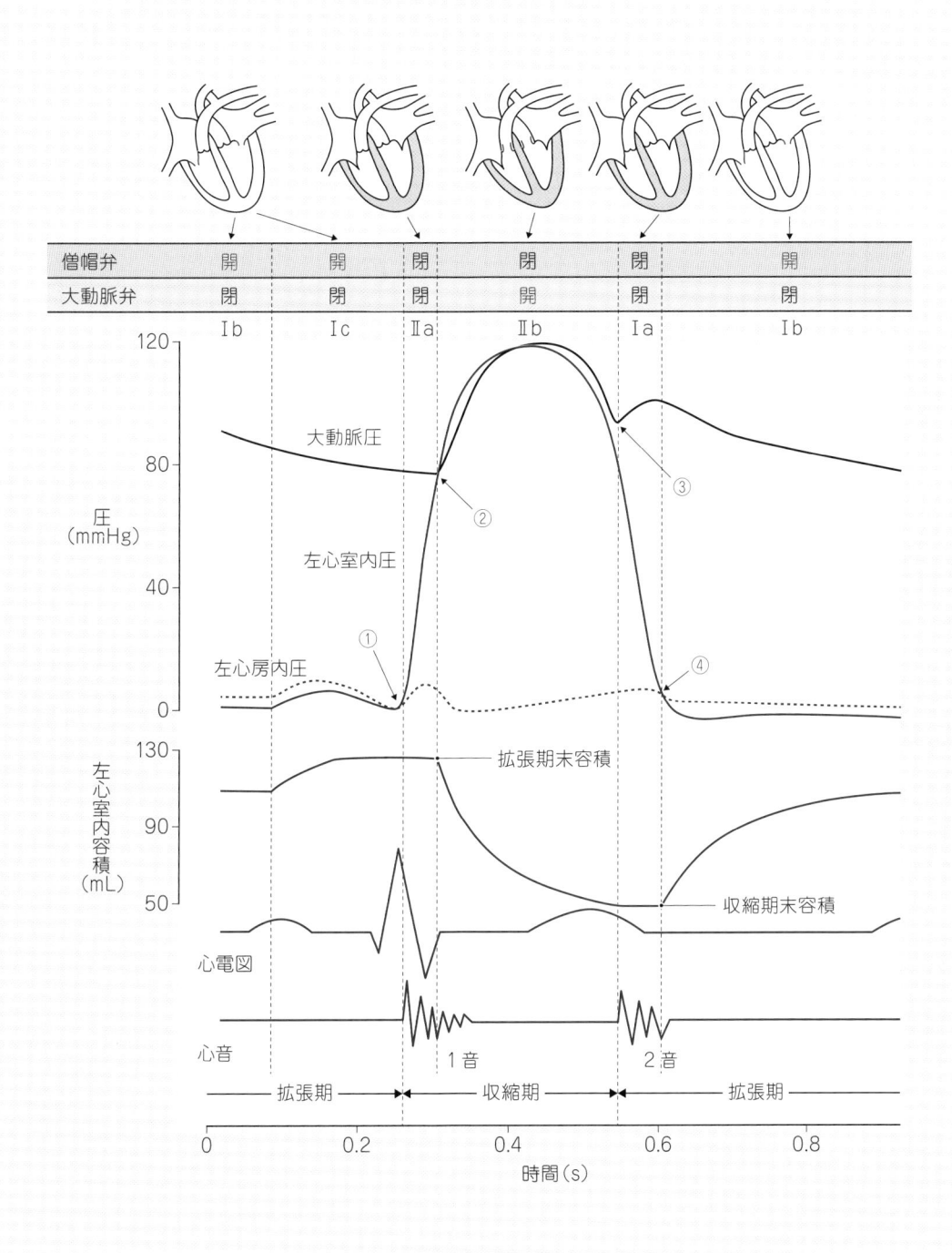

図4 心周期
左心房，左心室，大動脈の圧変化と，左心室内容積の変化を1周期分示したものである．この間の二つの弁の開閉や心音，心電図も同時に示す．①：僧帽弁閉鎖，②：大動脈弁開放，③：大動脈弁閉鎖，④：僧帽弁開放．

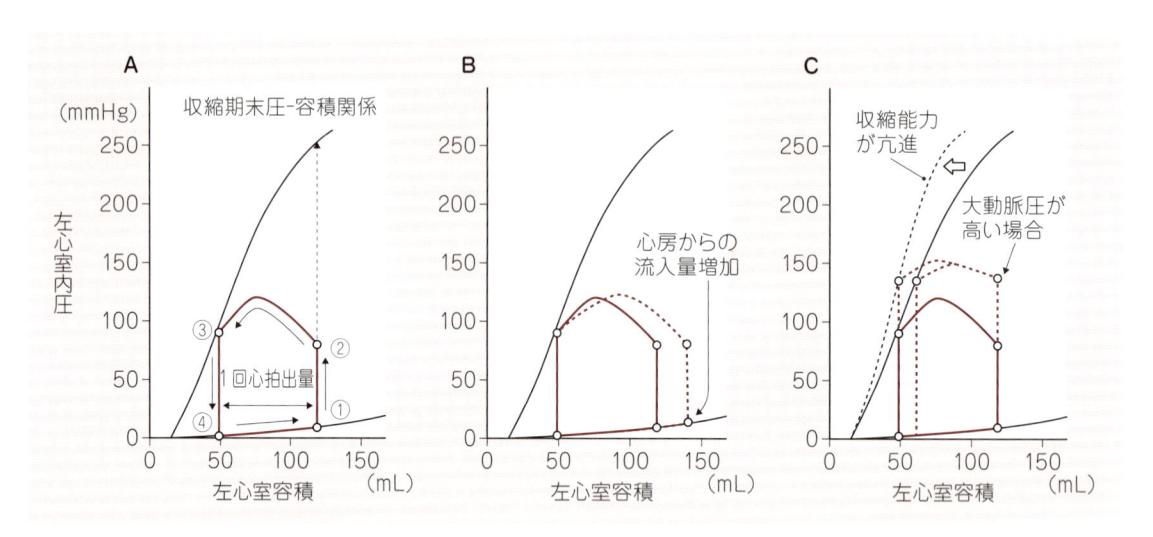

図5 左心室内圧力と容積の関係
A：①で収縮を始め，②まで圧が高まると大動脈弁が開き，③まで拍出して容積が減る．心室が弛緩すると④まで圧が下がる．もし，②を過ぎても弁が閉じたままだと圧は250mmHgほどまで上昇する．B：もし，収縮し始める容積が大きければ-----のような軌跡をたどり，1回心拍出量が増える．C：もし，-----のように心筋の収縮能力が高まると，同じ大動脈圧で多く拍出できるようになる．

を始めて，②を過ぎても弁が閉じたままだと非常に高い圧力に達することができる．また，この曲線が右上がりであることから，心室が発生できる最大圧力は，収縮を始めるときの心室容積が大きいほど高いことを表す．心室容積が大きい状態とは，個々の心筋細胞の長さが長い状態であり，心筋細胞は(生理的な範囲内で)長く伸ばされた方が強い力を発生する．また，拍出される血液量は②と③に相当する容積の差となる．

図の①〜④で囲まれた領域の面積は心室が1回の収縮で外に向かって行った仕事(1回心拍出量分の血液の圧力を動脈圧にまで高める)に相当する．**図5B**のように，もし収縮開始直前の容積が大きければ(心房から流れ込む血液量が多ければ)心室はより多くの仕事を行う．言い換えると，心臓の仕事量(≒心拍出量×平均血圧)は収縮直前の心室の容積に(ほぼ)比例する．これをスターリング(Starling)の心臓の法則という．

また，**図5C**のように大動脈圧が高ければ，それに相当する圧力が出せる容積までしか心室は収縮できないので，より多くの血液を残したまま収縮を終えて弛緩を始める．このように収縮期末圧-容積関係は心室の収縮能力を示す良い指標であり，交感神経刺激などで収縮能力が亢進すると傾きが増す(**図5C**-----)．そうすると，負荷となる大動脈圧が同じでも多く拍出できるようになる．

D 心筋細胞

1. 心筋の構造，種類

心筋は骨格筋と同様に，アクチンとミオシンが規則的に配列した横紋構造や筋小胞体をもつが，次のように骨格筋とは形や大きさが異なる．直径10〜20μm，長さ0.1〜0.2mmの細長い単核の細胞で，枝分かれして，隣の細胞と境界板のデスモソームで強く接着している．骨格筋は神経からの電気信号で興奮するが，心筋は興奮している隣の細胞から境界板にあるギャップ結合を通じて電流が流れ込むことで興奮を開始する．このように心筋同士は互いに機械的，電気的に密接につながっており，心房や心室はそれぞれ一体となって活動する．これを機能的合胞体という(**図6**)．

心臓がポンプとして機能を発揮するためには順

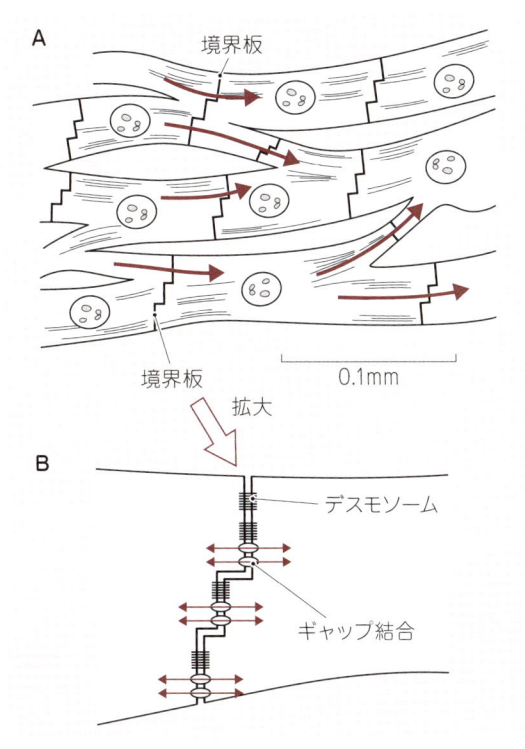

図6　心筋の構造
A：単核で直径10～20μm，長さ0.1～0.2mmの細長い細胞で，枝分かれしており，隣の細胞とは境界板のデスモソームにより強く接着している．境界板にあるギャップ結合は電気を通す．このため，→のように興奮細胞から興奮していない細胞へ電流が流れて興奮が伝えられる．B：境界板付近を拡大した模式図．

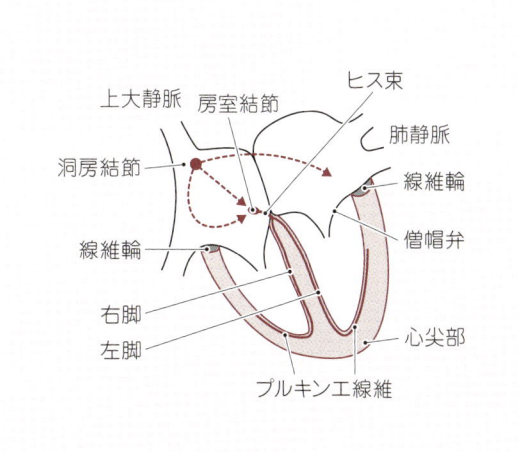

図7　刺激伝導系
心臓のリズムを発生させ，興奮を伝える心筋群．

序良く収縮する必要がある．特に心室は，血液が入ってくる僧帽弁のすぐ隣から血液を送り出すので，そこよりも先に心尖部の方が収縮する必要がある（図2B参照）．また，心筋には自動能があり，神経支配がなくても一定のリズムで興奮することができる（このため心移植が可能となる）．このように，心臓のリズムを発生させ，興奮を素早く伝える心筋群は刺激伝導系と呼ばれ（図7），一般の収縮力を発揮する固有心筋とは組織学的にも生化学的にも異なる特殊心筋細胞からなる．刺激伝導系は右心房の上大静脈に近い部分に存在する洞房結節から始まる．洞房結節は一定のリズムで自発的に興奮し，それが心房に伝わり心房全体を興奮させる．心房と心室の間は線維輪で隔てられており，それを貫く房室結節とヒス（His）束の経路だけが心房の興奮を心室へ伝える．この際に房室結節は，心室が十分に血液で満たされる前に収縮し始めないよう0.1～0.2秒の時間遅れを挿入する．次に興奮はヒス束から右脚と左脚に別れて心室中隔の左右を高速度で心尖へ向かい，プルキンエ（Purkinje）線維に至る．プルキンエ線維の興奮が心室筋に伝わり，心室全体が収縮を開始する．このように洞房結節は心臓全体の興奮を開始させることからペースメーカーと呼ばれている．

2. 心筋の電気的活動

図8に示すように，心筋の活動電位は早く立ち上がるものと，立ち上がりが遅く興奮が終了しても一定の静止膜電位へ戻ることなく徐々に脱分極し，自発的に次の興奮を発生させるものとの2種類がある．

a. 早く立ち上がる活動電位（図8A）

固有心筋と特殊心筋のうち洞房結節と房室結節を除く心筋細胞は早く立ち上がる活動電位を発生

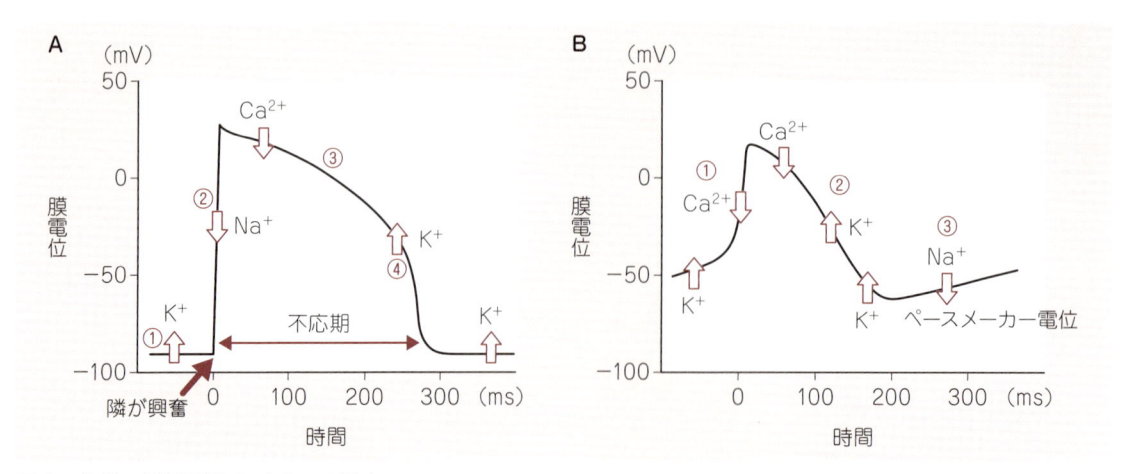

図8 心筋の活動電位とイオンの動き
⇧：イオン流出，⇩：イオン流入
A：早く立ち上がる活動電位．興奮する前はKチャネルだけが開いており，静止膜電位の約−90mVを保っている(①)．興奮している隣の細胞から電流が流れ込むと脱分極を始め，閾値を超えると，電位依存性Naチャネルが開きNa⁺が流れ込むとさらに脱分極して急速に＋40mV近くまで上昇する(②)．電位依存性Caチャネルが遅れて開孔してCa²⁺を流入させ続けるので，長く脱分極状態が保たれる(③)．Caチャネルが不活性化するとともに，Kチャネルが開いて興奮は終息し，静止状態に戻る(④)．
B：洞房結節と房室結節の細胞には安定した静止状態はなく，ペースメーカー電位により，徐々に脱分極する．閾値を超えると電位依存性Caチャネルが開孔してCa²⁺を流入させピークに達する(①)．Caチャネルが不活性化するとともに，Kチャネルが開いて興奮は終息する(②)．再びペースメーカー電位により，徐々に脱分極する(③)．

させる．これらの細胞が興奮する前はKチャネルだけが開いており，静止膜電位の約−90mVを保っている(図8A①)．そこへ，興奮している隣の細胞から電流が流れ込むと膜電位は脱分極を始め，閾値を超える．そうすると，閉じていた電位依存性Naチャネルが開き始めナトリウムイオン(Na⁺)が流れ込みさらに脱分極し，連鎖反応的にNaチャネルが開くので膜電位は急速に＋40mV近くまで上昇する(図8A②)．ここまでは第2章で述べたニューロンの興奮と同じである．しかし，心筋膜には多くの電位依存性Caチャネルも存在し，それが少し遅れて開孔してカルシウムイオン(Ca²⁺)を流入させ続けるので，Naチャネルが不活性化した後も約250ミリ秒にわたって脱分極状態が保たれる(図8A③)．この間に流入したCa²⁺が収縮にも関与する．やがてCaチャネルが不活性化するとともに，Kチャネルが開いて興奮は終息し，静止状態に戻る(図8A④)．このように活動電位の持続時間は長いもので300ミリ秒にも及ぶ．この期間中は新たに興奮することのない不応期である．

b. 洞房結節と房室結節の細胞の活動電位(図8B)

洞房結節と房室結節の細胞の活動電位が素早く立ち上がらないのは，これらの細胞には電位依存性Naチャネルがない(あっても不活性化している)ためである．これらの細胞にも電位依存性Caチャネルは存在し，閾値を超えるとチャネルが次々に開孔してCa²⁺が流入するので，ゆっくりと脱分極してピークに達する(図8B①)．この後やがてCaチャネルが不活性化するとともに，Kチャネルが開いて興奮は終息する(図8B②)が，静止膜電位へ戻ることなく徐々に脱分極する(図8B③)．このときの電位変化がこれらの細胞特有のペースメーカー電位と呼ばれるもので，Na⁺が徐々に流れ込むことによる．そして，ペースメーカー電位が閾値を超えると次の興奮を自発的に引き起こす．

c. 自律神経のペースメーカーへの作用

図9に示すように，交感神経が洞房結節や房室結節に作用すると，閾値が数mV下がるので，次の興奮が早く発生する．そうすると，興奮の間隔が短くなり心拍数が増す．副交感神経が作用するとアセチルコリンが特別なKチャネルを開くのでペースメーカー電位の傾きが減少して次の興奮が発生するまでの時間が長くなる．こうして自律神経は心拍数を増やしたり減らしたりしている．

d. 伝導速度

先に述べたように，興奮している隣の細胞から電流が流れ込むことで興奮は次々に伝えられる．伝わる速度は心筋のタイプによって異なる．最も速いのはプルキンエ線維で4m/秒である．一般の心筋細胞では1m/秒程度である．これに比べると，活動電位がゆっくり立ち上がる房室結節における伝導速度は非常に遅く0.05m/秒くらいである．このため，洞房結節から出発した興奮は心房内を約0.03秒で広がって房室結節に到着するが，そこを出て心室に伝わるまでには0.1秒以上を要する．いったん興奮が心室に入ると左右の脚が心尖部付近にまで素早く興奮を伝え，プルキンエ線維へ引き継ぐ．

e. 自動能

通常は洞房結節が心臓のペースメーカーとして，約0.8秒周期のリズムを発生させているが，房室結節やプルキンエ線維の細胞も自発的に興奮することができる．もし，隣から興奮が来ないと，房室結節は40回/分くらいで，プルキンエ線維は30回/分くらいで自発的にリズムを発生させる．言い換えると，房室結節は1.5秒待っても隣から興奮が来なければ自発的に興奮を始め，プルキンエ線維だと2秒待っても隣から興奮が来なければ自発的に興奮を始める．このため，洞房結節がペースメーカーとして機能しなくなっても，房室結節が役目を引き継ぐ．房室結節まで停止してもプルキンエ線維が代わって（リズムは遅いが）繰り返し拍動を引き起こすことができる．

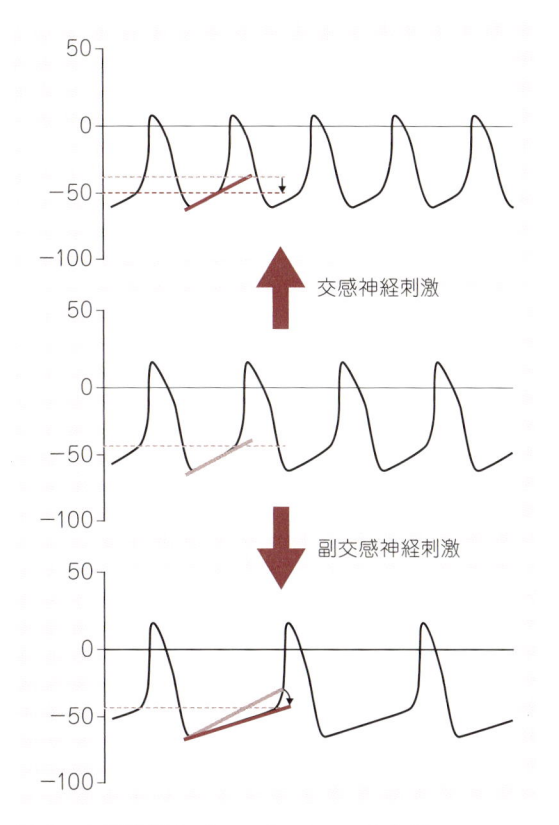

図9　自律神経のペースメーカーへの作用
交感神経を刺激すると，閾値（-----）が数mV下がるので，次の興奮が早く発生する．副交感神経を刺激するとペースメーカー電位の傾き（——）が減少し，次に興奮するまでの時間が長くなる．

3. 心筋の収縮

a. 収縮メカニズム（図10）

心筋細胞が脱分極して活動電位が発生し始めると，細胞膜や横行小管（T管）にある電位依存性CaチャネルからCa^{2+}が流入する．このCa^{2+}が筋小胞体のT管に面した膜にある受容体に結合すると，小胞体内に貯蔵されていた大量のCa^{2+}を放出させる．こうして細胞内Ca^{2+}濃度は急速に上昇する．このCa^{2+}がアクチンフィラメントと結合すると，収縮が起こり，筋が収縮する．興奮が終わるころまでにCa^{2+}は筋小胞体のCaポンプや細胞膜のNa/Ca交換機構によって除去されて筋は弛緩する．

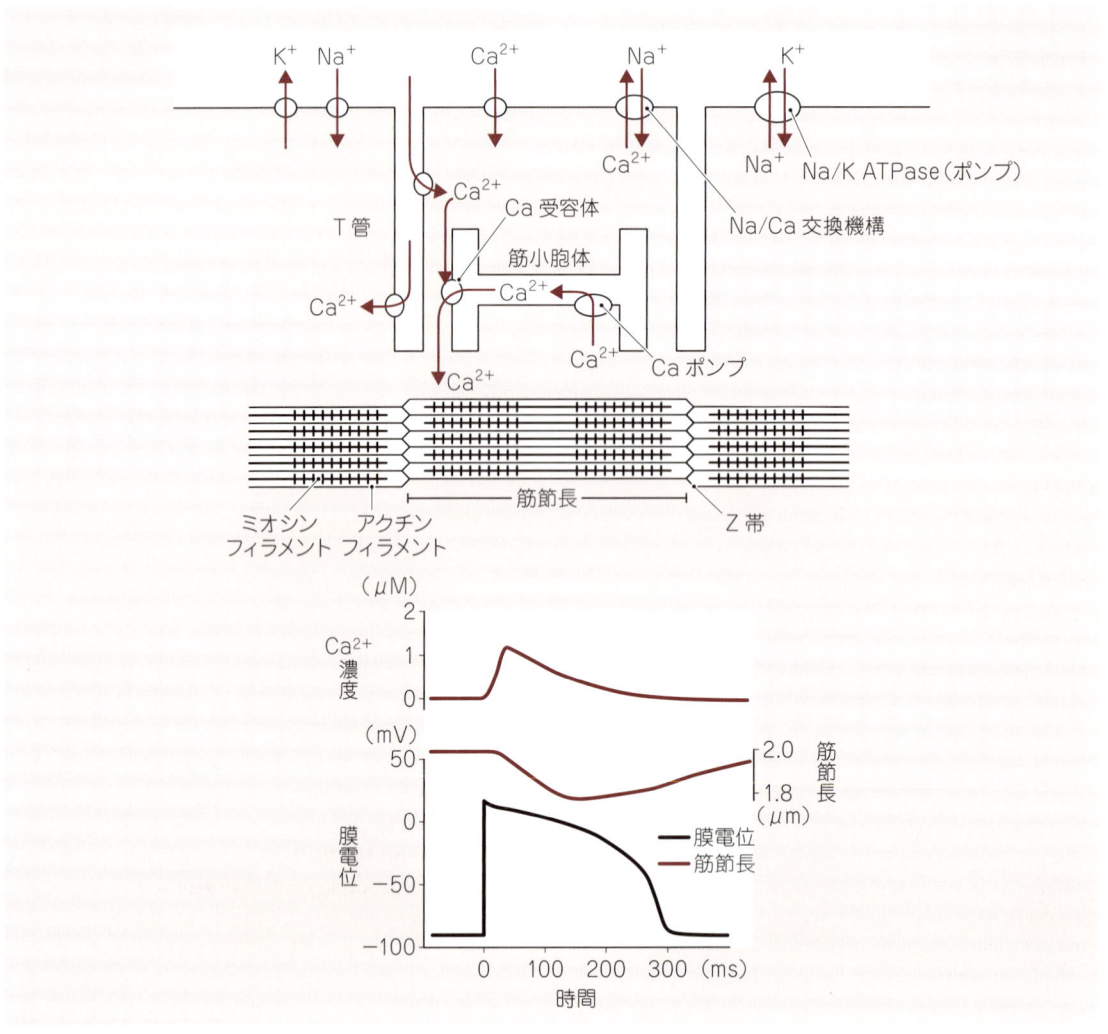

図10 興奮と収縮の関連
心筋細胞に活動電位が発生することにより，Ca^{2+}濃度が上昇し，筋が収縮する過程を模式的に示す．

表1 心臓に対する自律神経の作用

	交感神経	副交感神経
伝達物質	アドレナリン	アセチルコリン
受容体	β受容体	ムスカリン受容体
洞房結節	心拍数↑	心拍数↓
心房	収縮力↑ 伝導速度↑	収縮力↓ 伝導速度↓
房室結節	伝導速度↑ 自動能↑	伝導速度↓
ヒス束と プルキンエ線維	伝導速度↑ 自動能↑	ほとんど作用なし
心室	収縮力↑ 伝導速度↑ 自動能↑*	すこし収縮力↓

*自動能の亢進は，病的状態では不整脈を引き起こす場合がある．

b. 長さ-張力関係

生理的な心筋の筋節長は1.6〜2.2μmである．この範囲で，心筋の長さを固定して収縮させ，その時に発生する最大張力を測定すると，筋節長にほぼ比例して増加する．つまり，収縮開始前の心筋が長く引き伸ばされているほど発生張力が大きい．この心筋の特性により，心臓の仕事量（≒心拍出量×平均血圧）は収縮直前の心室の容積に（ほぼ）比例するようになる（図5参照）．

4. 心筋に対する自律神経の作用

心筋細胞にはノルアドレナリンのβ受容体とアセチルコリンのムスカリン様受容体が存在し，それぞれ交感神経および副交感神経からの刺激を受け取る．これらは相反するさまざまな生理作用を心筋細胞にもたらす（**表1**）．心臓移植患者でも，運動強度に比例して心拍数が増えるが，これは副腎などから分泌されるノルアドレナリンやアドレナリンがβ受容体を介して心筋細胞に作用することによる．

5. 心電図

心房，心室は合胞体として活動する．合胞体の電気的活動は体外から測定することができる．**図11**のように，合胞体の中を興奮が左から右へ進んでいると，それを迎える位置にある電極からは上向きの波が記録される．逆に見送る位置にある電極からは下向きの波が記録される．興奮が進む向きに直交する位置では，ほとんど波は見えない．また，合胞体全部が興奮しているときや，静止状態の場合も平坦である．実際に測定した波を見ると，心房や心室が刺激伝導系に従って，興奮が順に進行する様子を推定できる．

このように，心臓の活動を左肩や左脇腹に置いた電極で観測すると**図12**に示すような電位変動が記録される（**図4**も参照）．これを心電図という．洞房結節に接する心房が興奮を始めると，心電図は基線からゆっくり盛り上がる．これをP波といい，洞房結節で始まった興奮が心房内を左方向へ広がる様子を反映する．心房の細胞がすべて興奮するとP波は終了し基線に戻る．心房の興奮は房室結節に伝わるが，房室結節を興奮が通り抜けるのに0.1〜0.2秒要し，それまで心室は興奮しないので，心電図はしばらく基線にとどまる．興奮がヒス束に達し，一部の心室筋が興奮を始めると，下向きのQ波がみられる．それに続いて，左右の脚が心尖部付近に素早く興奮を伝え，プルキンエ線維から心室筋へ興奮が伝わると，壁の内側から外側へ向かう大きな興奮の波が起こり，R波として観察される．最後に，残った心筋たちが興奮を始める際に小さなS波がみられる．S波が基線に戻った時点で，すべての心筋細胞は興奮状態にあるので，興奮が終わるまで基線にとどまる．心筋細胞の興奮は壁の外側からゆっくり消退するので，興奮部と非興奮部の境界が移動する．これを反映してT波が観察される．この後は，再び心房が興奮を始めるまで心電図は基線にとどまる．

もし，心筋梗塞や狭心症のため一部の心筋細胞が興奮しないとST部（S波の終わりからT波開始まで）が基線より高くあるいは低くなる．通常，心電図は**図12A**のように連続した2心拍以上を記録する．こうすれば心拍数やリズムの乱れ（不整脈）も検出できる．

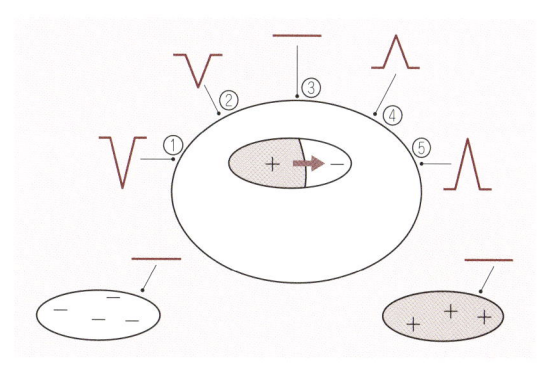

図11 心電図の原理
合胞体の中を興奮が左から右へ進んでいると，それを迎える位置にある電極⑤からは上向きの波が記録され，見送る位置にある電極①からは下向きの波が記録される．合胞体全部が興奮しているときや，静止状態の場合の記録は平坦である．

III 血流と血管

A 血管と血流の力学的性質

パイプに血液のような粘性のある液体を流すと，壁に接する液の流れは遅く，中心部ほど速く流れる．このような流れを層流という（**図13**）．このように，速度が場所によって異なると，その

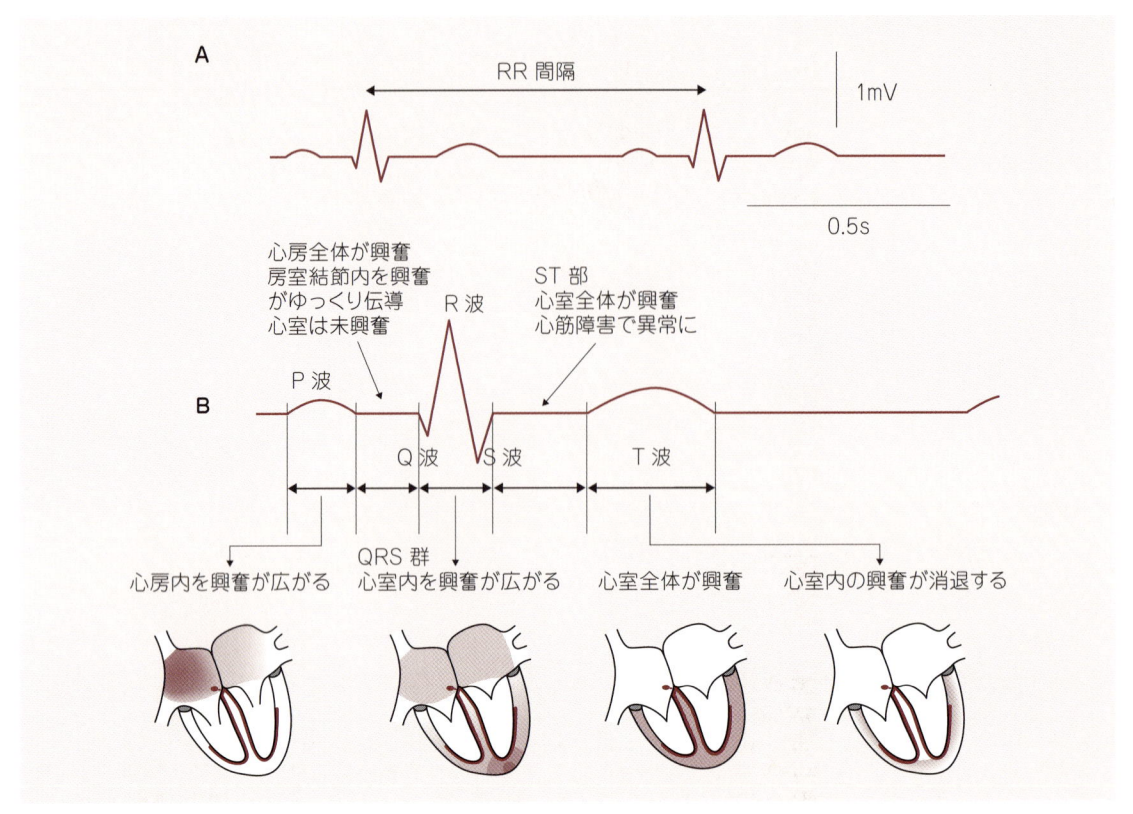

図 12　心電図
A：左肩や左脇腹に置いた電極から記録された2周期分の典型的な心電図と，B：1周期分の心電図の拡大を示す．

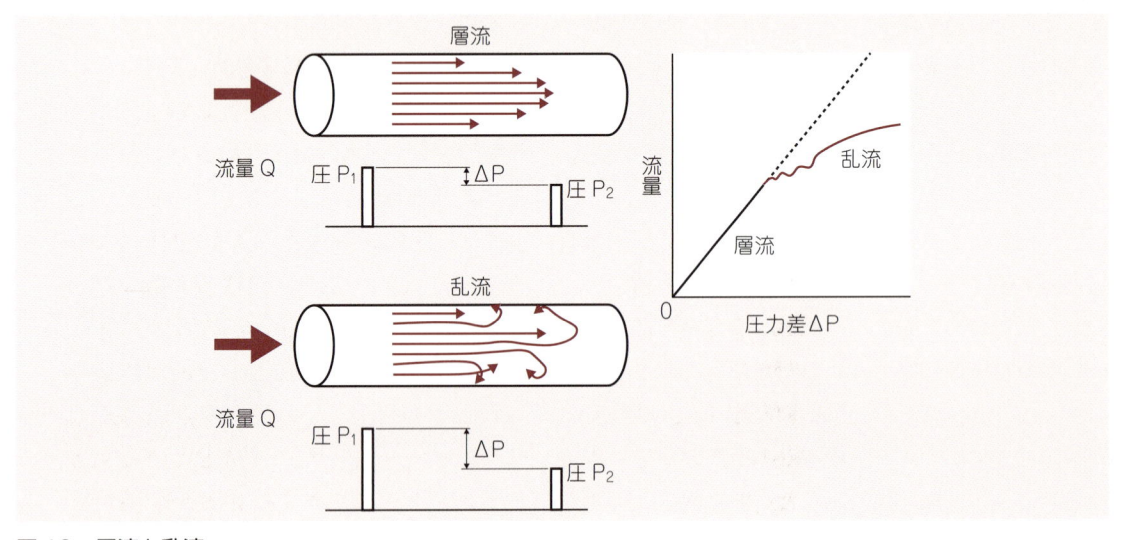

図 13　層流と乱流
パイプに粘性のある液体をゆっくり流すと，壁に接する液の流れは遅く，中心部ほど速く流れる．図では流れの方向と速さを→で示す．層流では流れは平行であるが，中心からの距離によって速度が異なる．速度が異なるので摩擦が生じ，圧がP1からP2までΔPだけ低下する．その時の流量QはΔPに比例し，ΔPが同じならパイプの太さの4乗に比例する．強い圧力をかけると，流れはパイプと平行でなくなり，流体の一部は壁に衝突したり渦を巻いたりして，より多くのエネルギーを失う．この状態を乱流という．右図は，ある長さのパイプへ徐々に圧力を上げながら粘性のある液体を流したときの入り口と出口の圧力差ΔPと流量の関係を示したもので，乱流となるとΔPの増加に対する流量の増え方が悪くなる．

間で摩擦が生じ，エネルギーが失われる．ある血管へ圧力 P_1 で毎分 Q L の血液を流すと，エネルギーが奪われるので，その出口では圧力が P_2 まで下がる（以後は，$P_1 - P_2 = \Delta P$ とする）．ここで，Q は ΔP に比例し，その比例定数を血管のコンダクタンスという．この値は血流の流れやすさを示す指標となる．ポアズイユ(Poiseuille)の式によると，コンダクタンスは太さの 4 乗に比例する．言い換えると，ΔP が同じなら流量 Q は管の太さの 4 乗に比例する．このため内径が 25 mm もある大動脈では毎分 5 L 流れても ΔP は数 mmHg にすぎない．一方，大動脈から分岐して各臓器に入る内径が 0.3～10 mm の分配動脈では数十 mmHg も圧が低下する．この部分の動脈壁にある平滑筋は交感神経の作用により血管の太さを変えて臓器へ向かう血流量を調節している．コンダクタンスは太さの 4 乗に比例するので，内径が 10％増えると血流量は 46％も増える．またコンダクタンスの逆数は血管抵抗 R であるから，各臓器は，大動脈から分岐した血管の抵抗を制御することで受け取る血流量を決めているといえる．

　ここまでは流れの方向がすべて壁と平行な層流について述べた．層流では流量 Q は圧力差 ΔP に比例して増えるが，限界を超えると流れは乱れ，流体の一部は壁に衝突したり渦を巻いたりして，より多くのエネルギーを失う．この状態を乱流といい，ΔP の増加に対する流量の増え方が悪くなる．言い換えると抵抗が大きくなる．また，こうして流体が失うエネルギーの一部は雑音として聴くことができる．例えば，心臓の弁が完全に閉鎖しないと，その隙間を血液が乱流として逆に流れるので，心拍ごとに雑音が発生する．

　パイプに液体を満たし，圧をかけると円周方向に壁を引っ張る力（張力）が増える．その大きさは，管の太さと圧力に比例する．このため，内径 25 mm もある大動脈は非常に大きな張力に耐える必要があり，壁の厚さは 2 mm にも達する．毛細血管でも大動脈の 1/4（40 mmHg）の圧がかか

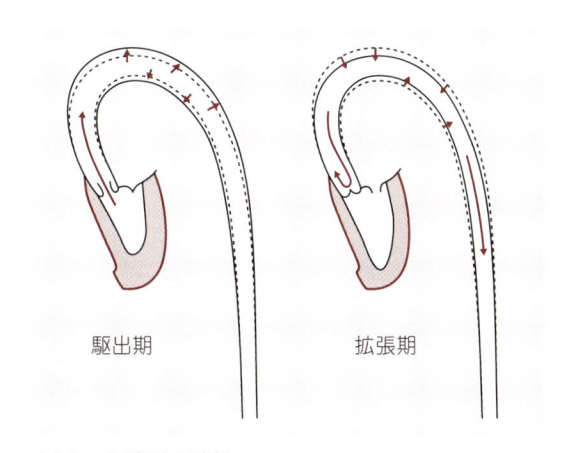

図14　大動脈の弾性
大動脈は駆出期に壁の伸びの形でエネルギーを蓄え，拡張期にはそれを使って血液を流す．

るが，内径は数 μm である．このため，壁にかかる張力は小さいので薄くても容易には破れない．

　血管には弾性があるので，前述したように圧力をかけると円周方向に壁が引っ張られ，伸ばされて径が太くなる．また太くなった分，容積が増える．特に大動脈の壁は豊富に弾性線維を含み，弾性に富む．この性質により，駆出期の間，大動脈の壁は少し伸ばされ，容積も若干増える．そして，大動脈弁が閉じて血流の供給が途絶えると，伸ばされた壁が元に戻ろうとする力で引き続き血液を高い圧力のまま下流へ送る．すなわち，大動脈は駆出期に壁の伸びの形でエネルギーを蓄え，拡張期にはそれを使って，引き続き各臓器へ血液を供給する（**図14**）．

B 血管の構成と種類，働き

1. 構成

　血管の壁は毛細血管を除き内膜，中膜，外膜の 3 層からなる．内膜は 1 層の内皮細胞と結合組織からなる．血流と接する内皮細胞の表面は滑らかで血液凝固が起こりにくい．また，血管に作用する化学物質や血流によるずり応力を受容して，中膜にある平滑筋の緊張を変える．さらに，自らも各種のさまざまな化学物質を分泌し，血管の緊張

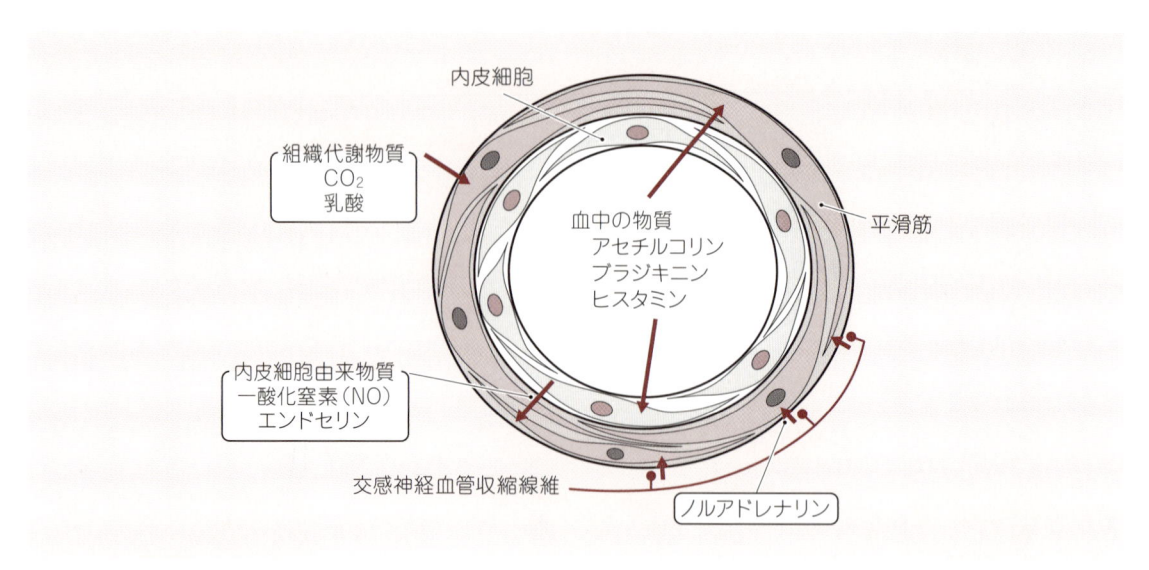

図15 細動脈に作用する物質

や白血球の接着，血管の新生や増殖などにかかわっている．毛細血管はこの内膜のみからなる．

血管の中膜には弾性線維，膠原線維と平滑筋が存在する．弾性線維はゴム状の網目構造で，生理的な条件で張力をかけると100％ほど伸ばすことができる．血管が伸展するのは，これが存在するからである．丈夫な膠原線維は内膜の他の成分にたるんだ状態で付着しており，血管が伸展してもたるみがなくなるだけで，ほとんど伸びない．平滑筋の多くは管腔を取り巻くように輪状に並んでおり，収縮すると血管の内径を小さくする．外膜は主に結合組織からなる．

2. 動　脈

大動脈は太くて厚く，多くの弾性線維を含むのでよく伸展する．このため，弾性血管とも呼ばれる．前述したように，大動脈は駆出期に壁の伸びの形でエネルギーを蓄え，拡張期に放出して，圧の変動を平滑化している．

大動脈から分岐した内径0.3〜10 mmの動脈は分配動脈と呼ばれる．弾性線維より平滑筋が多いので筋性動脈とも呼ばれる．平滑筋は交感神経の作用により収縮し，動脈の内径を変える．

細動脈は内径が0.03〜0.12 mmと細く平滑筋に富む．血管抵抗が最も大きいことから抵抗血管とも呼ばれる．この部分における平滑筋の収縮・弛緩には内皮細胞が局所的に分泌するさまざまな化学物質が関与している．また，付近の血流が減り，代謝産物が停滞すると，それが刺激となって細動脈が拡張し，血流を増やす(**図15**)．

3. 毛細血管

内径は4〜8 μmで赤血球と同じくらいか，それより細い．平滑筋は存在せず，1層の内皮細胞からなる．内皮細胞は表面が滑らかで核がある部分以外は厚さ200〜300 nmと非常に薄い．

4. 静　脈

毛細血管は細静脈へ合流し，さらに静脈から大静脈へ合流する．その壁は薄いが，直径は並行して流れる動脈より少し大きい．壁が薄いので内圧が低いと円筒がつぶれたような形となり，容積は小さくなる．圧が高まると壁が伸展して円筒形になり，容積が増える．このように，わずかの圧変

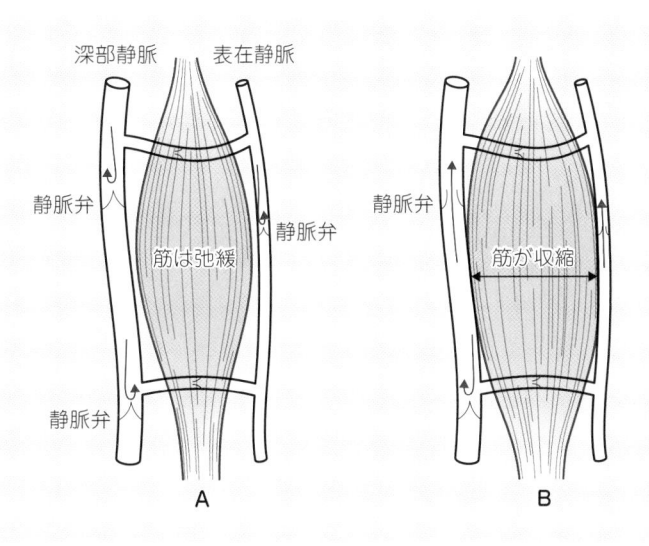

図16 静脈弁と筋ポンプ作用
A：下肢の静脈の血液は下へ流れようとするが，静脈弁はそれを止める．B：静脈周囲の筋肉が緊張（収縮）するたびに，静脈が押しつぶされ内圧が上昇し血液を前進させる．

化で容易に拡張して容積を増やして血液をためることができるので，静脈は容量血管とも呼ばれる．このため，全血液量の約70％は静脈内にある．静脈の壁にある平滑筋の緊張を変えると，この貯血量を変えられるので，もし数％の血液が失われても対応することができる．

静脈には血液が心臓方向にだけ流れるように作用する弁がある（図16）．立位では重力により下肢の静脈の血液は下へ流れようとするが，静脈弁はそれを止める．そして，静脈周囲の筋肉が緊張するたびに，静脈が押しつぶされ内圧が上昇し血液を前進させる．これを筋ポンプといい，立位でも血液が下肢に貯留しないように働いている．

C 血管網における物質交換

循環系は末梢組織における環境を維持するために存在する．そのための物質交換は毛細血管網で行われ，そこへ流れ込む血液量は必要に応じて細動脈や毛細血管への分岐部にある平滑筋の弛緩・緊張によって調節されている（図17A）．

一般的な毛細血管では，内皮細胞同士は密着しているが，狭い隙間（細胞間隙）があいており，そこを電解質や分子量の小さな水溶性物質（糖やアミノ酸など）が水とともに通過する．しかし，脳では細胞間がタイトジャンクションでさらに強固に接着しており，分子量の小さな水溶性物質も通過させないので血液-脳関門として働く（必要な栄養物質だけを輸送する特別な輸送システムが存在する）．一方，窓のある腎臓や小腸の内皮細胞では窓を通じての，より強力な物質交換が行われている．また，肝臓の毛細血管では細胞間隙が広くあいており分子量の大きな血漿タンパク質まで通過させる．

交換する物質として最も重要な酸素（O_2）と二酸化炭素（CO_2）は細胞膜を通過できるので，毛細血管内皮全体を通して濃度が高い所から低い所へと拡散する．

毛細血管網から出た水や血漿成分の多くは組織間液（間質液）となって末梢組織の細胞周囲を潤す．その大半は毛細血管へ回収されるが，一部はリンパ管に入る．リンパ管には組織間液に加え，毛細血管には入れないタンパク質や脂肪の粒，組織に侵入した細菌，リンパ球などが流れ込む．その流量を合わせると1日あたり約3Lになる．リ

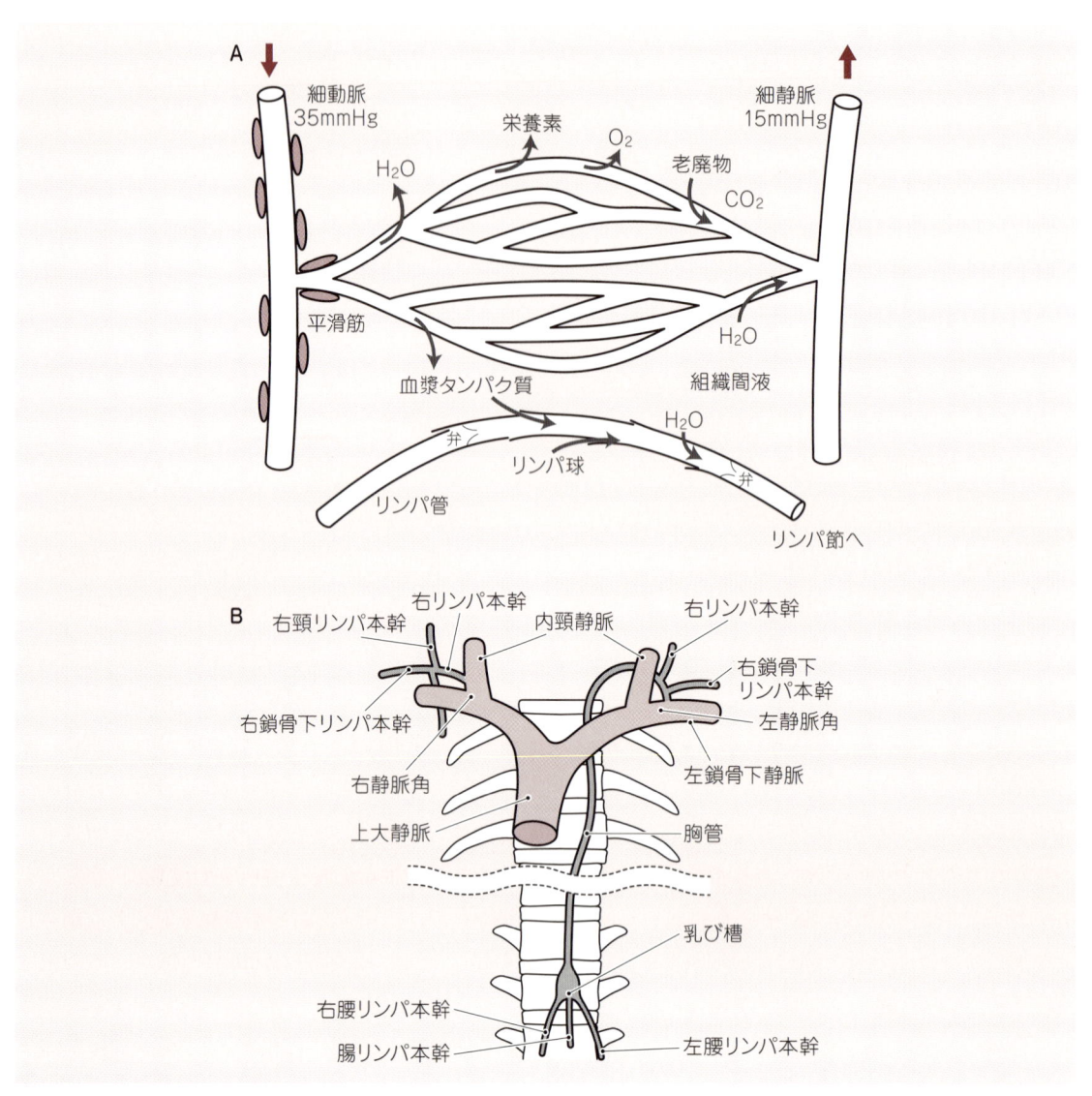

図 17 微小循環とリンパ管
A：毛細血管網へ流れ込む血液量は必要に応じて細動脈や毛細血管への分岐部にある平滑筋によって調節されている．毛細血管網から出た水や血漿成分の多くは組織間液（間質液）となって末梢組織の細胞周囲を潤し，一部はリンパ管に入る．
B：リンパ管はリンパ節を経由しながら集合し，下肢，左上半身，腹部のリンパは胸管となり，左鎖骨下静脈と内頸静脈の合流部である左静脈角から静脈に流れ込む．右上半身のリンパは右リンパ本幹となり右静脈角から静脈に入る．

ンパ管は静脈と似ており，逆流を防ぐ弁も存在する．リンパ管に入った細菌や異物などはリンパ節でろ過される．リンパ管はリンパ節を経由しながら集合し，下肢，左上半身，腹部のリンパは胸管となり，左鎖骨下静脈と内頸静脈の合流部である左静脈角から静脈に流れ込む．右上半身のリンパは右リンパ本幹となり右静脈角から静脈に入る（図17B）．

リンパの流れががん細胞の増殖や寄生虫感染などによって滞ると，間質液の量が増え浮腫（むくみ）が起こる．また，静脈圧の上昇や炎症などにより毛細血管からの水分の漏出が増えたときも浮腫が起こる．

IV 循環の調節

循環系は血液を心臓から血管を通じて全身へ循環させるシステムである．各々の末梢組織が受け取る血液量は必要量に応じて局所的に血管の平滑筋を収縮・弛緩させて血管抵抗を変えることで調節している．安静時に毎分約5Lの血液が拍出されているが，これは各組織が受け取る血液量とつり合っている．ここで例えば安静時には血管が収縮しており，ほとんど血流の配分を受けていなかった骨格筋が活動を開始すると，筋へ向かう血管の抵抗を低下させて多くの血流を受け取るようになるため，拍出量が不足する．循環の調節系はこのような変化を検知し，血液を全身の末梢組織へ過不足なく配分するために心臓，血管の働きと血液量を最適に調節する．調節は神経による中枢性調節とホルモンによる内分泌性調節および，心臓や血管自身による局所調節（自己調節）によって行われる．

A 心臓の調節

心臓は毎分の拍出量を5～25L近くまで変えることができる．心臓の拍出特性は心臓自身による自己調節と心臓神経，ホルモンによって調節されている．

1. 自己調節

心臓の拍出特性は心臓への入力圧（中心静脈圧），心臓への負荷圧（大動脈圧）と毎分拍出量との関係であらわされる．図18は神経，ホルモンの作用を除いた実験から推定されたヒト心臓の特性を示す．大動脈圧を一定にして中心静脈圧（右心房へ流入する静脈の圧力）を変動させると，10～15mmHgまでは毎分拍出量は増加するが，それを超えると減少し始め30mmHgくらいで0となる．中心静脈圧は心室の拡張期に血液を心室へ満たす圧力であり，高いほど拡張期末容積が増す．また，中心静脈圧は心臓へ還ってくる血液量（静

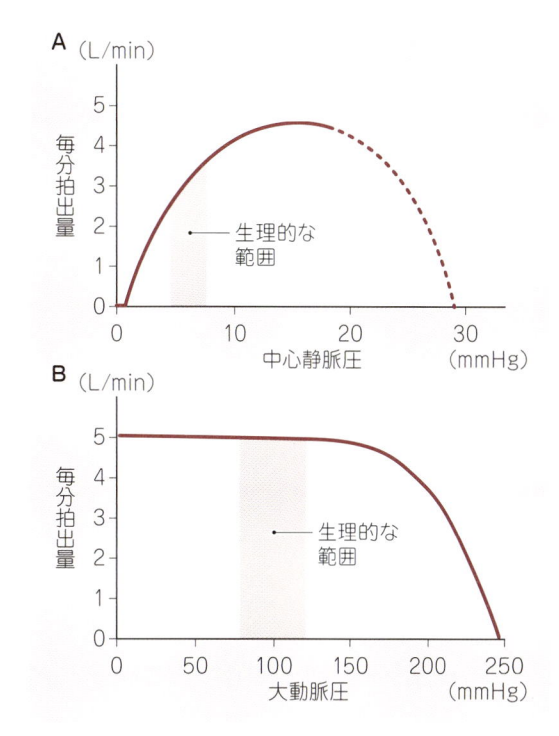

図18　心臓拍出特性
神経，ホルモンの作用を除いた実験から推定されたヒト心臓の特性を示す．
A：大動脈圧を一定にして中心静脈圧（右心房へ流入する静脈の圧力）を変動させると，10～15mmHgまでは毎分拍出量は増加するが，それを超えると減少し始め30mmHgくらいで0となる．
B：大動脈圧を変えて毎分拍出量の変動をみると，圧が上昇してもあるレベルまでは拍出量の変化はわずかである．

脈還流量）が多いほど高い．したがって生理的な範囲内（10mmHg以下）では毎分拍出量は静脈還流量が多く，拡張期末容積が多いほど増加する．これは心臓の項で述べた心臓の仕事量（≒心拍出量×平均血圧）は収縮直前の心室の容積に（ほぼ）比例するとするスターリングの心臓の法則を別の表現にしたものである．

心臓に対して負荷となる大動脈圧を変えて毎分拍出量の変動をみると，圧が下がっても，拍出量はほとんど増えない．また，圧が上昇してもあるレベルまでは拍出量の変化はわずかである．このように，心臓が送り出す血液量は負荷の大きさではなく，静脈還流量で決まり，静脈から右心房に流れ込んだ分量の血液を左心室から送り出すよう

に自己調節している．

2. 自律神経による調節

　心臓は相反する作用をもつ心臓交感神経と副交感神経（迷走神経の心臓枝）により二重支配されている．これらの心筋細胞に対する作用はまとめて**表1**に示した．

　交感神経を強く刺激すると，成人では心拍数を通常の70拍/分から200拍/分程度まで増やすことができる．このとき，心収縮力も2倍くらい増強するので，拍出量と駆出圧も増える．このような変化は血流の需要増を検知して反射的に起こるのみでなく，需要増を見込んだ中枢神経系が脳幹の循環中枢を刺激するので，実際の骨格筋活動や姿勢変化が開始する前から生じる．

　副交感神経を刺激すると心拍数が低下するので，毎分拍出量も低下する．刺激が強力だと，一時的に拍動を停止させることもできる．副交感神経は主に心房に分布しているので，ペースメーカーへの作用はこのように強いが，収縮力はほとんど変化させない．安静時でも副交感神経は一定のレベルで活動しており，レベルを少し下げるだけで心拍数は増える．日常の軽い動作に伴う心拍数の変化はもっぱら副交感神経によってもたらされている．

　このように心機能は自律神経で強力に制御されているが，心移植者のほとんどが日常生活に復帰していることからわかるように，神経による制御は必須ではなく，自己調節と次に述べる液性調節を補強するものと考えればよい．

3. 液性調節

　血液中に含まれるホルモンは心機能を変化させる．特にノルアドレナリンとアドレナリン（両者を合わせてカテコールアミンという）は交感神経と同様に収縮力を増し，心拍数を増加させる．これは，心筋細胞が交感神経末端から放出されるアドレナリンに対する受容体を備えていることによる．カテコールアミンは副腎髄質から交感神経の刺激に応じて放出される．したがって，交感神経は副腎髄質経由で心臓を調節しているといえる．しかし，この場合は交感神経刺激により増加したカテコールアミンが心房に到着するまで数十秒を要するので急激な変化に対応するのは困難である．

B　血管の調節

　毛細血管以外の血管壁には平滑筋があり，その収縮・弛緩により血管径が変化すると，血流量，血液量および血圧が変化する．つまり，血管の調節とは血管平滑筋の制御を意味する．

1. 神経性調節

　血管平滑筋には交感神経が分布しており，通常でも神経末端からノルアドレナリンを放出している．これが血管平滑筋のα_1受容体と結合すると細胞内Ca^{2+}濃度が上昇し収縮が起こり血管直径が減少する．先に述べたように，血流量は直径の4乗に比例することから，下流への流量を大きく変化させることができる．また，出血などで血液が急に失われると血圧が低下し，それを補正するため交感神経活動が亢進する．その結果，血液の貯蔵庫でもある静脈が収縮して貯蔵分を押し出すので失われた血液量を補充できる．

　多くの血管は上記の交感神経の血管収縮神経の支配だけを受けている．しかし，骨格筋の細動脈は交感神経性の血管拡張神経の支配を受け，内臓の血管には副交感神経性の血管拡張神経が分布している．これらの神経はアセチルコリンを放出し，それを受けた血管内皮細胞が一酸化窒素（NO）を産生する．NOは血管平滑筋に対して強力な血管拡張作用をもたらす．

2. 液性調節

　血液中に分泌されたホルモンなども血管平滑筋や血管内皮細胞に作用する．最も重要なものは副腎から分泌されるカテコールアミンである．特に

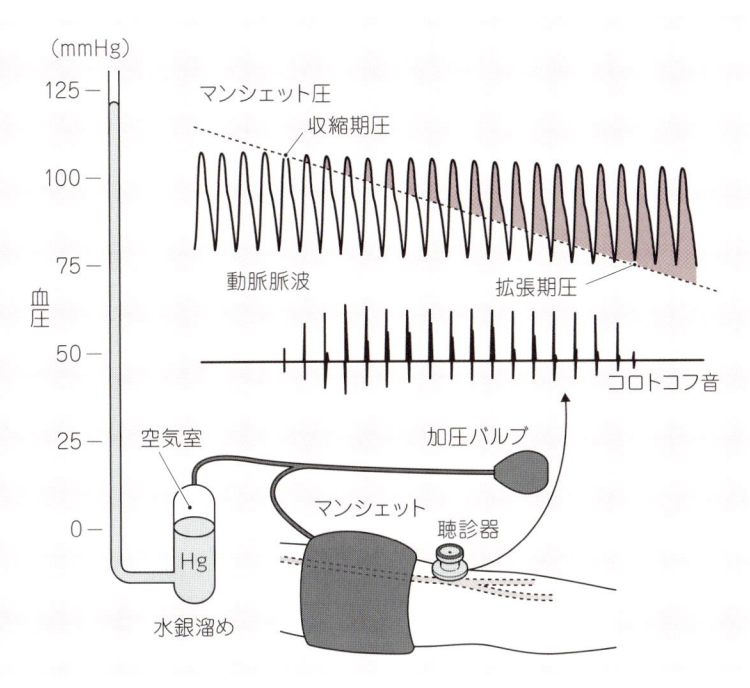

図19 血圧の測り方
マンシェットの圧を最高血圧以上に高めてから徐々に下げると，コロトコフ音(Korotkoff)音と呼ばれる血管雑音が聴こえる．マンシェットの圧は水銀溜め上の空気室の圧力と同じであり，その圧が大気圧に対抗して水銀をどの高さまで押し上げるかを読み取る．

ノルアドレナリンは$α_1$受容体と結合して強い血管収縮作用を発揮する．この他にも，アンジオテンシンⅡ，アルドステロン，抗利尿ホルモンなども血管収縮作用をもつ．逆に血管を拡張させる物質としてはアセチルコリンやブラジキニン，セロトニン，ヒスタミンなどがあるが局所的に作用する場合が多い(図15参照)．

3. 局所調節

末梢組織において利用できる酸素量が減少するか，代謝が亢進して必要とする酸素量が増加すると，組織細胞から血管拡張物質が生産され，局所的に血流量が増加する．血管拡張物質としては，CO_2，アデノシン，ヒスタミンや水素イオン(H^+)などがある．これらの多くは酸素不足に反応して放出されると考えられている．また，末梢へ向かう血流量が増えると，上流の細動脈壁にずり応力が生じる．これが刺激となって内皮細胞がNOを産生して細動脈を拡張させるので，上流から流れ込む血液量が増加する．

C 血圧の調節

血液が血管壁を広げようとする力を血圧という．心周期に対応して収縮期血圧(最高血圧)と拡張期血圧(最低血圧)の間を変動する．最高血圧と最低血圧の差を脈圧という．

血圧は供給側である心拍出量と消費側である末梢血管抵抗に加えて，循環血液量で決まる．これらは神経系によって素早く調節されるだけでなく，ホルモンにより中長期的に調節されている．

1. 血圧の測り方

通常は図19のようにして上腕動脈の圧を聴診法で測定する．水銀血圧計のマンシェットを上腕に巻き付け，圧を最高血圧以上に高めると，動脈は押しつぶされ血流は途絶える．マンシェットの

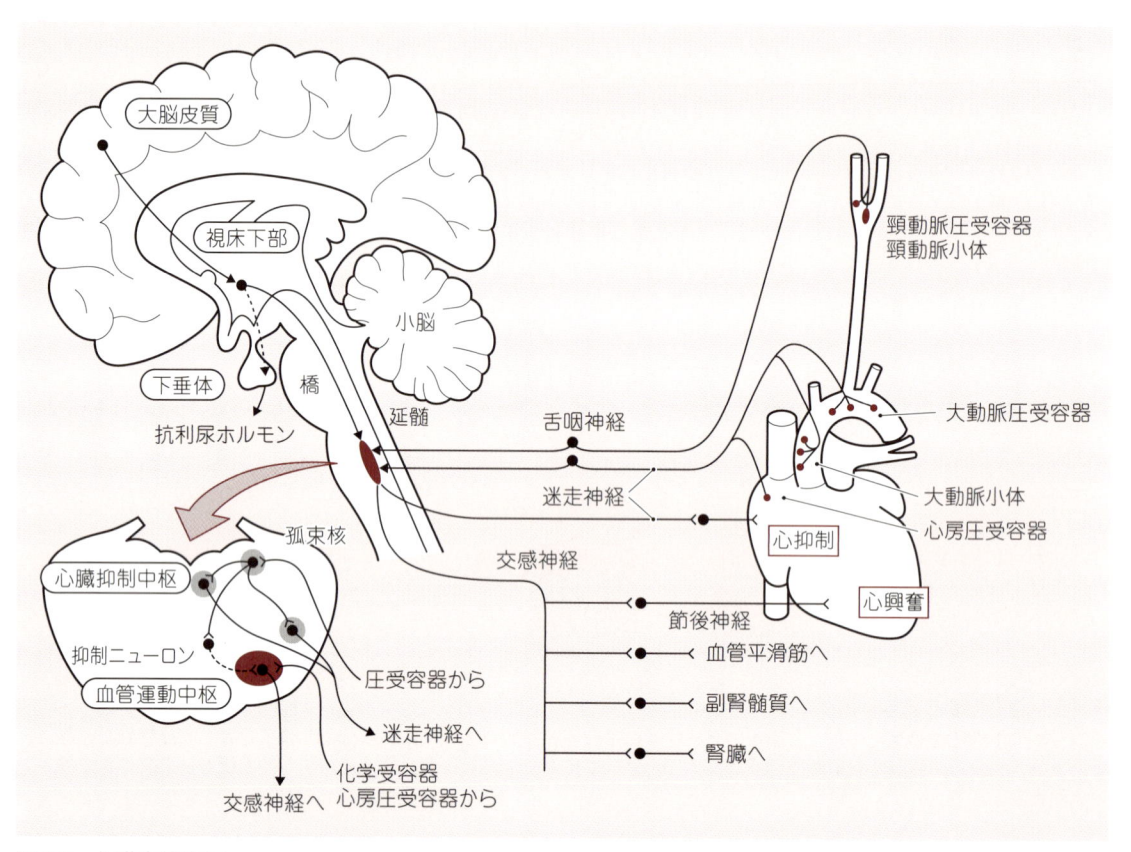

図20 心臓血管中枢
延髄には心臓と血管を支配する交感神経の活動を亢進させる血管運動中枢と，迷走神経活動を亢進させる心臓抑制中枢がある．圧受容器でとらえた血圧上昇は孤束核ニューロンを経て心臓抑制中枢を刺激し，心拍数を下げる．また，抑制性ニューロンが血管運動中枢を抑制して血圧を下げる．化学受容器や心房圧受容器は血管運動中枢を刺激する．運動，姿勢変化の前に大脳や視床下部は事前に心臓血管中枢へ命令を送り，心拍数を増加させる見込み制御を行う．

圧を徐々に下げると，圧迫部を通り抜けた血液が勢いよく乱流として断続的に流れる．そこに聴診器をあてると，コロトコフ（Korotkoff）音と呼ばれる血管雑音が聴こえる．コロトコフ音は血管が圧迫されている間は聴こえ，マンシェット圧が最低血圧を下回ると聴こえなくなる（層流となるため）．したがって，コロトコフ音が聴こえ始めたときのマンシェット圧が最高血圧，コロトコフ音が消失する直前の圧が最低血圧となる．医学領域で使われる血圧の単位はmmHgで水銀柱の高さの意味である．

2. 神経性調節

血圧調節の中枢は延髄にあり心臓血管中枢と総称され，心臓交感神経と交感神経の血管収縮神経を刺激する血管運動中枢と心臓迷走神経の活動を刺激する心臓抑制中枢とからなる（**図20**）．頸動脈洞や大動脈弓には常に血圧を監視している圧受容器があり，孤束核へ信号を送っている．血圧の上昇を検知した孤束核ニューロンは迷走神経を興奮させ心活動を抑制する．また，抑制性ニューロンを興奮させて血管運動中枢を抑制するので，心臓と血管を支配する交感神経の活動も抑制される．これらの結果として，心臓では心拍数が下がり，心臓収縮性が低下して心拍出量が減少する．また，血管平滑筋の活動が下がり血管が拡張する．こうして心拍出量も末梢血管抵抗も減少するので血圧は下降し，元のレベル近くまで戻る．血圧が

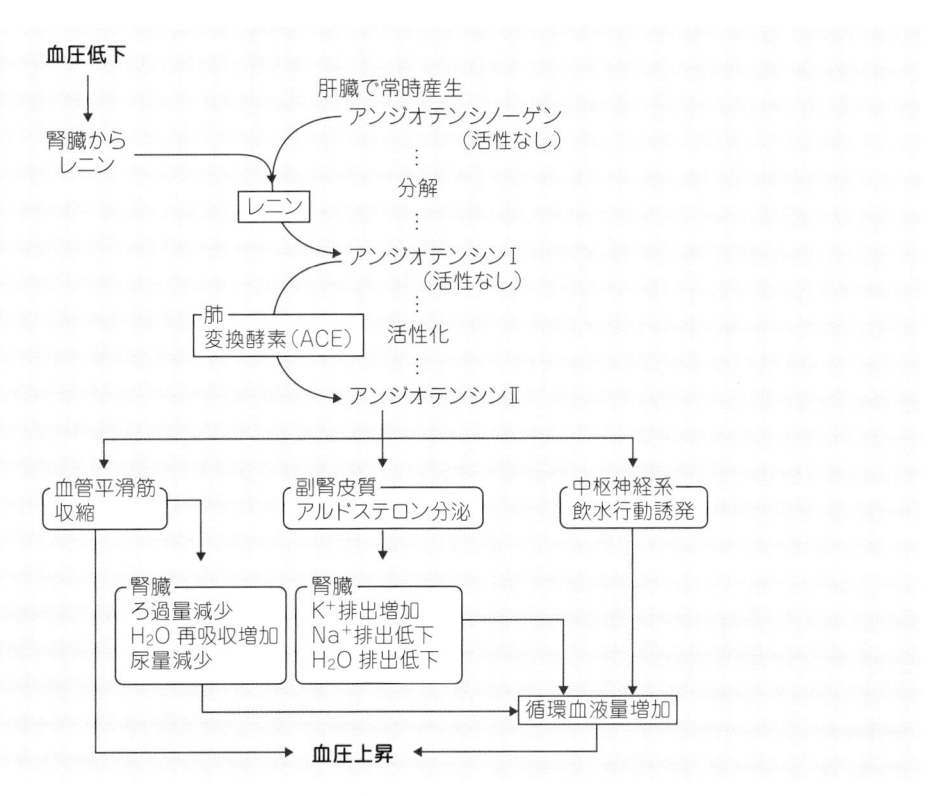

図21 レニン・アンジオテンシン・アルドステロン系

低下した場合は逆の反応が起こり，血圧を上げる．こうして血圧は100 mmHgあたりで，ほぼ一定に保たれている．この反射的調節は迅速で，急激な変化に対して秒から分の単位で圧を正常に戻すが，長期的な圧の変化に対する感度は高くない．

寝た状態から急に立ち上がると，脳へ向かう血流が減少するはずであるが，運動プランが立てられると，大脳や視床下部は事前に心臓血管中枢へ命令を送り，迷走神経を抑制し，血管運動中枢から交感神経を興奮させて心拍数を増加させる予測制御を行う．その結果，立ちくらみが予防される．さまざまな運動を開始する際にも同じように予測制御が行われる．また，強いストレスや激しい恐怖感は視床下部や心臓血管中枢に作用して血圧を上昇させる．これは，必要となれば瞬時に全身の筋活動を始めるための準備といえる．

また，心臓血管中枢は頸動脈小体にある化学受容器や左右の心房に分布している心房圧受容器からの入力も受ける．化学受容器からのO_2分圧低下信号は呼吸促進に加えて血圧上昇をもたらす．静脈から還ってくる血液量増加を意味する心房圧上昇は，心臓交感神経活動を亢進させ心拍数を増加させる．また，心房圧受容器が刺激されると，腎臓におけるNa^+や水の排出を変化させて循環血液量を正常化させる反応がもたらされる（次項を参照）．

3. 液性調節

a. レニン・アンジオテンシン・アルドステロン系と心房性ナトリウム利尿ペプチド（ANP）

図21に示すように血圧が低下すると，腎臓の糸球体入り口付近にある顆粒細胞からレニンが血中に分泌される．レニンは，肝臓で作られ血中に存在するアンジオテンシノーゲンというペプチドを分解してアンジオテンシンIにする．アンジオテンシンIは肺にあるアンジオテンシン変換酵素

angiotensin converting enzyme(ACE)によって生理活性のあるアンジオテンシンIIへ変換される．アンジオテンシンIIは全身の細動脈を収縮させて血圧を上昇させる．また，アンジオテンシンIIは副腎からアルドステロンを分泌させる．アルドステロンは腎臓に作用して，Na^+や水の排出を低下させ，長期的に循環血液量を増やし，血圧を上昇させる．さらに，アンジオテンシンIIは口渇感を生じさせ飲水行動を引き起こす．

循環血液量が増加して心房筋が過度に伸展すると，心房性ナトリウム利尿ペプチド(ANP)が放出される．これは名前のとおり，腎臓に働きかけ尿中へのNa^+の排出を促進する働きがあり，レニン・アンジオテンシン・アルドステロン系による過度のNa^+貯留に拮抗する．

b. カテコールアミン

血圧低下は交感神経活動を高め，副腎からのカテコールアミン分泌を増やす．その結果，全身の抵抗血管の緊張が高まり血圧が上昇する．また，静脈系の緊張も高まるので，静脈に貯留していた血液が押し出され，静脈還流量が増えるので心拍出量が増加し血圧が上昇する．

c. 抗利尿ホルモン(バソプレシン，ADH)

血圧の低下や血漿浸透圧の上昇，循環血液量の低下は視床下部で感知され，脳下垂体後葉から抗利尿ホルモン(ADH)が放出される．ADHは腎臓の集合管における水の再吸収を促進して循環血液量を増やす．ADHは別名バソプレシン(vasopressin)ともいわれるように血管平滑筋を収縮させて血圧を上げるが，正常の血中濃度では血圧の調節にはとんど関与しない．

d. 血圧の異常：高血圧

血圧が60 mmHgより下がると腎臓での血液ろ過ができなくなる．また，脳では血圧が60 mmHg以上であれば，必要な血流が得られるように自己制御することができる．このように，血圧が60 mmHgより下がると生命の危機となることから，正常では余裕をもって100 mmHg程度に保たれている．ここまで述べたように血圧は心拍出量と末梢血管抵抗，循環血液量で決まり，神経やさまざまなホルモンで何重にも制御されている．こうした制御システムは危険なレベルへの血圧低下を強力に是正するが，必要以上の血圧上昇があっても十分に是正されず，高血圧症をきたす場合がある．高血圧の基準は最高血圧140 mmHg，最低血圧90 mmHgとされているが，多くの場合これを超えても症状はない．しかし，慢性の高血圧は心臓の仕事量増加と血管障害をもたらす．心臓では増加した仕事量に対応するため，心肥大が起こる．この際，心臓の毛細血管までは増えないので心臓の予備力が低下する．また上昇した動脈血圧は動脈硬化や中膜，内膜の肥厚をきたし，血管抵抗を増加させ，ますます血圧を高くする．こうした血管障害が心臓，腎臓，脳において進行すると，虚血性心疾患，腎不全，脳卒中などを引き起こす可能性が高まるので，高血圧を放置することは危険である．

第8章 消化と吸収

はじめに

　私たちは生命を維持するために必要な酸素以外の物質をほとんど口から摂取している．摂取した食物はさまざまな栄養素を含むが，それらを末梢の細胞が利用できるようにするためには，低分子の構成要素（ブドウ糖やアミノ酸，脂肪酸）にまで分解（消化）し，吸収する必要がある．この処理は多くの段階に分かれて順に進行し，最終的には少量の残渣だけが便として排泄される．

I 消化系の構成（図1）

　口から入った食物は肛門まで，ひとつながりの長い管である消化管に入る．消化管には消化酵素を含む消化液を分泌するさまざまな消化腺が開口している．消化管のうち小腸の前半までは，食物を機械的に粉砕し細かくして消化酵素とよく混ぜ合わせる過程と，消化酵素の働きで高分子を分解する化学的な消化過程が並行して行われている．その後の空腸後半から回腸以降では消化産物や水などが吸収される．こうして，食べたものに含まれる栄養素は吸収され，消化できなかった残渣が

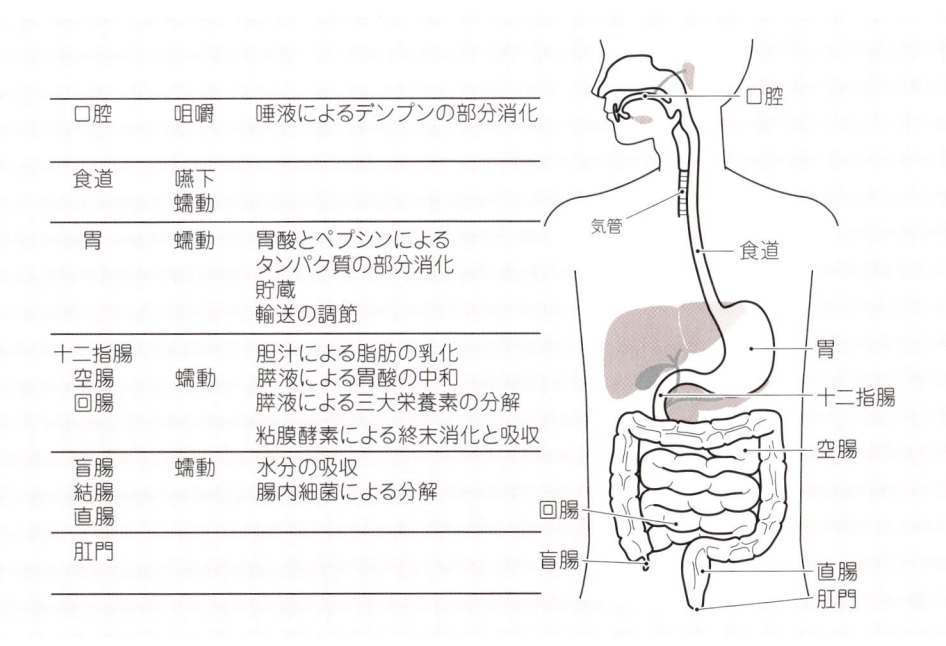

部位	運動	活動
口腔	咀嚼	唾液によるデンプンの部分消化
食道	嚥下 蠕動	
胃	蠕動	胃酸とペプシンによるタンパク質の部分消化 貯蔵 輸送の調節
十二指腸 空腸 回腸	蠕動	胆汁による脂肪の乳化 膵液による胃酸の中和 膵液による三大栄養素の分解 粘膜酵素による終末消化と吸収
盲腸 結腸 直腸	蠕動	水分の吸収 腸内細菌による分解
肛門		

図1　消化系の構成
左に名称，次にその場所で行われる消化運動，最後にその場所で行われる活動を記載した．

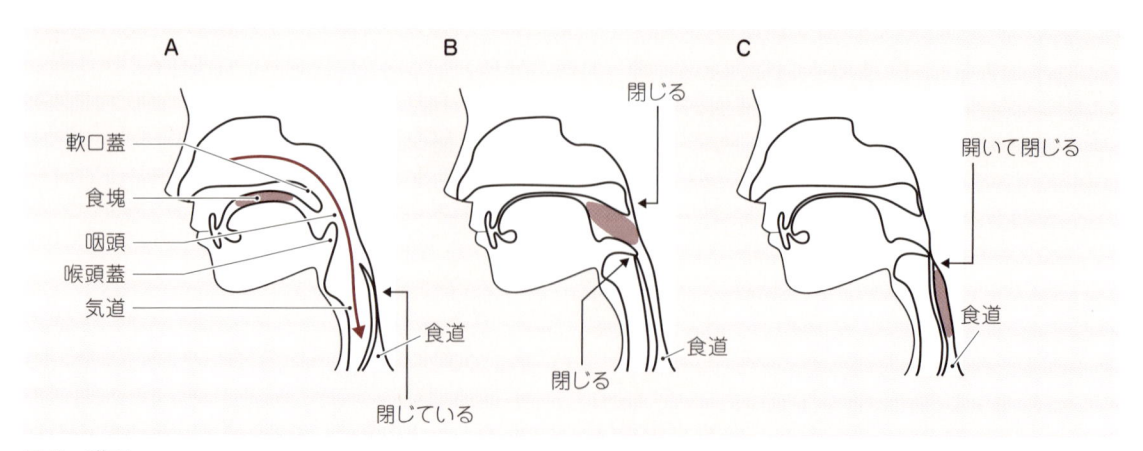

図2　嚥下
A：咀嚼中は鼻腔から気道への通路が開いており，鼻呼吸が可能である．食道の入口は閉じている．B：食塊が咽頭壁に触れると，反射的に軟口蓋が鼻腔への通路を閉ざし，喉頭蓋が気管にかぶさり，咽頭腔が閉ざされる．次に咽頭収縮筋が順に収縮して食塊を食道の入り口へ送る．C：食道に吸い込まれた食塊は蠕動運動により胃へ送られる．

便として排泄される．吸収された栄養素は，門脈やリンパ系を通して肝臓へ運ばれて貯蔵され，必要に応じて供給される．また，口から入った毒物や薬物も吸収されるが，それらを分解し無毒化するのも肝臓の重要な役割である．

消化管は内側から粘膜，粘膜下層，輪走筋層，縦走筋層，漿膜からなる．粘膜は場所によって構成する細胞や働きが異なるが，消化液を分泌する細胞や消化管ホルモンを分泌する細胞，微絨毛に覆われた吸収上皮細胞などが分布している．粘膜下層と輪走筋層の間には粘膜下神経叢が，輪走筋層と縦走筋層の間には筋層間神経叢（Auerbach神経叢）と呼ばれる発達した網目状の神経組織があり，消化管の運動や消化液の分泌を制御している．この神経組織は自律神経の影響を受けるが，それなしでも独自に活動できることから，症例数は少ないが小腸移植が行われている．消化管は互いに連携して活動しており，近距離の情報伝達には神経叢が，離れた場所への伝達にはさまざまな消化管ホルモンが用いられている．

II 口から食道へ

口に入った食物は咀嚼運動によって粉砕され唾液と混和される．咀嚼には咀嚼筋と舌の協調した動きが重要である．この過程で食物の味や性状が「吟味」され，異常な味のものや，尖った魚の骨のような危険物は排除される．

唾液のほとんどは三対の唾液腺から分泌される．1日に約1.5L分泌され，多糖類を分解する酵素であるアミラーゼを含む．唾液は安静時でも分泌されているが，食物との接触や嗅覚刺激によって反射的に分泌量が増加する．食事中は副交感神経を介した刺激でサラサラした唾液が大量に分泌される．交感神経はタンパク質を多く含み粘り気の強い唾液を少量分泌させる．議論が白熱し「口角泡を飛ばす」ときの泡は，この唾液による．

よく咀嚼され，唾液と混ざって適度に滑りやすくなった食物は，嚥下される（**図2**）．嚥下は，口腔へ開かれている気道との連絡を断ち，食塊を咽頭腔から食道を経て胃へ送る複雑な過程で，図に示す3相からなる．第1相（**図2A**）は，舌で食塊を形成し，それを舌で硬口蓋に押し付けて咽頭腔へ送り込む過程であり，随意的に行われる．第2相（**図2B**）は咽頭壁に食塊が触れると反射的に開始される．軟口蓋は上後方へ動き，咽頭腔から鼻腔への通路を閉ざす．喉頭は挙上し喉頭蓋が気管にかぶさる．こうして咽頭腔が閉ざされると，咽

頭収縮筋が上から順に収縮して圧を高めながら食塊を食道の入り口へ送る．同時に上食道括約筋が弛緩すると食塊は食道内へ圧差により吸い込まれる．第3相(図2C)では，食塊を食道の蠕動運動により胃へ輸送する．蠕動運動は食塊の口側で輪走筋が収縮し，肛門側で弛緩して内容物を進めるもので，縦走筋は食塊の付近で収縮して進行を助ける(図3)．このように能動的な過程であるので，逆立ちしていても水を飲むことができる．下食道括約筋は食塊が通過すると閉じ，胃からの逆流を防ぐ．咽頭から食道の上部までの筋肉は横紋筋であり，食道下部にかけて平滑筋に移行する．

III 胃

A 胃の運動(図4)

胃は噴門，底部，体部，幽門に分けられる．底部と体部は拡張しやすく，食塊の貯蔵場所としても働く．また，胃腺からは大量の胃液が分泌される．食塊が入ると蠕動運動が盛んになり食塊は胃液とよく混和され消化が始まる．蠕動は胃体部から幽門へ向かって進み内容物を幽門方向へ送るが，蠕動が近づくと幽門は閉じるので，内容物の大半は押し戻される．さらに蠕動が幽門に近づくと内容物は胃体部へ勢いよく逆流して撹拌される．これが毎分3〜4回繰り返され，その度に少量の内容物が十二指腸へ送られる．その量は食物の性質によって異なるが(脂肪は排出量を減らし，多くの香辛料は増やす)，内容物が胃からすべて排出されるには2〜4時間を要する．

B 胃液の分泌(図5)

胃の粘膜表面には胃小窩と呼ばれるくぼみが無数に存在し，ここに胃液を作る胃腺が接続している．胃腺には壁細胞，主細胞，副細胞があり，壁細胞は塩酸(胃酸)，主細胞はペプシノゲン，副細胞は粘液を分泌している．1日の分泌量は約2L

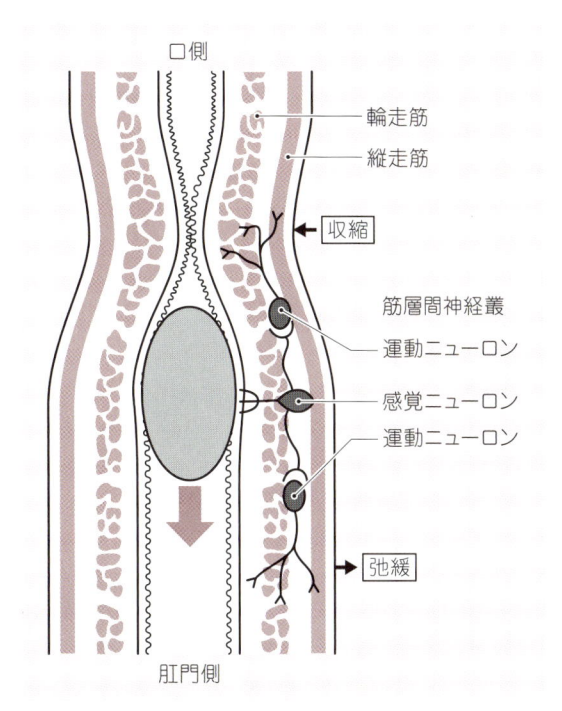

図3 蠕動運動
食塊の口側の輪走筋が収縮し，肛門側が弛緩して食塊を進める．この運動は筋層間神経叢によって制御されている．

である．胃酸はpH1の強酸でタンパク質を変性させ消化しやすくする．また，ペプシノゲンをタンパク質分解酵素であるペプシンに変える．胃酸とペプシンは胃の粘膜をも消化できるので，それを防ぐために粘液が分泌されている．粘液は胃粘膜の表面を覆い胃液との直接接触を防ぐ．胃酸とペプシンは，よく噛まずに飲み込んだ肉の塊のようなものまでをバラバラの繊維状になるまで細かくし，胃の内容物をよく煮込まれて肉も野菜も溶けてしまった「シチュー」のようにする．

C 神経とホルモンによる調節

食事を前にしただけで，視覚や嗅覚への刺激は副交感神経を介して胃酸とペプシノゲンの分泌を促進する．味覚刺激も胃液の分泌を促進する．これを胃液分泌の脳相という．食塊が胃に到着すると胃液分泌の胃相が始まる．機械的刺激や化学的刺激は副交感神経を経由する反射と壁内神経叢を

84　第8章　消化と吸収

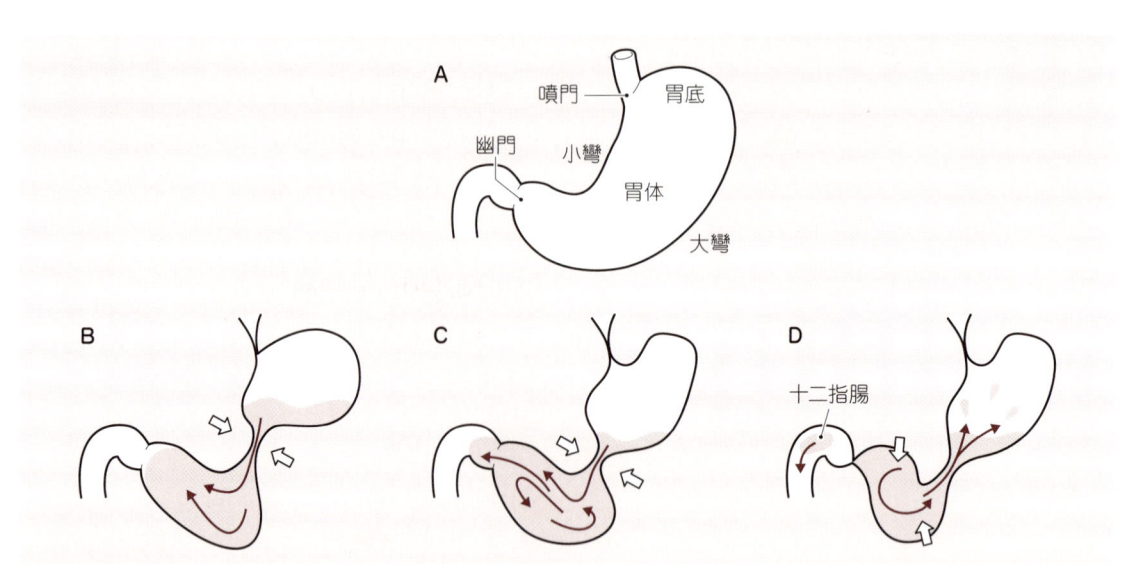

図4　胃の運動
A：胃各部の名称．B〜D：胃に食物が入ると胃体部から蠕動が始まり，BからDの順でくびれが幽門へ向かって進み，内容物がよく攪拌され，少量ずつ十二指腸に送られる．

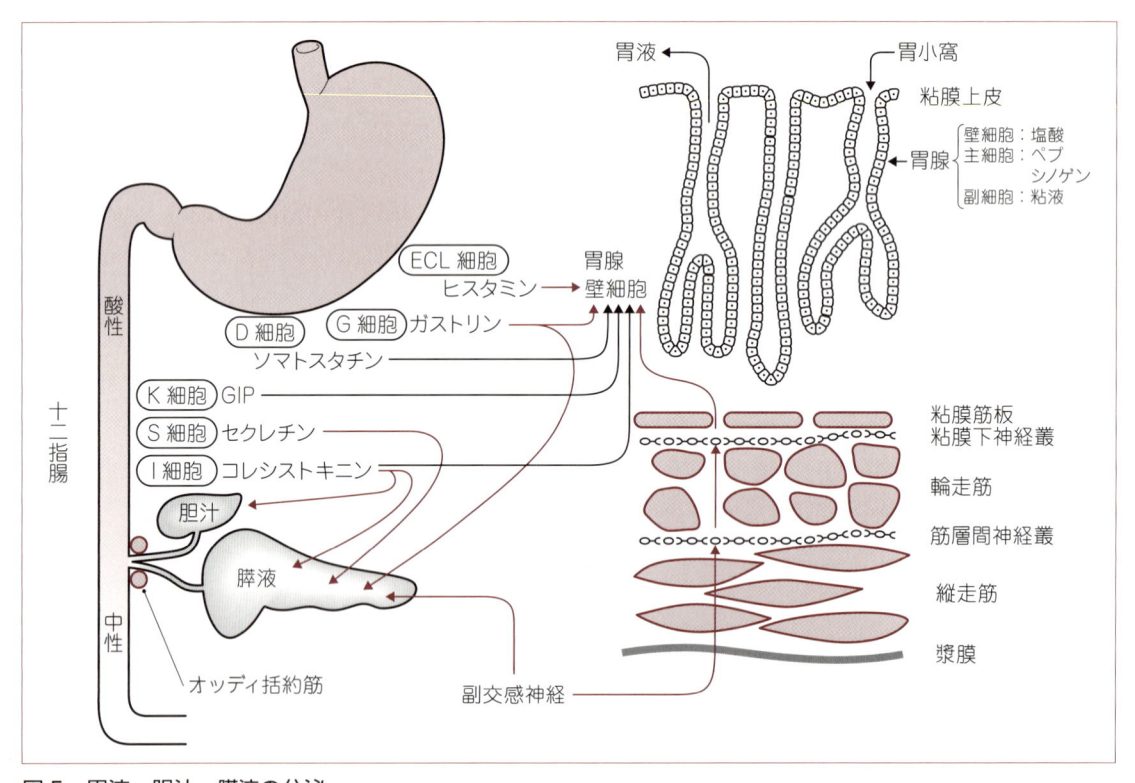

図5　胃液，胆汁，膵液の分泌
胃の粘膜表面には胃小窩と呼ばれるくぼみが無数に存在し，ここに胃液を作る胃腺が接続している．胃液の分泌には副交感神経だけでなく，胃や十二指腸から分泌される消化管ホルモンが大きく関与している．図で→は分泌を促進する刺激，→は分泌を抑制するものを示す．十二指腸への胆汁と膵液の分泌に関しても図のようにさまざまな因子が関与している．

介する反射により胃液を分泌させる．さらに化学的刺激により胃のG細胞からはホルモンとして作用するガストリンが，ECL細胞からはヒスタミンが分泌され，どちらも壁細胞を刺激するので胃酸の分泌が増える．胃内のpHが下がり過ぎるとガストリンの分泌が減って胃酸分泌が減少する．十二指腸に胃内容物が流れ込むと腸相が始まり，セクレチン，胃抑制ペプチド(GIP)，コレシストキニン，ソマトスタチンなどの消化管ホルモンが分泌される．セクレチン以外は胃酸分泌に抑制的に働く．セクレチンには主細胞からのペプシノゲン分泌を増やす作用もある．

IV 十二指腸における膵液，胆汁との混和

十二指腸は胃と小腸をつなぐC字型の管で，膵管と胆管が開口している．このような位置にある十二指腸はいくつかの消化管ホルモンを用いて，胃だけでなく膵臓と胆嚢の働きも制御している．その結果，胃で十分に粉砕された「シチュー」は適量ずつ十二指腸に入り，食べたものに合わせて適量の膵液と胆汁が混和され，胃酸を中和して小腸での消化吸収に適した組成に調理し直される．

A 膵液の成分

三大栄養素を分解する多くの酵素と重炭酸イオン(HCO_3^-)を含み弱アルカリ性である．1日に1.5Lほど分泌される．消化酵素には次の①〜③が含まれる．

① 糖質分解酵素：アミラーゼは唾液のものと同じく，デンプンやグリコーゲンをデキストリンや二糖類のマルトースまで分解する．

② タンパク質分解酵素：不活性型の前駆体として膵臓から分泌され，小腸内で活性型のトリプシン，キモトリプシン，エラスターゼ，カルボキシペプチダーゼとなる．このため膵臓は自己消化されない．活性型の酵素はタンパク質を数個のアミノ酸からなるオリゴペプチドやアミノ酸にまで分解する．

③ 脂肪分解酵素：リパーゼは中性脂肪を脂肪酸とグリセリンに分解する．

B 膵液の分泌調節

十二指腸粘膜のS細胞は胃からの酸の流入を検知するとセクレチンを分泌して膵臓からのHCO_3^-分泌を刺激する．同様に十二指腸粘膜のI細胞はコレシストキニンを分泌し，消化酵素の分泌を刺激する．また，ガストリンと副交感神経も膵液の分泌を刺激する．

C 胆汁の成分

胆汁は1日に約0.5L分泌される．胆汁には胆汁酸塩，電解質，胆汁色素が含まれるが消化酵素は含まれない．しかし，脂肪の消化に胆汁による乳化が必要である．

胆汁酸は肝臓で不要になったコレステロールから作られる．胆汁色素の主成分はビリルビンで，老化した赤血球のヘモグロビンから作られ肝臓で水溶性にされて胆汁中に分泌される．腸管へ分泌された胆汁酸の90％は回腸で吸収され肝臓に戻って再利用される．肝臓で作られた胆汁は胆嚢に蓄えられ，濃縮される．

D 胆汁の放出

十二指腸粘膜のS細胞から放出されるセクレチンは肝臓に作用し，胆汁の分泌を促す．I細胞から放出されるコレシストキニンは胆嚢を収縮させるとともにオッディ(Oddi)括約筋を弛緩させて胆汁を十二指腸へ流し込む．

V 小腸，大腸

小腸の管腔内では膵液や胆汁と胃で準備された食物の「シチュー」をよく混和して管腔内消化が行

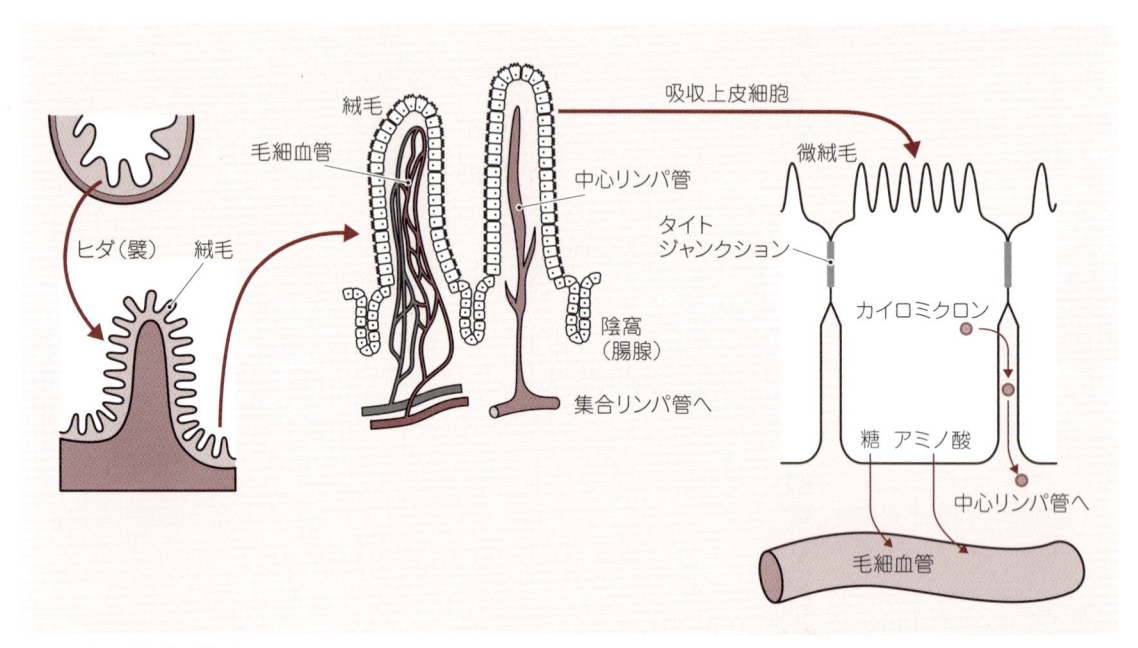

図6 小腸粘膜の構造
小腸の内面には多数のヒダ（襞）があり，その上にさらに多数の絨毛が突出し，それを覆う上皮細胞の内腔面には微絨毛が存在する．絨毛内には発達した血管網とリンパ管（乳び管）があり，上皮細胞が吸収した栄養素を速やかに運び去る．

われる．そうして作られた短分子の栄養素は小腸粘膜表面にある酵素で終末消化されて膜内に取り込まれる．栄養素の吸収は粘膜上皮細胞の表面で行われるので，食べたものをもれなく吸収するために表面積は広い方が有利である．そのため小腸の内面には多数のヒダ（襞）があり，その上にさらに多数の絨毛が突出し，それを覆う上皮細胞の内腔面には微絨毛が存在する．この結果，吸収が行われる粘膜上皮細胞の総表面積は200 m^{2}にもなる（**図6**）．

小腸においても内容物を攪拌しながら口側から肛門側へ送る蠕動運動が主にみられる．他には輪走筋の局所的収縮による分節運動や縦走筋の収縮による振り子運動もみられる．

絨毛の間には陰窩が散在する．陰窩からは1日あたり2Lほどの腸液が分泌される．小腸上皮細胞の寿命は数日と短く，毎日多数の細胞が剥脱する．その分の細胞を陰窩底部にある未分化細胞が分裂して補給する．絨毛内には発達した血管網とリンパ管（乳び管）があり，上皮細胞が吸収した栄養素を速やかに運び去る．

小腸で消化，吸収が行われた残りが1日あたり約1.5L大腸に入る．大腸では栄養素の吸収は起こらないが，電解質の吸収と分泌および水の吸収が起こる．このため，大腸の粘膜に絨毛はみられず，陰窩が発達している．よく発達した大腸の縦走筋は3本に集まり結腸ヒモとなる．この結腸ヒモと輪走筋による蠕動運動が内容物を直腸へゆっくり送りながら水分を吸収し便を固形化させる．食事などが誘因となって，盲腸からS字結腸へ向かう大蠕動が1日に1～3回起こる．これは10分以上にわたる強力な蠕動で内容物を一気に直腸へ送る．

腸内にはさまざまな細菌が常在している．小腸で消化できなかったセルロースのような物質は腸内細菌の働きで脂肪酸に変えられて大腸から吸収される．また，腸内細菌の代謝産物や細菌自身が一部のビタミンの供給源となる．

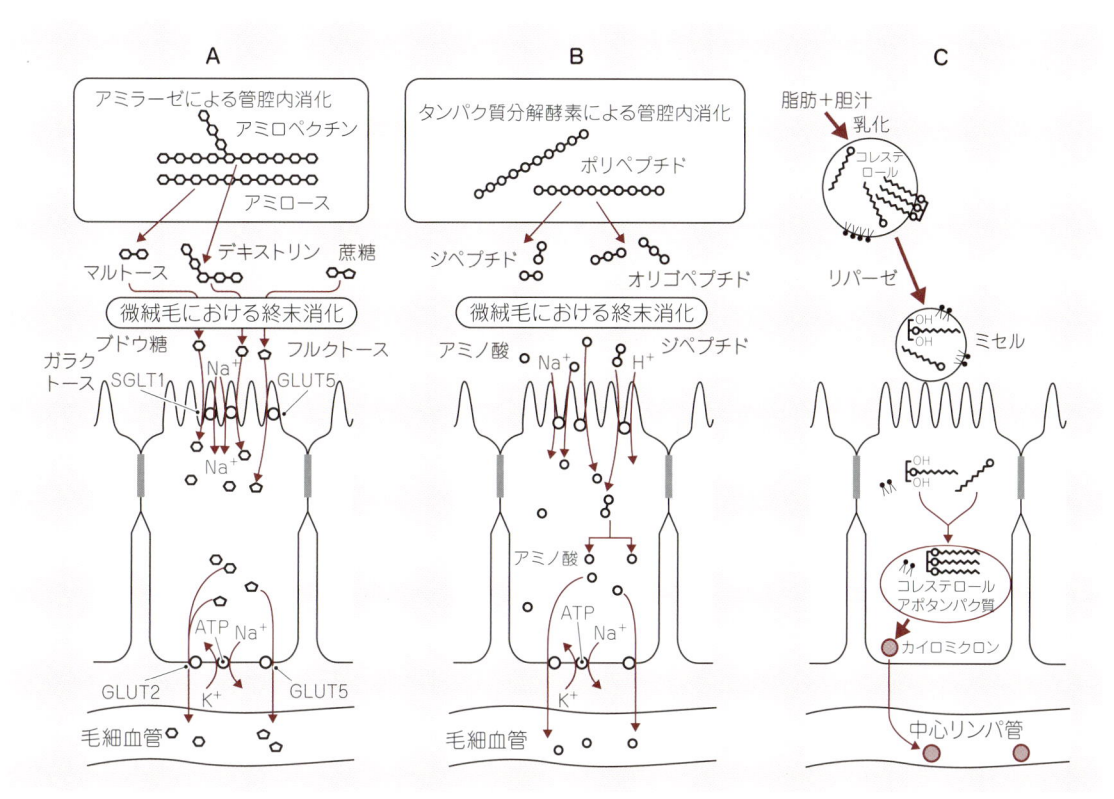

図7 小腸粘膜上皮における終末消化と吸収
A：糖質の吸収，B：タンパク質の吸収，C：脂肪の吸収．

A 糖質の吸収（図7A）

　膵液のアミラーゼによる管腔内消化でデキストリンや二糖類のマルトースまで分解された糖類は微絨毛にある酵素によりブドウ糖やフルクトース，ガラクトースなど単糖類に分解される（終末消化）．こうして作られた単糖類はただちに単糖輸送体によって細胞内に取り込まれる．輸送体には2種類あり，ブドウ糖とガラクトースはナトリウムイオン（Na^+）の濃度差を利用するブドウ糖輸送体（SGLT1）によって輸送され，フルクトースはNa^+に依存しないGLUT5で輸送される．細胞内に取り込まれた単糖類は側底面にある別の輸送体により間質から門脈血中へ輸送される．

B タンパク質の吸収（図7B）

　胃と膵臓から分泌されたさまざまなタンパク質分解酵素による管腔内消化で食物中のタンパク質はアミノ酸またはオリゴペプチドにまで分解される．オリゴペプチドは微絨毛のオリゴペプチダーゼによりアミノ酸，ジペプチド，トリペプチドに分解される．アミノ酸はその性質によって異なる輸送体で取り込まれる．ジペプチド，トリペプチドも別の輸送系で取り込まれ，細胞内でアミノ酸に分解される．アミノ酸は側底面にある輸送体により間質から門脈血中へ輸送される．

C 脂肪の吸収（図7C）

　脂肪を分解する水溶性のリパーゼが水に溶けない脂肪を分解するためには脂肪の粒をできるだけ

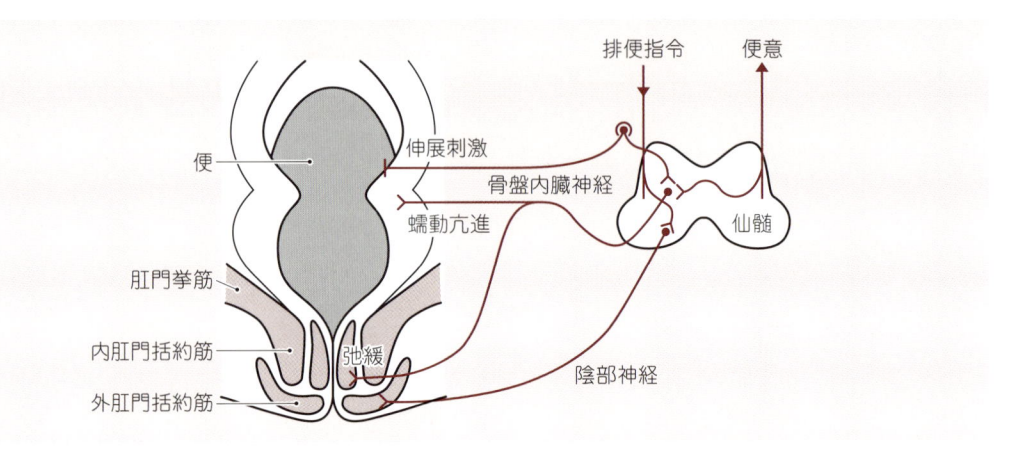

図8 排 便

小さくする必要がある．胃と小腸の運動による攪拌で脂肪は直径が0.1〜0.3mmの油滴となる．そこへ胆汁に含まれる胆汁酸が混ざると直径100nm以下の小滴となる．これを乳化といい，胆汁酸が洗剤と同じように油脂に作用するため起こる．リパーゼは小滴の表面に露出した脂肪を脂肪酸とモノアシルグリセロールに分解する．これらは，コレステロールやリン脂質と一緒になってさらに小さなミセルを作る．ミセルの直径は微絨毛の太さよりも随分小さいので容易に微絨毛から吸収される．細胞膜は脂質でできているので，ミセルに含まれる脂質は細胞内へ単純拡散で入る．

小腸上皮細胞では，脂肪酸とモノアシルグリセロールが再び結合してトリグリセリドが再合成される．これにリン脂質，コレステロール，細胞内で作られるアポタンパク質が加わり直径 $0.1\mu m$ 以上のカイロミクロンと呼ばれる微粒子が作られる．カイロミクロンは間質へ分泌され絨毛内部の中心リンパ管に入って全身へ運ばれる．

D 水の吸収

飲食物からの水1.5Lに消化液の水分が加わり，1日に9Lほどの水が小腸に入る．その95%は小腸で吸収される．ブドウ糖やアミノ酸，Na^+ が上皮細胞に吸収されると，上皮細胞内や間質の浸透圧が管腔内より高くなる．上皮細胞間のタイトジャンクションは水を通すので，水は浸透圧差に従って移動する．

E ビタミンの吸収

食物には生命活動の維持に必要な，さまざまなビタミンも含まれている．それらもまた腸管から吸収される．水溶性ビタミンの吸収は小腸上皮細胞にある各ビタミンに特異的な輸送体による．ビタミン B_{12} は胃の胃酸分泌細胞が分泌する内因子と結合して回腸まで来ると，上皮細胞表面の受容体に結合して取り込まれる．脂溶性ビタミンは食物中の脂質とともにミセルに入り，小腸上皮細胞に取り込まれる．

VI 排 便(図8)

下行結腸とS字結腸では，ときおり便の塊を直腸へ送り出す集団運動と呼ばれる強い蠕動運動が起こる．こうして便の塊が直腸に入ると，直腸壁が伸展され，排便反射が始まる．排便反射の求心路は骨盤内臓神経で，中枢は仙髄にある．求心路からの興奮は仙髄の側角で遠心路へ伝えられると同時に，大脳にも伝えられ便意が生じる．ただちに排便できない状況では，随意筋である外肛門

括約筋を強く収縮させ排便を抑制する．排便可能な状況では，反射の遠心路は直腸の蠕動を亢進させ内肛門括約筋を弛緩させる．さらに，意識的に呼吸を止め腹圧を上昇させるとともに，外肛門括約筋を弛緩させて便を排出させる．

Ⅶ 肝臓の働き

肝臓は胆汁を合成するだけでなく，さまざまな機能をもっている約1.5 kgの大きな臓器である．消化管から出た血液はすべて門脈から肝臓に流れ込むことからわかるように肝臓は消化管で吸収された物質の処理を行っている．

A 糖質の処理

まず吸収されたブドウ糖以外の糖をすべての細胞が利用できる糖であるブドウ糖に変換する．血中ブドウ糖濃度（血糖値）が90 mg/dL以上であれば，肝臓は多くのブドウ糖を重合させてグリコーゲンを合成し，貯蔵する．血糖値が低下すると，蓄えていたグリコーゲンを分解してブドウ糖を作り，血中へ放出する．またブドウ糖が不足したときや，タンパク質や脂肪の摂取が多すぎるときは，タンパク質や脂肪をブドウ糖に変換する．

B アミノ酸の処理

吸収された各種アミノ酸は全身の細胞に取り込まれタンパク質合成の材料とされる．肝臓では必須アミノ酸から非必須アミノ酸を生成する．また，さまざまな血漿タンパク質を合成する．役目を終えたタンパク質はアンモニアにまで分解されるが，この処理も多くは肝臓で行われる．アンモニアはさらに肝臓で無害化され，尿素となって腎臓から排泄される．

C 脂質の処理

リンパ系を経て肝臓に届いたカイロミクロンに含まれるトリグリセリド，リン脂質，コレステロールは肝臓でリポタンパク質に組み込まれ，血液中を運搬できるようにして血中へ放出される．リポタンパク質は全身の脂肪細胞で貯蔵される．脂質はエネルギー源として重要なだけでなく，リン脂質やコレステロールは細胞を構成する材料としても重要である．

D その他

ビタミンA，ビタミンB_{12}と鉄は肝臓で作られる輸送用タンパク質と結合して血中へ放出される．ビタミンDは肝臓で水酸化され活性が高まる．

アルコールや多くの薬物は肝細胞に存在するさまざまな酵素によって代謝され無毒化される．これを肝臓の解毒作用という．

第9章

代謝・エネルギー・体温

◆ はじめに

　私たちの体を構成しているすべての細胞は，それぞれが生存し続け，それが担っている役割を果たすためにエネルギーを必要とする．例えば筋肉の活動，神経細胞をはじめとするすべての細胞の膜電位の維持，細胞における物質の合成，消化管や尿細管からの栄養素の再吸収などにはエネルギーが不可欠である．細胞がこれらの活動で利用しているエネルギー源はアデノシン三リン酸（ATP）である．より正確に言うと，1 mol の ATP がアデノシン二リン酸（ADP）に分解されるときに発生する 7.3 kcal がエネルギー源であり，これを用いて細胞は濃度勾配に逆らって物質を移動させたり筋を収縮させたりする仕事を行っている．

　食物から取り入れられた栄養素（炭水化物，脂質，タンパク質，ミネラル，ビタミン）は生体を構成する成分となったり，段階的に代謝されてエネルギー（ATP）の供給に使われたりする．よく知られているように，1 g の炭水化物は 4 kcal，脂質は 9 kcal，タンパク質は 4 kcal のエネルギーを与える．食物から得られたエネルギーは生体内でさまざまな仕事に利用されたのち最終的に熱となって体を温める．こうして産生される熱は皮膚から放出され，そのバランスを取ることで私たちの体温は一定に保たれている．この章では，食物からのエネルギー代謝，1日に必要とされるエネルギー量などについて述べたあと，体温の調節について説明する．

I 三大栄養素と ATP 生成

A 炭水化物

　消化管において炭水化物の約 80％はブドウ糖として吸収される．残りの約 20％はフルクトースやガラクトースであるが，それらも肝臓でブドウ糖に変わる．ブドウ糖は最も利用されやすいエネルギー源であり，1 mol のブドウ糖（180 g）を完全に酸化すると 686 kcal のエネルギーが遊離されるが，それを利用して細胞内では 38 mol の ATP が作られる．

　ブドウ糖を酸化して ATP を生成する過程は，解糖系，TCA 回路（クエン酸回路），電子伝達系の3段階に分けられる（図1）．解糖系は細胞質で行われる酸素を必要としない過程で，1分子のブドウ糖から2分子の ATP と2分子のピルビン酸が作られる．ピルビン酸はミトコンドリアに入り，アセチル補酵素 A（アセチル CoA）になる．アセチル CoA のアセチル基はオキサロ酢酸と結合してクエン酸となる．クエン酸は TCA 回路と呼ばれる一連の化学反応によって2分子の二酸化炭素（CO_2）が除かれ ATP が作られ，オキサロ酢酸に戻る．この過程でできた水素原子はミトコンドリアの内膜にある電子伝達系に渡され，酸素と結合して多量のエネルギーが放出され多数の ATP が作られる．この TCA 回路はエネルギー代謝が合流する場所であり，タンパク質や脂質もいくつかの中間段階を経て最終的に TCA 回路で代謝される．

　こうして細胞は活動に必要なエネルギーを血液から供給されるブドウ糖から作っている．そのた

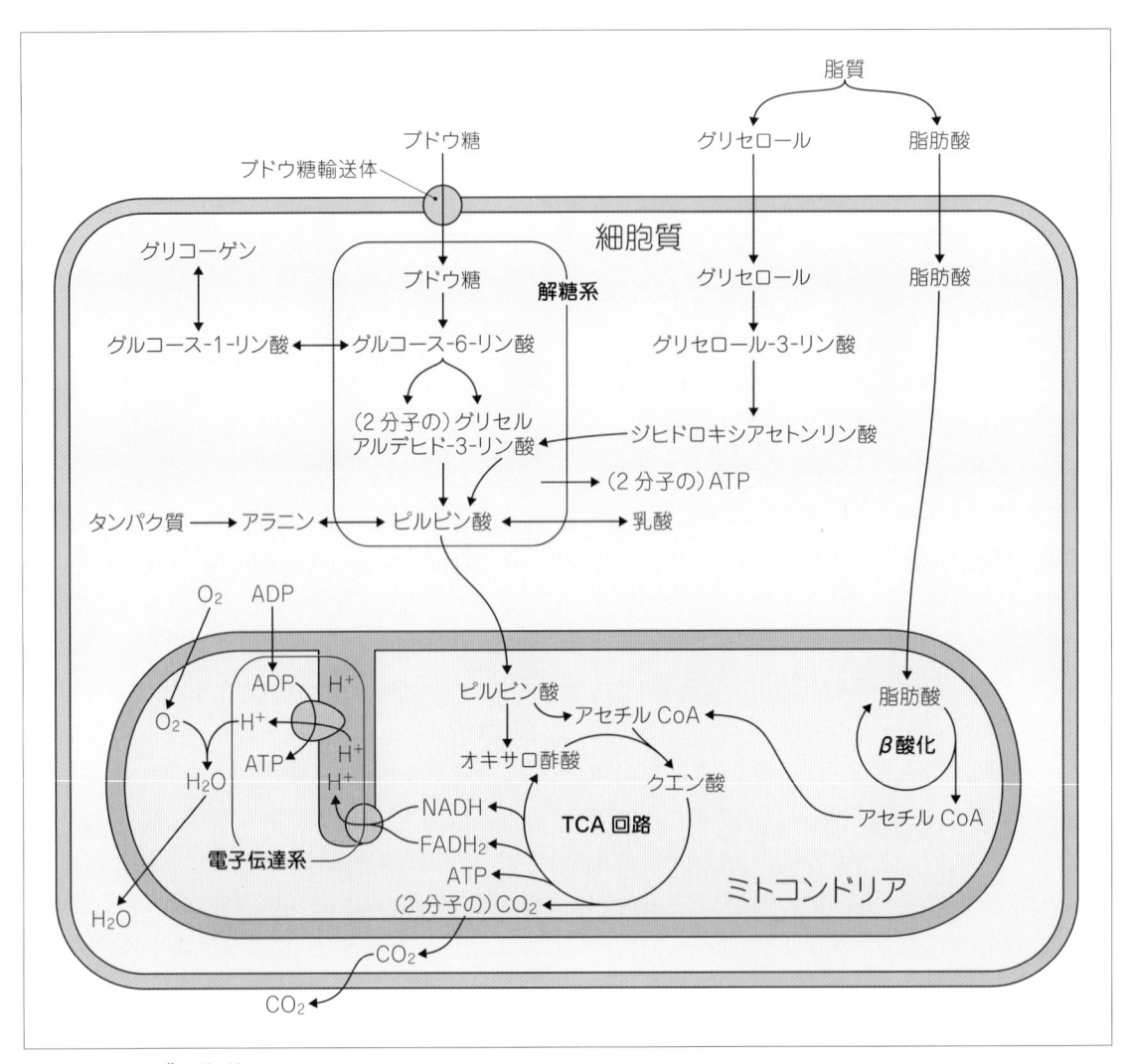

図1 エネルギー代謝

すべての細胞は，ブドウ糖からATPを作っている．細胞質内では解糖系を経て無酸素的に1分子のブドウ糖から2分子のATPと2分子のピルビン酸が作られる．ピルビン酸はミトコンドリアに入り，TCA回路によってCO_2と水素原子に分解される．水素原子はミトコンドリアの内膜にある電子伝達系に渡され，酸素と結合して多数のATPが作られる．この経路には脂質やタンパク質の代謝産物も合流し，ATPが作られる．NADHと$FADH_2$はTCA回路で作られた高エネルギー電子を運搬する．

め，血中ブドウ糖濃度（血糖値）は空腹時でも70mg/dLを下回らないように内分泌系，神経系によって厳密に調節されている．ブドウ糖は細胞膜を通過せず，ブドウ糖と結合する特別な輸送体を通って濃度勾配により細胞内へ入る．輸送体によって細胞内に取り込まれるブドウ糖量はインスリンによって調節されている．このため，糖尿病でインスリンが欠乏すると，細胞周囲に大量にブドウ糖が存在していても利用することができな

い．その場合は，細胞膜を容易に通過する脂質や細胞内に存在するタンパク質を分解してエネルギー源とするようになる．

ブドウ糖からのATP産生は細胞がATPを必要とする度合いに応じて常に調節されており，無駄に作られることはない．食後などで血糖値が上昇し，必要以上のブドウ糖が細胞内に流入すると，過剰のブドウ糖はグリコーゲンとして蓄えられるか，脂肪に変換されて貯蔵される．こうして蓄積

されたグリコーゲンや脂肪は糖質が不足するとエネルギー源として使われる．

B 脂質

食物から吸収された脂質はエネルギー源として使われるとともに，組織脂肪や貯蔵脂肪として蓄えられる．脂肪は1gあたり約9kcalものエネルギーを有し，小さい容積で大きなエネルギーを貯蔵することができる．脂質にはトリグリセリド(中性脂肪)，リン脂質，コレステロールなどが含まれる．トリグリセリドは1分子のグリセロールに3分子の長鎖脂肪酸が結合したものであり，脂肪組織内に大量に貯蔵されている．

トリグリセリドは脂肪分解酵素(リパーゼ)によってグリセロールと脂肪酸に分解される．どちらも脂溶性であるため，細胞膜を通過し細胞内へ容易に取り込まれる．そこで，グリセロールはグリセロール-3-リン酸を経てピルビン酸に変化し，TCA回路に入って代謝される．脂肪酸の分解と酸化はミトコンドリアにおいて，2個の炭素部分をアセチルCoAの形で次々と切り離して行われる．この過程をβ酸化という．こうして作られたアセチルCoAはただちにTCA回路に入り，オキサロ酢酸と結合してクエン酸となり最終的にCO_2と水素原子に分解される．水素原子は電子伝達系によってさらに酸化され多量のATPが作られる．

この過程が順調に進むためにはブドウ糖の中間代謝産物であるオキサロ酢酸が必要である．飢餓や重症の糖尿病あるいは極端な高脂肪食によってブドウ糖の代謝が不十分となると，オキサロ酢酸が不足するためアセチルCoAがTCA回路に入れなくなり脂肪が完全には酸化されなくなる．そうすると，処理しきれなくなったアセチルCoAはケトン体と総称されるアセト酢酸，βヒドロキシ酪酸，アセトンに変えられ血液中に放出される(**図2**)．体内にケトン体が異常に大量にある状態はケトーシスと呼ばれる．またアセト酢酸とβヒ

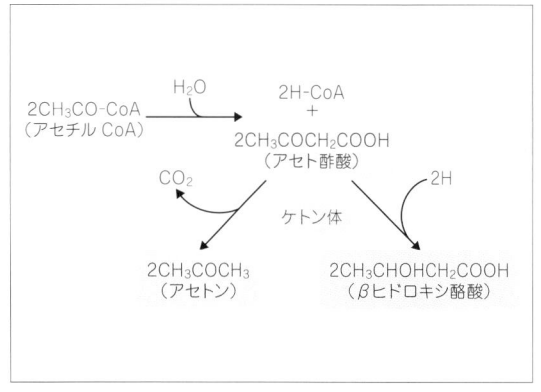

図2 ケトン体
糖尿病あるいは極端な高脂肪食によってブドウ糖の代謝が不十分となると，オキサロ酢酸が不足するためアセチルCoAが処理しきれなくなる．余ったアセチルCoAはケトン体と総称されるアセト酢酸，βヒドロキシ酪酸，アセトンに変えられ血液中に放出される．

ドロキシ酪酸は有機酸であることから体液のpHは酸性に傾き，代謝性アシドーシス(ケトアドーシス)となる．

コレステロールとリン脂質は生理的に重要な細胞膜の構成要素となっている．体内のすべての細胞および細胞内小器官は，コレステロール，リン脂質と一定の不溶性タンパク質によって形を保つことができている．コレステロールはタンパク質とリン脂質で取り囲まれたリポタンパク質を形成して血液中を循環している．脂質とタンパク質の割合によってさまざまな密度のリポタンパク質が存在する．そのうちの低密度リポタンパク質(LDL)はコレステロールに富み，末梢組織へコレステロールを輸送する．肥満であったり，日常の食事で飽和脂肪酸を多く含むものを好み，運動不足の生活習慣を続けるとLDLの血漿濃度が上がる．この状態は，大動脈から中動脈にかけての内膜にLDLが沈着して，アテローム性動脈硬化を引き起こす大きな要因の一つである．一方，高密度リポタンパク質(HDL)は末梢組織からコレステロールを肝臓へ転送する働きがあり，アテローム性動脈硬化の発症予防に役立つといわれている．

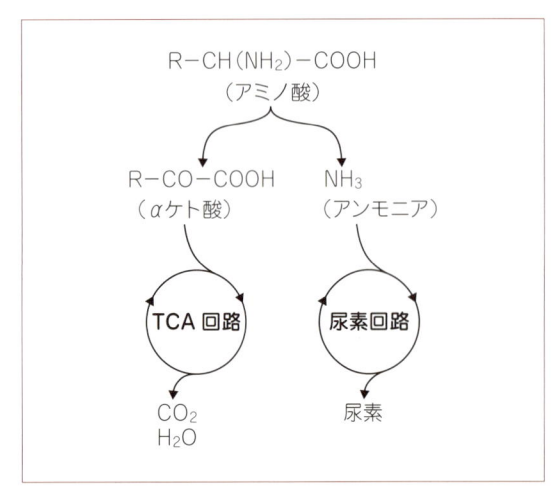

図3 アミノ酸の代謝
再利用されないアミノ酸は，アミノ基が除去されてαケト酸とアンモニアが作られる．αケト酸はTCA回路に入って代謝される．アンモニアは尿素に変えられて尿へ排泄される．

C タンパク質

　タンパク質は20種以上のアミノ酸がペプチド結合によって重合した高分子化合物で，炭素，水素，酸素の他に窒素を含んでいる．私たちの体を構成しているタンパク質は絶えず分解と合成が行われており，通常のヒトでは1日あたり全体の1～2％が更新されている．タンパク質が分解されてできたアミノ酸の一部は新たなタンパク質合成に使われるが，残りはアミノ基が除去されてαケト酸が作られる（図3）．アミノ基は再利用されるか，アンモニアを経て尿素に変えられて尿へ排泄される．αケト酸はTCA回路に入って代謝され，空腹時にはタンパク質1gあたり4kcalのエネルギーが得られる．こうして分解される分のタンパク質は食物によって補われる．健康を維持するために最低限必要とされるタンパク質の摂取量は体重1kgあたり1.0gとされている．日々食物からタンパク質として補給される窒素の量は，尿へ排泄される窒素の量とほぼつり合っている．これを窒素平衡といい，通常は摂取窒素量－排泄窒素量はゼロであるが体にタンパク質が蓄積される発育期には正となり，飢餓状態では負となる．

II 代謝量

A 基礎代謝（図4）

　生きていくために必要最低限の活動が行われているときの代謝量を基礎代謝量という．すなわち，空腹の状態で安静に横たわっているときに，脳機能，呼吸運動，心臓，腎臓などの活動を維持し，体温を保つのに必要な最小限のエネルギー量である．日本人の成人男性で1,400kcal，女性で1,100kcal程度である．基礎代謝量には体表面積，体重，体脂肪率，体温，気温，ホルモンが影響する．基礎代謝量を増加させるホルモンとして成長ホルモン，甲状腺ホルモンとアドレナリンなどが知られている．

B 安静時エネルギー代謝（図5）

　基礎代謝量は安静に横たわっているときのものであり，起き上がって安静に椅子に座ると姿勢維持などのために筋活動が増える．また，空腹でなければ消化吸収に伴う食事誘発性熱産生も加わる．その結果，基礎代謝量に比べ代謝量は約20％増える．この座位安静時の代謝量を安静時エネルギー代謝量という．

C 労作時エネルギー代謝，代謝当量（METs）

　運動や労作に伴って代謝量は当然増える．運動時の代謝量を労作時エネルギー代謝量といい，運動強度が増すにつれ大きくなる．そこで，運動強度の目安として代謝当量 metabolic equivalents（METs）がよく用いられる．METs＝労作時エネルギー代謝量／安静時代謝量である（表1）．呼吸の章で述べたように安静時に私たちは約0.25L/分の酸素を消費している．表からわかるように軽い運動でも酸素消費量は安静時の数倍に増える．

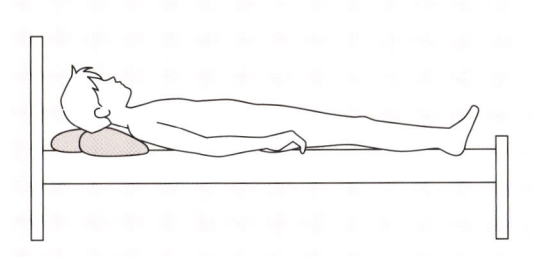

測定条件：安静，覚醒，空腹，仰臥位
活動している主な臓器：脳，心臓，腎臓
筋活動：呼吸運動

図4 基礎代謝
生きていくために必要最低限の活動が行われているときの代謝量を基礎代謝量という．

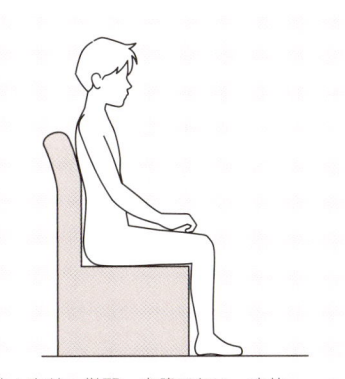

測定条件：安静，覚醒，空腹でない，座位
活動している主な臓器：脳，心臓，腎臓，肝臓，消化器
筋活動：呼吸運動，姿勢維持

図5 安静時エネルギー代謝

表1 運動強度別の METs

運動強度	METs	身体活動例	酸素消費量(L/分)	消費エネルギー(kcal/分)
非常に軽い	2.5 以下	座って事務作業 キーボード入力	0.5 以下	3.5 以下
軽い	2.5〜5.0	歩行，掃除	0.5〜1.0	3.5〜5.5
ふつう	5.0〜7.5	階段昇降 軽いジョギング	1.0〜1.5	5.5〜8.0
強い	7.5〜10.0	ランニング，水泳 重い荷物を運ぶ	1.5〜2.0	8.0〜10.5
非常に強い	10.0 以上	水泳(バタフライ，速いクロール)	2.0 以上	10.5 以上

[(独)国立健康・栄養研究所：改訂版「身体活動のメッツ(METs)表」より加筆，作成．]

もし，呼吸・循環系がそれだけの酸素を供給できなければ息苦しくなって，その運動を続けられなくなる．したがって，どのくらいの強度の運動まで行えるか(運動耐容能という)は呼吸・循環系機能の指標となる．運動耐容能の簡易的な測定法として6分間歩行試験が知られている．これは1分ごとに規定の声かけを行いながら6分間にできるだけ長い距離を歩くよう努力させ，その距離を計測するものである．400m以上歩ければ日常生活に支障はないが，200m以下では外出ができなくなる．

III 体温

一般に体温といった場合，生体の深部組織の温度である核心温度を指す．核心温度は通常，±0.6℃以内の範囲に保たれている．一方，皮膚温は環境温度で大きく変化する．体温は生体からの熱産生と熱損失のバランスで決まる．

A 熱の出入り

安静時の熱産生は基礎代謝量に加え，ふるえ(筋収縮)と非ふるえ熱産生，食物の消化，吸収，貯

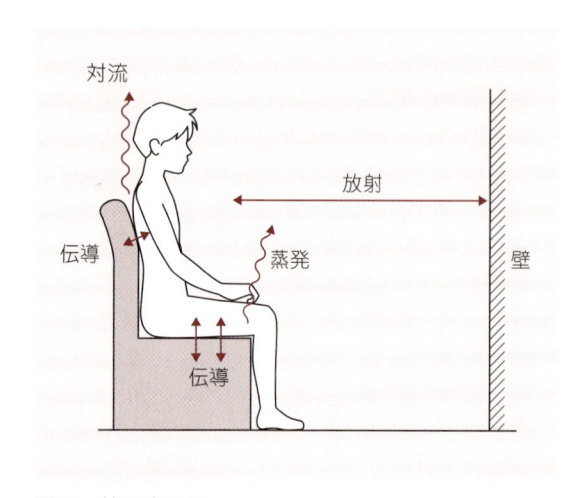

図6 熱の出入り
体表面からは，放射，伝導，対流，水分蒸発によって熱が放散される．

蔵過程で増加する代謝熱などからなる．ふるえは不随意的に生じる筋収縮で，外部には仕事をしないので収縮エネルギーはすべて熱となる．非ふるえ熱産生は主に褐色脂肪細胞で行われ，ミトコンドリアにおける酸化反応がATP合成に使われず熱として放出されるもので，交感神経刺激により亢進する．こうした熱の大半は体の深部で発生し，血流によって体表面へ運ばれる．一方体表面からは，放射，伝導，対流，水分蒸発によって熱が放散される（図6）．

放射とは赤外線（熱線）の形で物体表面から熱が放射されることをいう．温度が高い物体ほど多くの熱量が放射される．体温より温度が低い壁などは体から放射される熱を吸収して温まり，ストーブや太陽などは体を温める．衣服は放射による熱の損失や流入を防ぐ．

直接接している椅子やベッドなどへは伝導によって体から熱が失われるが，その割合はわずかである．皮膚と接している空気へも伝導で熱が移動する．また，暖められた空気が（衣服によって）体表付近にとどまっていれば熱の損失はわずかであるが，暖められて軽くなった空気が体から離れ，新しい空気と入れ替わると熱の損失は大きくな

る．これを対流性熱損失という．さらに，体が風に曝されると熱損失が増加する．

水が体表面から蒸発すると1gあたり0.58kcalの熱が失われる．汗をかかなくても皮膚や肺から絶えず水は蒸発しており，その量は1日に1Lにも及ぶ．これを不感蒸散という．この量は体温調節のためにコントロールすることはできないが，汗の蒸発による熱損失は制御可能である．水の蒸発は環境温度が体温より高くても熱を放散できる唯一の手段である．

B 体温調節（図7）

体温調節の中枢は視床下部にあり，脳温が約37℃のセットポイントに保たれるように監視している．もし，脳温がセットポイントを超えると全身の皮膚に汗が出現し，蒸発性の熱損失を増やす．また，皮膚血管を強く拡張させて皮膚からの熱放射を増やすとともに，非ふるえ熱産生など余分な熱産生を強く抑制する．一方，脳温がセットポイントより下がると，ふるえと，交感神経刺激による非ふるえ熱産生を増やす．また，皮膚血管を収縮させ熱の損失を防ぐ．さらに，ヒトではあまり効果はないが，立毛筋を収縮させて毛を直立させる．このように視床下部は脳温とセットポイントの差を監視し，差を解消する方向へフィードバック制御を行っている．また，急に寒い部屋に入るとふるえが起こり，急に暑い部屋に入ると汗が噴き出した経験があるだろうが，これは皮膚の温度受容器などからの情報をもとに，その環境にい続けると体温が変化することを見越して早めに効果器が自動的に作動することによる．このような現象は予測制御あるいはフィードフォワード制御と呼ばれる．さらに，暑いときは涼しい日陰や室内へ移動し，寒ければ保温性の高い衣服を着たり暖かい部屋へ移動したりする．これは行動性体温調節と呼ばれ，強力な体温調節のメカニズムの一つである．

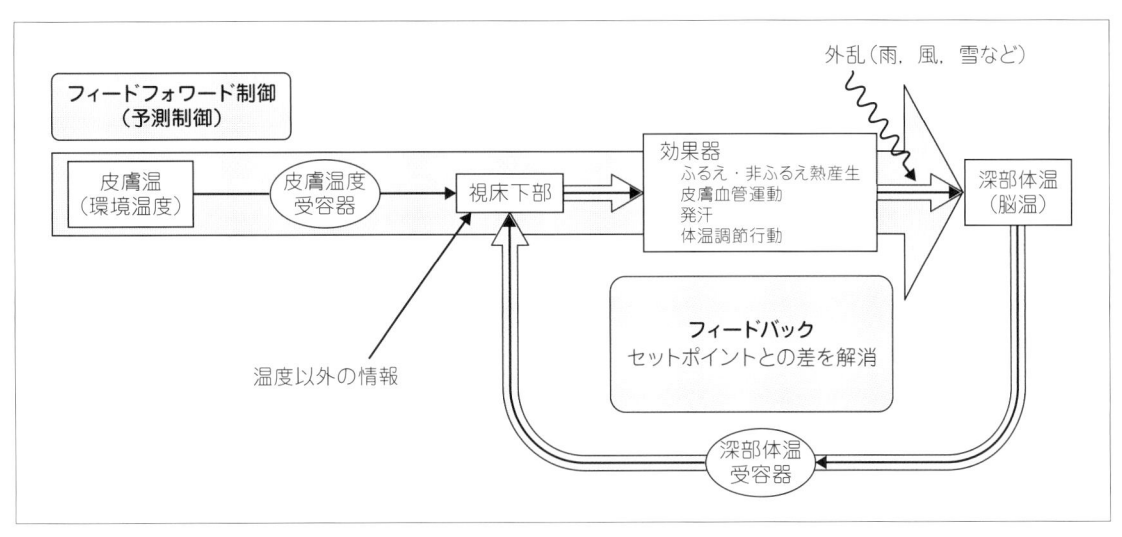

図7 体温調節
体温調節の中枢は視床下部にあり，脳温が約37℃のセットポイントに保たれるように監視している．⇨のループはフィードバック制御を示し，脳温とセットポイントの差を解消する方向へ効果器を作動させる．⇨矢印は予測制御あるいはフィードフォワード制御で，皮膚の温度受容器などからの情報をもとに体温変化を見越して効果器を作動させるものである．

C 体温の異常

1. 発熱

セットポイントの異常によって起こる体温の上昇を発熱といい，外因性または内因性発熱物質の作用による．外因性発熱物質には細菌の毒素であるリポポリサッカライド(LPS)があり，内因性発熱物質としては白血球から放出されるインターロイキン-1(IL-1)が挙げられる．これらが視床下部に到達するとプロスタグランジン E_2(PGE$_2$)を放出させ体温を上昇させる．アスピリンのような解熱剤は PGE_2 の産生を阻害することで作用を発揮する．

発熱には細菌，ウイルスなど病原体の増殖抑制や白血球機能の活性化，免疫応答の亢進などの効果がある．したがって，解熱剤で熱だけ下げても原因の解消にはつながらない．発熱物質がなくなると，セットポイントが元のレベルまで下がり，熱の放散が増加して解熱する．

2. 高温障害と低温障害

体内の熱産生と環境からの熱吸収が熱放散量を上回り，体温を調節できなくなった状態を高体温という．特に体温が40.5℃を超えると体温調節機構が障害され，ますます体温が上がる．体温が42℃を超えると，ミトコンドリアの酵素活性が低下し，ATPが産生できなくなり死の危険性が高まる．高温，多湿，無風状態で発生する暑熱障害を熱中症といい，脱水と高体温をきたす．

逆に体温が35℃以下になった場合も体温調節機構が障害され，さらに下がるとふるえが消失して昏迷が起こる．

第10章 運動機能

はじめに

これまでの章で述べた呼吸系や循環系などからのサポートを受けて，私たちは自由に動きまわることができる．では，実際に動く前に何が起こっているか考えてみよう（図1）．大脳皮質の連合野は感覚系からの情報などを参考にして何をするか（運動の目的）を決める．それに基づいて補足運動野，運動前野，運動野は動かすべき筋を決定し，それぞれの筋が収縮するタイミングや強さなど運動プログラムを作成する．運動プログラムは，大脳基底核を通るループと小脳を通るループの二つ（····▶）によって事前にチェックされ最適化される．その後，図の赤矢印（↓）で示した最終指令が脳幹や脊髄の運動ニューロンへ送り出される．さらに，運動進行中は，運動がもたらす刻々と起こる変化が感覚器でとらえられて脊髄や小脳へフィードバックされ，運動の修正に用いられる．この章では私たちの運動機能について骨格筋の収縮メカニズムから順に述べる．

I 骨格筋の構造と機能

骨格筋は体重の約40％を占め，動物が行うさまざまな運動の原動力を提供する．骨格筋は力を発生させる筋線維（筋細胞）に加えて筋の状態を感知する感覚器である筋紡錘，腱器官や骨と連結する腱組織，神経，血管系などから構成されている．

図1　運動系の概要
私たちは骨格筋（横紋筋）を使ってさまざまな運動を行うが，それには神経系の多くの領域が関与している．連合野で何がしたいか決められ，補足運動野，運動前野，運動野は運動のプログラムを作る．プログラムは，大脳基底核を通るループと小脳を通るループ（····▶）で事前にチェックされた後，↓で示す筋への最終指令が出される．運動によってもたらされた変化は感覚器でとらえられて脊髄や小脳へフィードバックされる．

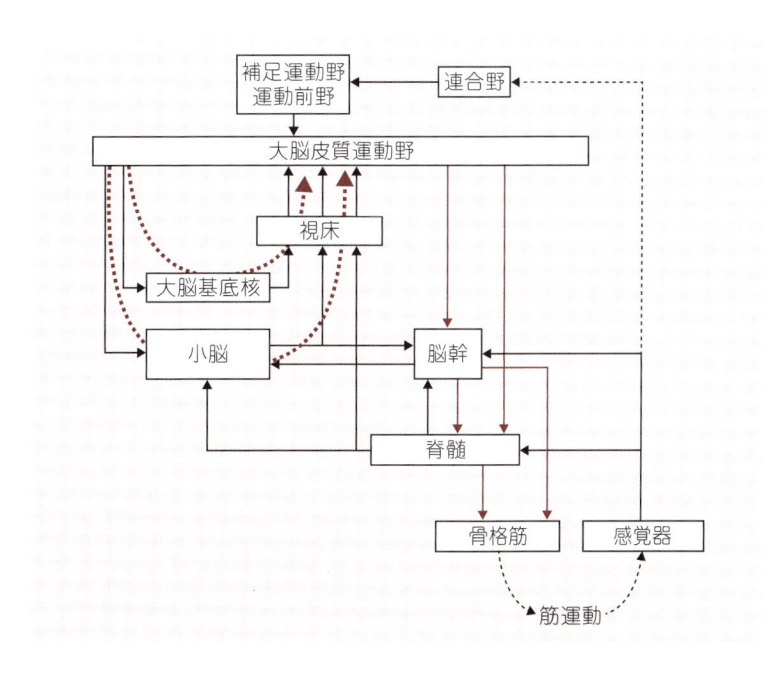

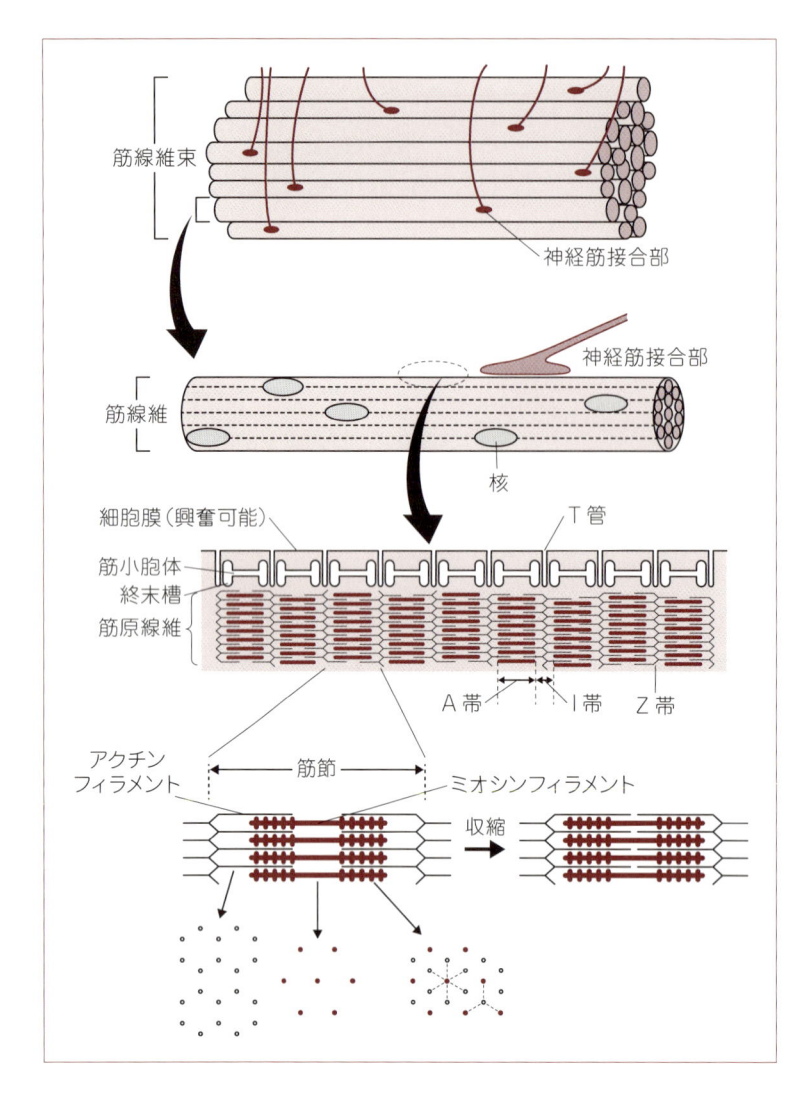

図2 筋線維の構成

骨格筋は筋線維の束で構成される．筋線維は直径数十μmで多数の核をもつ．筋線維には運動神経がシナプス結合しており，その部分を神経筋接合部という．筋線維は筋原線維で満たされている．筋原線維の束はT管と筋小胞体によって網目状に取り巻かれている（図では接しているように見える）．筋原線維は細いアクチンフィラメントと太いミオシンフィラメントが重なり合ってできている．下に示すようにアクチンフィラメントは六角形状に，ミオシンフィラメントは三角形状に規則的に配列しており，1本のミオシンフィラメントは6本のアクチンフィラメントと接し（相互作用し），1本のアクチンフィラメントは3本のミオシンフィラメントと接する．

A 筋線維の構造（図2）

　筋線維は直径数十μm，長さは大きな筋では数十cmにも達する細長い興奮性の細胞で，多数の核をもつ．それぞれの筋線維には運動神経の終末がシナプス結合しており，その部分を神経筋接合部という．

　筋線維は，収縮装置である筋原線維で満たされている．筋原線維は細いアクチンフィラメントと太いミオシンフィラメントが重なり合って規則的に配列してできており，2.0〜2.6μm周期の横縞（横紋）が見える．

　筋原線維の束は筋細胞膜が落ち込んでできた細い横行小管（T管）と筋小胞体によって網目状に取り巻かれている．T管と接する部分の筋小胞体は拡張しており，終末槽と呼ばれる．筋細胞を満たす細胞質は筋形質と呼ばれ，筋原線維とミトコンドリア，グリコーゲンなどに加え，ヘモグロビンに似たミオグロビンという赤いタンパク質を含み酸素を保持している．

B 収縮の分子機構（図3）

　収縮はアクチンフィラメントがミオシンフィラメントの間を滑走することで起こる．アクチンフィラメントは球状のタンパク質であるアクチンが線維状に重合したもので，それにトロポミオシ

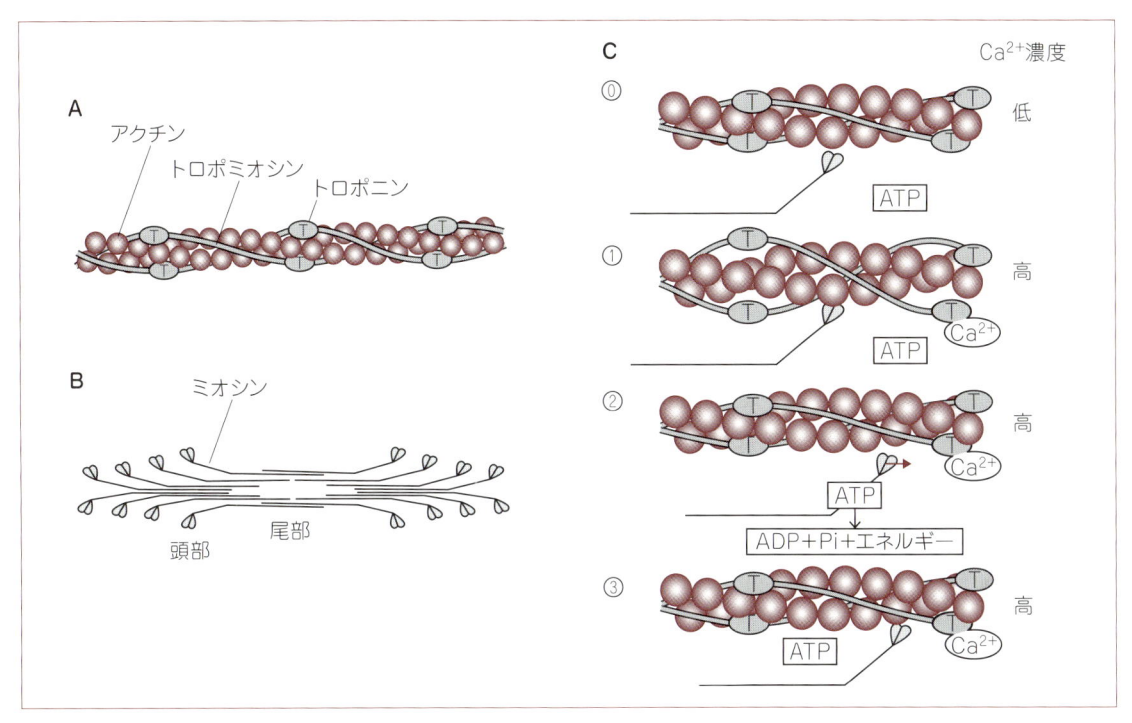

図3 収縮の分子機構
Pi：無機リン酸．
A：アクチンフィラメントの構成．
B：ミオシンフィラメントの構成．ミオシンは60°回転しながら束ねられており，頭部はフィラメントから周囲6方向へ突出する．
C：収縮機構 ⓪筋細胞内のCa²⁺濃度が低いときはアクチンとミオシンは相互作用しない．①興奮が起こり筋細胞内のCa²⁺濃度が高くなるとトロポミオシンが外れミオシン頭部がアクチンと結合．②ATPがミオシンと結合すると，アクチンからいったん離れ，ATPを分解してエネルギーを得て数nm進む．③ミオシンはアクチンとの結合能が復活して数nm先の別のアクチン分子と強く結合する．Ca²⁺が存在すれば①へ戻る．

ンが巻きつき，周期的にトロポニン分子が結合している．トロポミオシンはミオシンとの結合部位を覆っており，トロポニン分子がミオシンとの反応を制御している．

　ミオシンは球状の頭部に線維状の尾部が結合したものをより合わせたような形のタンパク質である．この尾部が束ねられてミオシンフィラメントとなる．ミオシンはアクチン結合能とアデノシン三リン酸（ATP）分解酵素活性をもつ．

　筋線維が興奮して線維内のカルシウムイオン（Ca²⁺）濃度が1μM以上になると，アクチンフィラメントではトロポニンの構造が変化して，トロポミオシンによるアクチンの覆いが外れ，ミオシンフィラメントのミオシン頭部がアクチンと結合できるようになる．こうしてミオシンとアクチンは強く結合する．そのミオシンにATPが結合すると，アクチンからいったん離れ，ミオシンはATPを分解してエネルギーを得る．そのエネルギーによりミオシンに構造変化が起こり，アクチンとの結合能が復活して数nm先の別のアクチン分子と強く結合する．こうして，ミオシンはATPを次々と分解しながらアクチンフィラメントに沿って力強く動くことができる．実際の筋線維内では，ミオシンフィラメントは動かず，アクチンフィラメントをたぐり寄せて筋線維を短縮（収縮）させる．

　筋線維内のATPが収縮で消費されると，クレアチンリン酸からATPが再合成されるが，備蓄

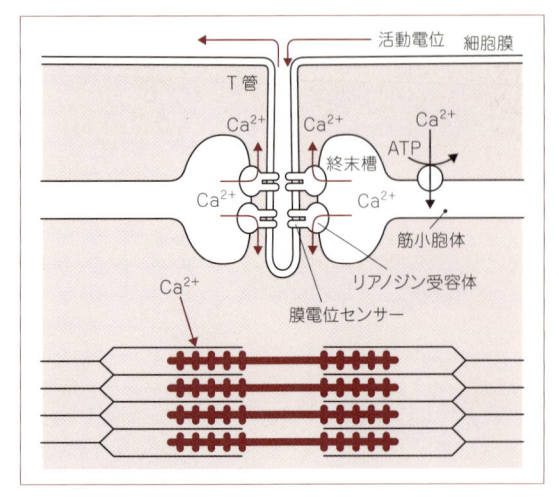

図4 興奮収縮連関

筋線維細胞膜には電位依存性チャネルがあり，活動電位を発生させる．活動電位はT管開口部からT管を通じて細胞の奥深くまで伝わり，終末槽のCa²⁺放出チャネル（リアノジン受容体）を開き，大量のCa²⁺を放出させる．Ca²⁺は収縮反応を開始させる．

量は少なく，数秒で枯渇する．それ以後は筋細胞内のグリコーゲンを無酸素的に分解してATPが供給されるが，乳酸などの分解産物が蓄積するため1分くらいしか筋活動を維持できない．そのため，1分以上長く収縮を続ける筋では血液から供給される酸素を利用する酸化的代謝を行ってエネルギーの供給を続ける．

長時間収縮を続ける遅筋線維には酸化的代謝に必要なミトコンドリアが多く，酸素を保持するミオグロビン含有量が多い．このため赤く見えるので赤筋とも呼ばれる．一方，瞬発的に強い力を出す太い速筋線維は酸化的代謝の必要性が低いため，ミトコンドリアが少なくミオグロビンが乏しいので白っぽく見え，白筋とも呼ばれる．

C 興奮収縮連関（図4）

筋線維はニューロンと同様に電位依存性チャネルをもち，脱分極すると興奮して活動電位を発生させる．活動電位は次に述べる神経筋接合部付近で発生し，筋線維全体に伝わって同期した収縮を引き起こす．この一連の過程を興奮収縮連関という．先に述べたようにCa²⁺が筋収縮過程を開始させるが，それに使われるCa²⁺は筋原線維の束を取り巻く筋小胞体の終末槽内に貯蔵されている．細胞膜上を伝わってきた活動電位は各T管開口部からT管を通じて細胞の奥深くまで伝わる．T管と接している終末槽に興奮が伝わると，終末槽のCa²⁺放出チャネル（リアノジン受容体）が開き，大量のCa²⁺が放出される．こうして，筋線維の奥まで一斉にCa²⁺濃度が上昇して収縮が始まる．活動電位が終息すると，Ca²⁺の放出は停止し，放出されたCa²⁺は筋小胞体にあるCaポンプによって速やかに回収されるので，収縮反応は停止して筋は弛緩する．

D 神経筋接合部（図5）

各々の筋線維は1本の運動神経と興奮性のシナプス結合をしており，この部分を神経筋接合部という．用いられる伝達物質はアセチルコリンで，基本的にはニューロン間のシナプスと同様に興奮伝達が行われている．ただし，神経から筋への伝達が確実に行われるよう図5のように多数のヒダ状のくぼみが存在し，念入りで特徴的な構造となっている．このため一発の運動神経パルスは閾値を十分に超える脱分極をもたらし，必ず筋線維を興奮させる．筋線維は運動神経から絶えず刺激されることで機能を維持している．そのため何らかの原因で神経からの入力が断たれると最終的には萎縮，変性してしまう．もし，付近に神経線維が残存していれば分枝を促し，それに再支配されるようになる．

重症筋無力症は神経筋接合部にあるアセチルコリン受容体に対する自己免疫疾患である．そのため受容体数が減少し，運動神経からの興奮伝達が不確実になるため筋力低下をもたらす．

E 骨格筋の循環

筋への血流量は筋細動脈の緊張によって調節されており，最大運動時には筋への血流量は安静時の20倍にも達する．この調節は血管を支配する

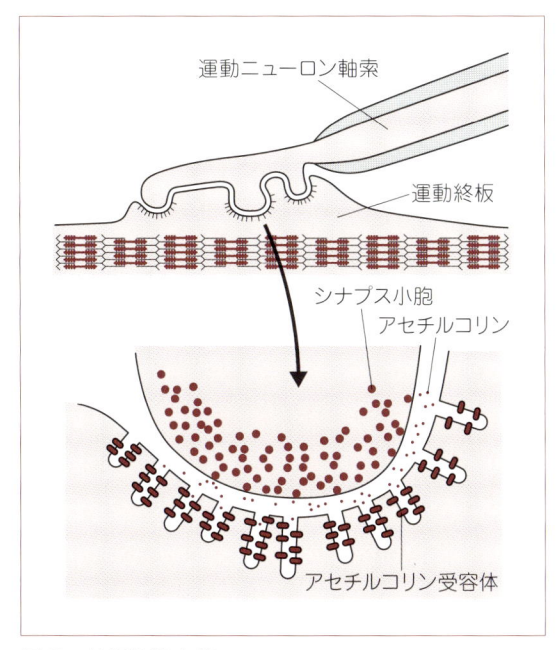

図5 神経筋接合部
ニューロン間のシナプスに比べ接触面積が広く、特にシナプス後膜はヒダ状のくぼみが多数あり多量のアセチルコリン受容体が密集している.

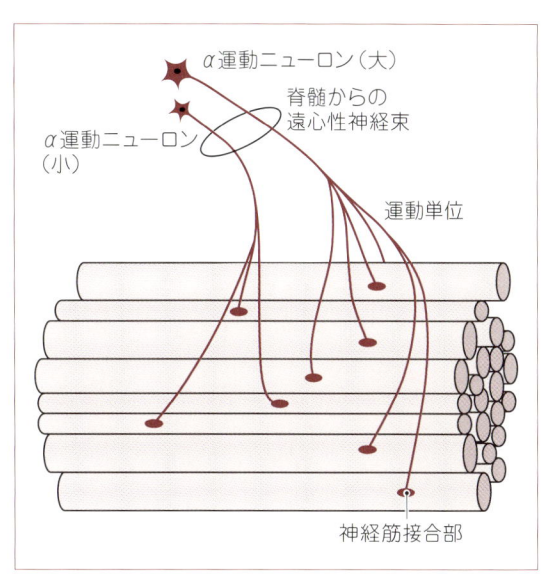

図6 運動単位
α運動ニューロンは複数の筋線維を支配しており、そのニューロンが興奮すれば支配下のすべての筋線維が収縮する. 細胞体が小さく少数の細い線維と接続するものは発生張力が小さく、細胞体が大きく多数の太い線維と接続するものは強い力を発生させる. こうした運動単位が混ざり合って一つの筋肉を構成している.

交感神経と運動時に産生される局所性の血管拡張因子、アドレナリンやバソプレシンなどのホルモンによって行われている.

F 筋の増強と萎縮

筋が発揮できる最大筋力はトレーニングによって増加する. この際、筋線維は太くなるだけで数が増加することはない. これは筋線維がもはや分裂能を失っているためであるが、トレーニングの刺激は筋線維周囲にある骨格筋の前駆細胞（衛星細胞）を増殖させる働きがある. 増殖した衛星細胞は筋線維と融合し、新しい核を付け加えて筋原線維を新たに作らせる. こうして筋線維が肥大する. また、トレーニングは筋の酸化的代謝能力を強化するため持久力（運動耐容能）が増す.

病気や手術に伴う関節の固定や長期間にわたる臥床は廃用性筋萎縮をもたらす. その結果、各筋線維が細くなり筋重量は低下するが線維数に著明な変化はない. 萎縮が進むと、筋力低下により日常生活への復帰が困難となるので、早期離床や早期からのリハビリテーションが勧められている.

II 脊髄における筋活動の制御

脊髄のα運動ニューロンは筋線維を収縮させる. また脊髄にはγ運動ニューロンもあり筋紡錘の調節にかかわる. さらに、多くの介在ニューロンが脊髄に存在し、脊髄レベルで自動的（反射的）な運動調節を行っている.

A 運動単位（図6）

α運動ニューロンは複数の筋線維を支配しており、そのニューロンが興奮すれば支配下のすべての筋線維が収縮する. このように一つの運動ニューロンとその支配下の筋線維は一体として活動して運動することから、「運動単位」と呼ばれる. ただ、単位といっても、1単位に含まれる筋線維の数は筋によって異なり、粗大な運動を行う下肢

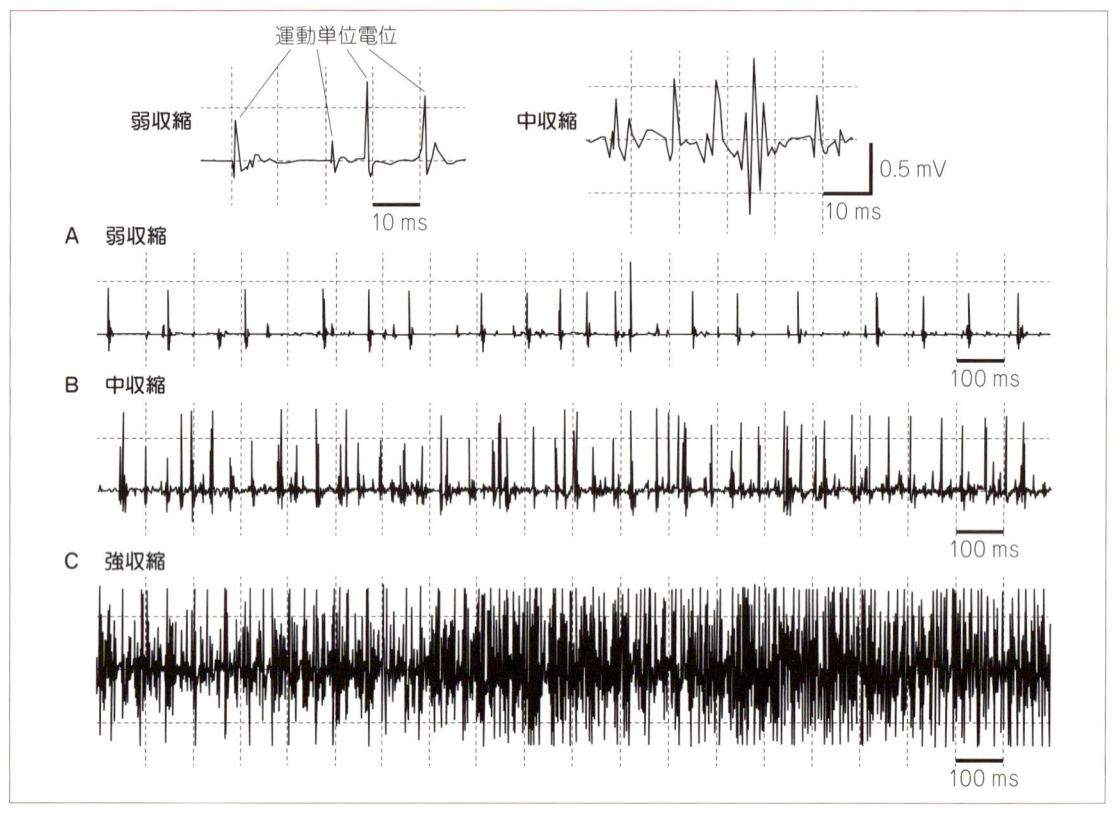

図7 筋電図
筋内へ針電極を刺入して記録された筋電図．最上段は横軸を拡大して表示したもの．運動単位が活動するたびに運動単位電位が観察される．振幅や形は運動単位を構成する筋線維数や電極までの距離によってさまざまであるが，活動ごとに変化することはなく，それぞれを区別できる．
A：弱い収縮時では運動単位電位の形が3～4タイプに区別でき，それぞれが低頻度で活動している．
B：収縮力を増すと運動単位電位の形のタイプ（＝動員される運動単位の数）が増え，活動頻度も高くなる．
C：さらに収縮力を増すと動員数と発火頻度が増え，運動単位電位が重なってみえる．

の筋では1,000本近くになるが，繊細な制御を要する外眼筋では10本以下である．また，同じ筋に属する運動単位でも，運動ニューロンの細胞体が小さく少数の細い線維と接続するものは発生張力が小さく，細胞体が大きくて多数の太い線維と接続するものは強い力を発生させる．こうした運動単位が混ざり合って一つの筋肉を構成している．

ある筋肉が収縮する際には，必要とする張力に応じて動員（使用）される運動単位の数と種類および各運動単位の興奮頻度が調節されている．一つの筋肉を支配するさまざまな大きさの運動ニューロンは1か所に集まってニューロンプールを形成している．大きなニューロンは多数の筋線維を支配し，その運動単位は大きな力を発揮するが興奮しにくい．小さなニューロンは逆で，興奮しやすいが小さな力しか出せない．そこへ中枢から興奮性の入力が来ると，いくつかの運動単位が動員される．その際，入力が小さく弱い力しか必要ない場合は興奮しやすい小さなニューロンが支配する運動単位が少数動員される．要求される力が大きくなるにつれ大きな運動単位までが多数動員されるようになる．

B 筋電図（図7）

心電図と同じように筋活動を電気的にとらえたものが筋電図である．筋電図には皮膚表面に電極

を貼り付けて測定する表面筋電図と，対象筋内へ針電極を刺入する針筋電図がある．針筋電図は電極付近の筋線維の活動をとらえるので，弱い収縮時には小さな運動単位が低頻度で活動しており，収縮力を増すにつれ動員される運動単位の数と発火頻度が増えていく様子を観察できる．ALS（筋萎縮性側索硬化症）のような運動ニューロンの疾患では運動ニューロンの多くが障害により死滅する．残存している少数の運動ニューロンが死滅したニューロンに支配されていた筋線維まで支配するので，運動単位を構成する筋線維数が非常に多くなり特有の筋電図所見を示す．

C 脊髄反射

運動ニューロンから筋へ指令を出すだけでは「制御」にならない．現在の筋の長さと発生している張力の情報があって初めて正確な運動の制御が可能となる．そのために，筋肉には長さを感知する筋紡錘と筋の発生張力を感知する腱器官がある．さらに皮膚や関節には痛みや接触を感知する感覚受容器があり，運動に伴う事故やものへの接触などを感知している．こうした情報の一部は脊髄内で処理されて以下に述べるような脊髄反射を引き起こす．

1. 伸張反射

筋が引き伸ばされると，それを感知した筋紡錘からの信号はその筋を支配している運動ニューロンを興奮させて，収縮させる伸張反射が起こる．

a. 筋紡錘（図8）

筋紡錘は筋線維の束の間に並行して存在する紡錘形の感覚受容器で，筋が伸ばされると一緒に伸びて筋の伸張を感知する．そのために中央部は筋線維に感覚神経が巻きついたような構造となっている．感覚神経には，わずかな長さの変化を感知して非常に素早く（伝導速度が速い，100 m／秒以上）伝えるIa群線維と，筋の長さを伝えるII群線維の2種類がある．筋紡錘の中央部以外は通常の

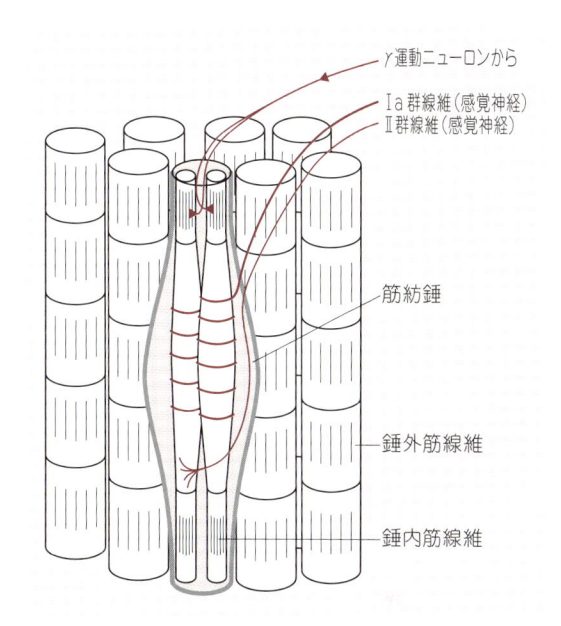

図8 筋紡錘
筋紡錘の中央部に感覚神経が結合している．感覚神経はIa群線維とII群線維の2種類がある．筋紡錘の中央部以外は通常の筋線維と同様の収縮装置をもちγ運動ニューロンの支配を受けている．

筋線維と同様の収縮装置をもちγ運動ニューロンの支配を受けている．γ運動ニューロンは筋紡錘が弛まないように長さを変えて感度を調整している．

b. 反射回路（図9）

図9に示すように，関節がある角度を保つように主動筋，協力筋，拮抗筋が適切な張力を発生させているとき（盆にいくつかの食器がのっている状態）に，急に負荷が増える（⬇もう一つ食器をのせる）と，主動筋が一瞬伸ばされる．それを筋紡錘が検出しIa群線維が強力に興奮する．その興奮は単シナプス的に主動筋を支配するα運動ニューロンを興奮させて負荷の増加に抵抗する．その結果，筋はほとんど伸びず関節の角度は保たれる（盆が傾いて食器が落ちることはない）．また，筋紡錘の信号は協力筋の運動ニューロンにも伝えられ，拮抗筋へは抑制性の介在ニューロンを経由して伝えられる．こうして，負荷が変化しても反射的に関節角度を保つ作用がさらに円滑に行われ

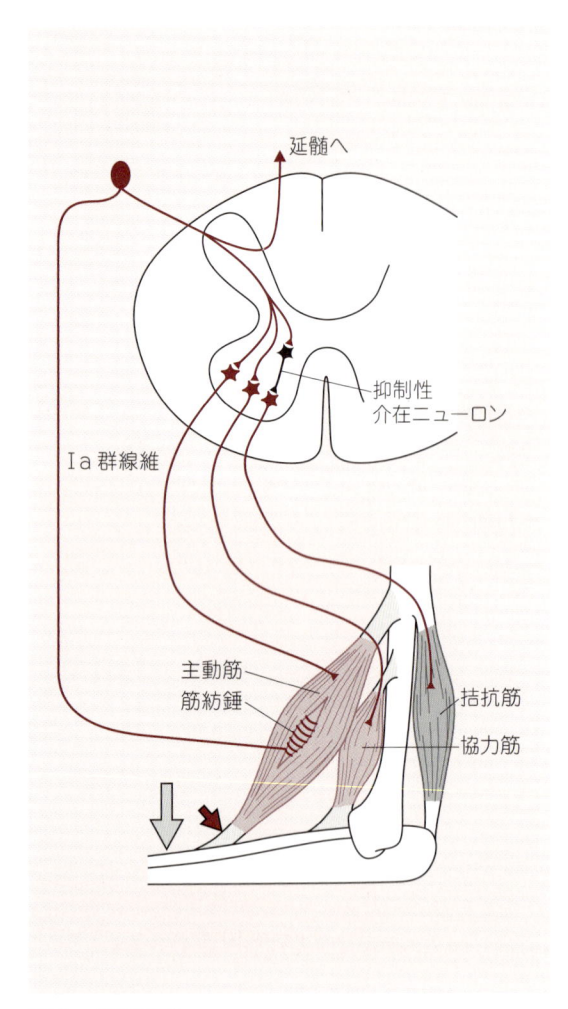

図9　伸張反射

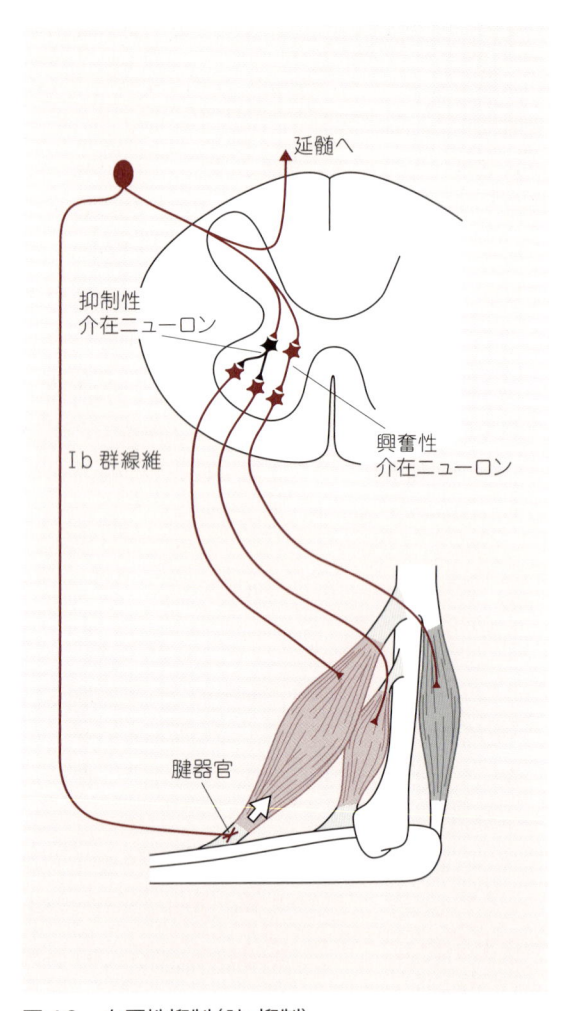

図10　自原性抑制（Ib抑制）

ている．図9の赤矢印（⬇）方向にハンマーで腱を叩くと，その衝撃は筋紡錘を伸ばすように作用するのでIa群線維が興奮し，主動筋はやはり収縮する．このように腱を叩いて反射を誘発できることから伸張反射は腱反射とも呼ばれる．

　伸張反射は筋をある長さに保つが，保つべき長さは中枢から指令が出される．その指令によって，$α$運動ニューロンと$γ$運動ニューロンが興奮し筋の長さが定まる．こうして$γ$運動ニューロンが筋紡錘の長さを定めると，以後は筋紡錘が設定値からの誤差を検出し，反射回路を経て，誤差がなくなるよう筋の長さをフィードバック制御する．このように中枢神経系は反射回路を利用して，運動の制御を行っている．逆に，脳卒中などで中枢からの制御がなくなっても，反射回路が筋長や関節角度を保ち続けるので各関節は特有の角度に固定されてしまい，他動的に関節角度を変えようとしても反射によって抵抗を受ける．伸張反射は特に急速な負荷の変化に敏感であることから，この場合でもゆっくり他動的に動かせば，あまり抵抗されずに関節を伸ばすことが可能である．

2. 自原性抑制（Ib抑制）（図10）

　筋線維が合わさって腱へ移行する部分にはゴルジ（Golgi）腱器官と呼ばれる感覚受容器が存在し，筋が発生している張力に応じて反応する．その神

経線維はIb群線維と呼ばれ，Ia群線維に次いで伝導速度が速い．Ib群線維は脊髄で抑制性介在ニューロンと接続し，出発点となった筋を支配する運動ニューロンを抑制する．この反射回路は，筋が発生している張力の増加（⤴）を腱器官が検出すると，その筋の収縮を抑えるよう作用する．すなわち，この回路は（当初設定された）張力が変わらないようにフィードバック制御しており，中枢はこの回路を利用して筋が発生する張力を制御できる．張力の信号はまた，図10のように協力筋，拮抗筋にも伝わり反射を補助する．

3. 屈曲反射（図11）

　四肢の皮膚への刺激は複数の介在ニューロンを介して屈筋の収縮と伸筋の弛緩をもたらす．これを屈曲反射といい，刺激の中では痛みが最も強力である．この反射により，痛みの原因から遠ざかったり，運動中に何かに衝突すれば運動が停止したりする．屈曲反射が誘発されて肢が屈曲すると，反対側の肢は伸筋が収縮し屈筋が弛緩して伸展する．これを交叉性伸展反射といい，屈曲反射による痛みからの逃避を助ける．

4. その他の脊髄反射（歩行など）

　まだ歩けない赤ちゃんでも，体重を支えて足を床に接触させてやると，交互に足を前に出して歩くような運動を行う．このためには，適切なタイミングと強さで左右の下肢の筋群を交互に収縮させる必要があるが，その運動パターンを発生させる神経回路が脊髄内に存在する．もし足を前に踏み出そうとして，障害物に足先が触れると障害物を避けるため，下肢は即座に持ち上げられる（躓き反射と呼ばれる）．このように，無意識的に行われている運動の多くに脊髄の神経回路が関与している．

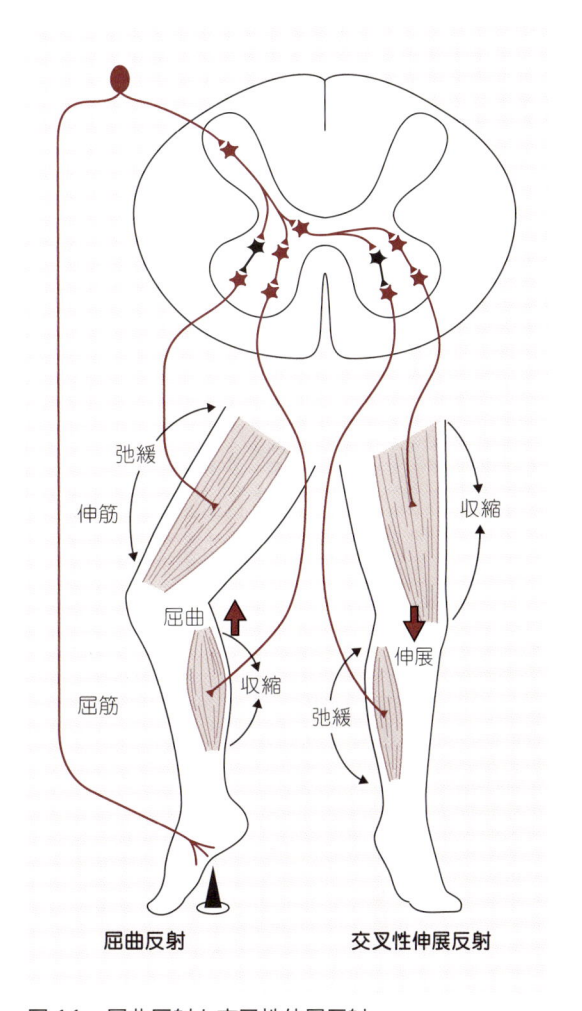

図11　屈曲反射と交叉性伸展反射

Ⅲ 大脳皮質による運動制御（図12）

　私たちは何らかの目的をもって運動を行う．例えば目の前に落ちている花弁をつまむという「目的」は視覚や体性感覚などの情報を基に前頭葉で形成される．次に，それを円滑に実現するために，どの筋をどの順序でどれくらい強く収縮させるかといった運動のプランが補足運動野と運動前野で作成される．それが，運動野に伝えられ，最終的に動かすべき筋それぞれを支配する脳幹や脊髄のニューロン群へ指令が出される．運動にかかわる皮質は後に述べる大脳基底核や小脳とも連絡している（図1参照）．

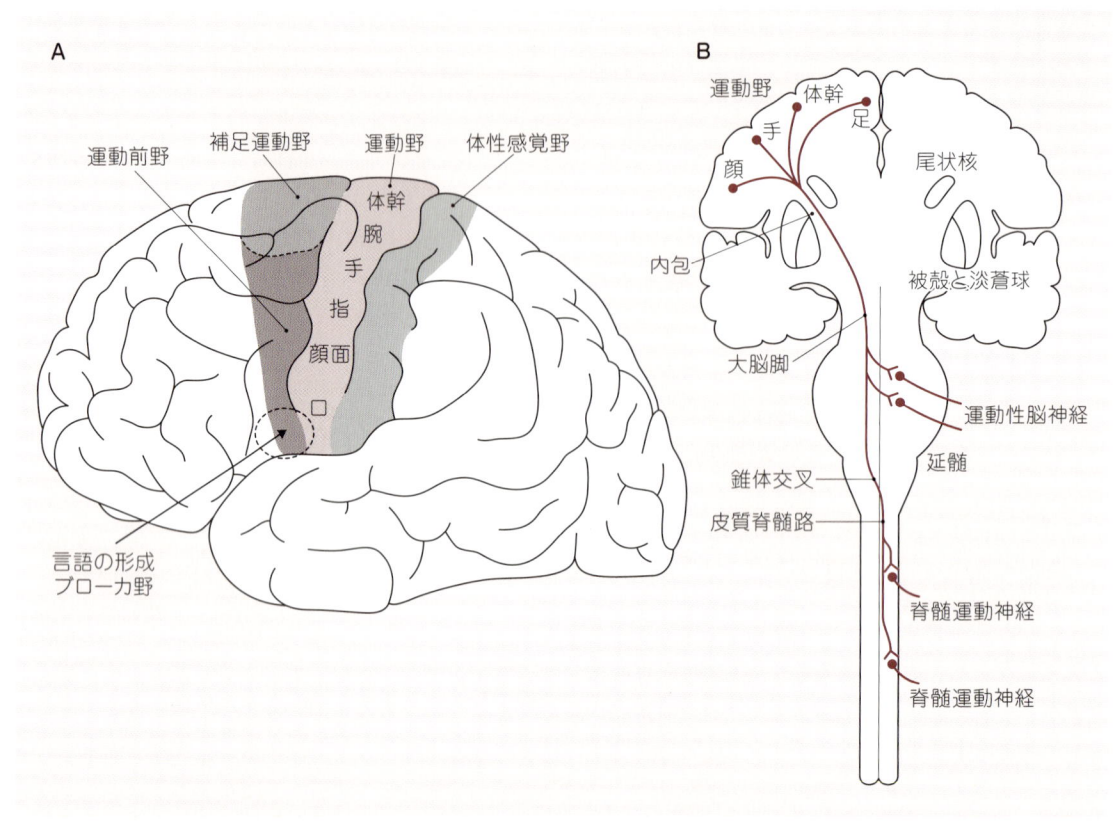

図12 大脳の運動に関係する領域と皮質脊髄路（錐体路）
A：運動野では制御している筋群が部位ごとに異なる．口から顔面，手指を支配する領域が広い．下肢を支配する領域はこの図では隠れている脳の内側面にある．補足運動野の大部分も図では隠れている脳の内側面にある．
B：皮質脊髄路（錐体路）．

A 運動野と皮質脊髄路

運動野では制御している筋群が部位ごとに異なり，皮質上に地図が描ける．図に示すように口から顔，手指の領域が地図の半分以上を占めていることから，言語や表情，手の運動に関与するニューロンの数が非常に多く，繊細な制御を行っていることがわかる．運動野にはベッツ（Betz）細胞と呼ばれる大型のニューロンがあり，その軸索が集まって脊髄まで届く皮質脊髄路を形成する．この経路は延髄の錐体を通ることから錐体路と呼ばれる．錐体路は内包を通り，延髄で交叉して反対側の脊髄運動ニューロンや介在ニューロンと接続する．内包付近は脳出血や脳梗塞の好発部位であり，その結果として反対側の運動麻痺が現れる．

運動野は小脳や大脳基底核とも接続しており最終指令が出される前の事前調整が行われている．小脳と大脳基底核を通る回路の機能については後で述べる．

B 補足運動野と運動前野

運動野は隣接する補足運動野と運動前野から入力を受ける．これらの領域は頭頂葉と側頭葉から感覚入力を受け取る．補足運動野はいくつかの筋群を順序よく連続的に動かす（例えばドアノブを回しながらドアを開ける，キーボードから一連の文字列を打ち込む）運動の実行に関与しており，それらの筋群を担当する運動野へ指令を送っている．

運動前野はこれから行うべき何種類かの運動プログラムを保持し，感覚情報に基づいてそのうち

のどれかを実行させるような(例えば後出しジャンケン)運動機能に関与している．また，運動前野には，他の個体がある意図に基づいて行動するのを見たときに，それと同様の行動を起こすだけでなく，行動の意図を理解する機能にかかわるミラーニューロンがあると考えられている．また，左の運動前野にはブローカ(Broca)野と呼ばれる領域があり，口や舌の動きを制御して自発的に言語をしゃべる際に必要な運動プログラムの作成に関与している．ここが障害されると，言語は理解できるがしゃべることができない運動性失語となる．

IV 運動機能に関与するその他の領域

大脳皮質の運動野や補足運動野，運動前野は運動プランを作成して実行させるが，それを補助する神経機構がいくつか存在する．脳幹は主に平衡機能に関与し，運動中もバランスが取れるよう働いている．大脳基底核は不要な筋活動を抑え選ばれた運動プランだけが実行されるようにする．小脳は平衡機能，運動プランの作成に関与するだけでなく，運動実行に伴って刻々と変わる四肢の状況を体性感覚や視覚情報を基に事前のプランと比較して，必要な修正を加える．

A 脳 幹

脳幹には頭部や顔面の筋を制御する脳神経核がある．さらに咀嚼や嚥下，呼吸運動など意識しなくても実行される定型的な運動を制御する神経回路がいくつも存在する．その中で最も重要なものの一つが前庭神経核を中心とする姿勢制御回路である．これは重力の存在下で転ばずに体の重心を安定に保ち，自分に加えられた加速度を感知すれば四肢の緊張状態を変えてそれに対抗する働きを担う．また，自分の運動によって生じた加速度(例えばカーブを走るときの遠心力)なども常に監視して運動制御に利用している．さらに，ものを動かすときには反作用を受けて体が傾くはずである

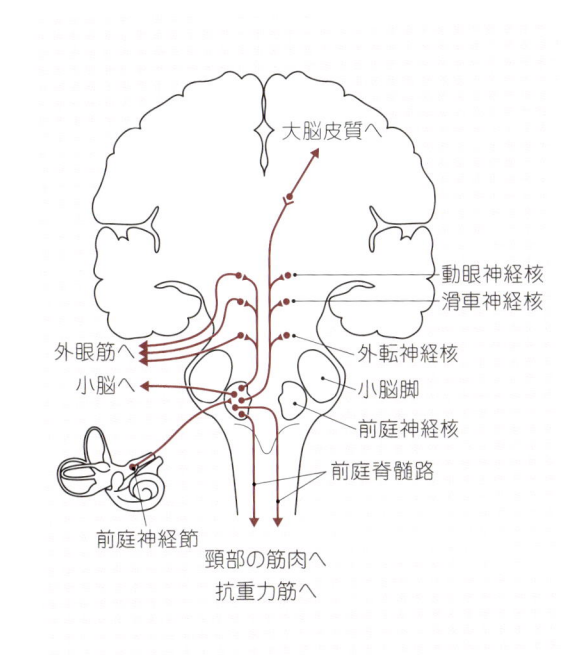

図13　前庭神経核の役割

が，自動的にそれに対抗する．このように体のバランスを保つ機能を平衡機能といい，単に立つだけでなく，私たちが自由に動きまわり，ものを自在に動かすことを可能にしている．さらに平衡機能は頭が動いても眼球位置を調節して動きをキャンセルし，安定した画像を得るためにも働いている．このため，平衡機能の異常では「めまい」を訴えることが多い．

耳の奥にある前庭器官がどのように加速度や回転をとらえるかについては感覚の章(第11章)で詳しく述べる．図13に示すように，前庭器官の情報は前庭神経核から前庭脊髄路を経て，頸部の筋群と四肢の抗重力筋へ伝えられる．頸部の筋群は胴体が傾いたり回転したりしても，頭の位置がまっすぐに保たれるように首を曲げたり回したりする．これを前庭頸反射という．四肢の抗重力筋は重心の変動に対応して緊張の程度を変える(前庭脊髄反射)．

前庭神経核はまた，外眼筋を支配する神経核へも信号を送っている．図14に示すように頭が左へ回転すると，両方の眼球は逆に回転する．頭の左への回転は左半規管を興奮させる．その情報は

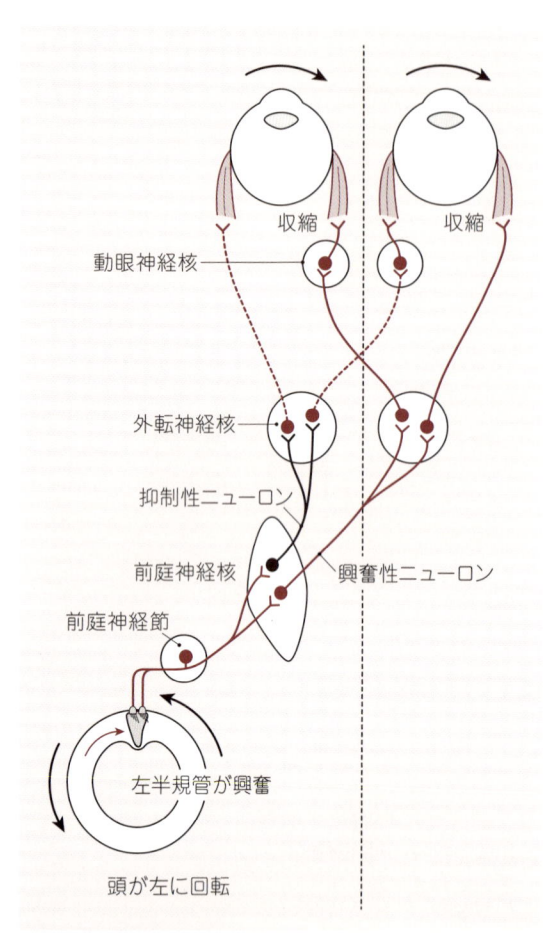

図14 前庭動眼反射

前庭神経核経由で右の外転神経核を興奮させ，左の外転神経核を抑制する．その結果，右の外側直筋と左の内側直筋が収縮して眼球を右へ回転させる．こうして頭の回転をキャンセルして視線を保つ反射を前庭動眼反射という．

脳幹は前庭動眼反射以外の眼球運動にも関与している．その一つは視運動性反応で，等速で動く車内から景色を眺めるときのように視野全体が動くなかで視線をある目標にとどめる運動である．このとき，眼球は視野が動く方向へゆっくり回転し(緩徐相)，限界近くに達すると反対方向へ急速に回転(急速相)して元に戻り，緩徐相を再開する．等速運動は前庭器官を刺激しないので，この反応は視覚情報に基づいて前庭神経核が外眼筋運動ニューロンを駆動していると考えられている．また，上記の急速相のように眼球を素早く動かして視線を急速に移動させるサッケード(急速眼球運動)の機構も脳幹にある．サッケード時の眼球回転速度は500°/秒にもなる．

姿勢制御には前庭器官からの情報以外に，視覚からの情報や体性感覚からの抗重力筋の緊張度合いをはじめとする四肢の状態や首の状態に関する情報も重要である．これらの情報は小脳へ伝わり，さらに精緻な姿勢制御が行われる．小脳については項を改めて述べる．

B 大脳基底核(図15)

大脳基底核は大脳の深部に存在する核群で，尾状核，被殻，淡蒼球，視床下核と中脳にある黒質で構成される．大脳基底核は損傷されると特異的な運動障害が生じることから運動との関係についてよく調べられてきたが，運動の習熟にもかかわることから記憶や認知などにも関係することが明らかになってきた．

被殻と尾状核は併せて線条体とも呼ばれ，運動野に限らず大脳皮質の広範囲な領域から入力を受ける．被殻は主に運動にかかわる領域から入力を受け，尾状核は体性感覚野や前頭連合野，頭頂連合野などから入力を受ける．線条体のニューロンは淡蒼球内節へ抑制性の信号を送る．淡蒼球内節が抑制されることで視床は興奮性の出力を補足運動野をはじめとする大脳皮質へ送る．この大脳皮質から始まって大脳基底核経由で大脳皮質へ戻るループは直接路と呼ばれる．このループの中心にある淡蒼球内節は運動を行っていない安静時には自発的に活動して視床を抑制している．そこへ，運動プランを作っている補足運動野から線条体に信号が届いて淡蒼球が抑制されると，視床への抑制が外れるので，視床は補足運動野や運動野へ興奮性の信号を送り運動プランを実行させる．その結果，選ばれた運動プランと関係する領域だけが興奮し，無関係の領域は興奮しない．この直接路に加え，線条体から淡蒼球

外節，視床下核を経て淡蒼球内節から視床に至る間接路と呼ばれるループがある．こちらのループは運動プランに基づいて，必要のない運動領域を積極的に抑制していると考えられている．

これら二つのループの働きは黒質のドーパミン作動性ニューロンによって制御されている．パーキンソン(Parkinson)病は黒質のドーパミン作動性ニューロンが変性することによって生じ，動作が緩慢で特に運動の開始が困難となる．このため，最初の一歩が踏み出せない「すくみ足」などの症状を示す．これは，直接路による選ばれた運動パターンを実行させる機能が低下することによる．また，線条体，淡蒼球，視床下核などが脳血管障害や遺伝性疾患などで障害されると，大脳基底核による運動プランと無関係の大脳皮質の運動領域を抑制する働きがなくなり，自分の意志と関係なく運動が生じてしまう．これには舞踏病，バリスムス，アテトーシス，ジストニアなどが知られている．

大脳基底核が関与する運動プランは，ボールを投げる，文字を書く，はさみで紙を切るといった習熟を要するものである．私たちは紙に小さく署名することも，黒板に大きく署名することもできるが，これは大脳基底核が習熟した動作の手順だけでなく，動作の大きさも制御しているためである．このため，パーキンソン病の患者では書く文字が小さくなってしまう．

C 小　脳（図16）

小脳の構造はどこも同じで，皮質と白質，小脳核からなる．皮質には大きくて唯一の抑制性出力細胞であるプルキンエ細胞があり，それへは苔状線維と登上線維がまったく異なる形で入力を与えている．苔状線維への入力発生源から，小脳は前庭系，脊髄系，大脳皮質系に分けられる．登上線維は下オリーブ核から出て，強力な興奮をプルキンエ細胞に発生させる．下オリーブ核は前庭，脊髄，大脳皮質さらには小脳核からも入力を受けており，登上線維が後で述べる小脳の学習機能に

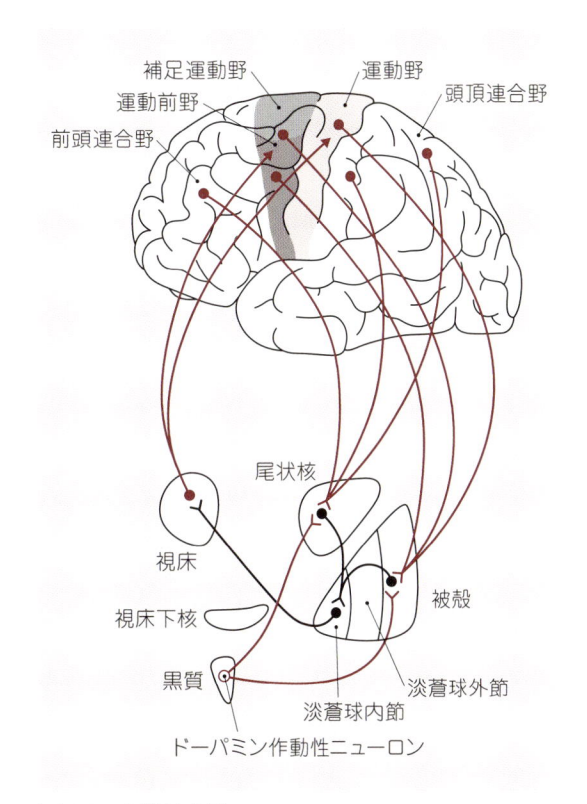

図15　大脳基底核
赤で示した接続は興奮性，黒で示した接続は抑制性である．黒質から始まる接続はドーパミン作動性ニューロンによるもの．この図では，直接路のみを示す．

おける教師役であると考えられている．

1. 前庭系

前庭神経核から頭の動きや傾きなどの情報を受け取ったプルキンエ細胞は前庭神経核のニューロンを制御する．こうして前庭動眼反射や前庭脊髄反射の感度を調整しているので，小脳が障害されるとバランスが取りにくくなり，「千鳥足」歩行となる．

2. 脊髄系

脊髄からは運動に伴って変化する関節や筋の状況に関する感覚情報が入力される．さらに，脊髄運動ニューロンへ与えられた運動指令のコピーも入力される．プルキンエ細胞は両者を比較して指示どおりに運動が遂行されているか調べ，修正信号を中位核，室頂核経由で脊髄へ返す．しかし，

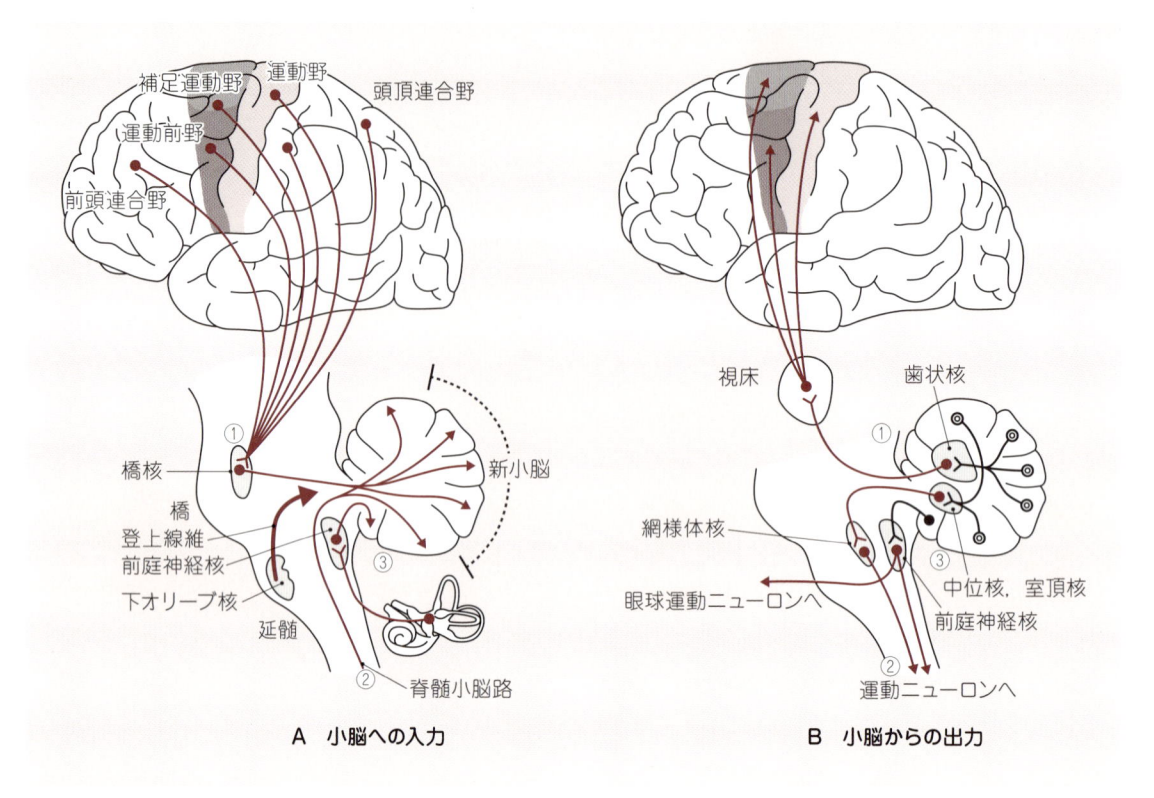

図 16　小脳
A：小脳皮質は①橋核を経由して大脳皮質から，②脊髄から，③前庭神経核から苔状線維の入力を受ける．さらに下オリーブ核からの登上線維も入力を与える．
B：◎で示した小脳皮質のプルキンエ細胞は①歯状核から視床を経て大脳皮質へ，②中位核，室頂核を経て脊髄へ，③前庭神経核へ出力を出す．

例えばボールを投げるような動作では，関与する筋たちを協調させて正確なタイミングで収縮弛緩させる必要がある．このような素早く行われる協調運動中に誤差が検出されても大幅な修正は困難である．その場合，小脳は誤差情報を記憶して次の機会に実行される運動プログラムを修正する．こうして，小脳は複雑で速やかな運動を正確に実行できるようにしているが，この機能が障害されると運動の間違いを修正できなくなる．指先を速やかに鼻へ移動させる「指鼻テスト」という検査で，小脳障害の患者は指を鼻に正確に当てることができず鼻付近で行き来させてしまう．また，コップをつかもうと手を近付けてもコップ付近で手が震えてうまくつかめない．このような障害は距離の目測を誤っているように見えることから推尺異常と呼ばれる．

3. 大脳皮質系

大脳皮質系は新小脳とも呼ばれ，橋核を経由して広範囲の大脳皮質から入力を受けている．一方，プルキンエ細胞は小脳核の一つである歯状核へ出力を送り，視床を経て運動野とそれにかかわる領域へ信号を送る．このような構成と臨床的な観察から，この系は運動の計画とプログラム作成に関与すると考えられている．実際，歯状核のニューロンは運動野ニューロンに先行して運動開始の0.1秒前には活動を始める．この系は実際の運動を伴わないイメージトレーニングや運動学習にも関与すると考えられている．この系の働きにより，私たちは年老いても繰り返して練習すれば複雑な運動技能の習得と上達が可能となる．

この領域が障害されると，眼球運動，話し言葉，

四肢の運動すべてが緩慢でぎこちなくなるが，これは習得した技能を利用できなくなるためといえる．また，上に述べた「指鼻テスト」に失敗することの一因は脊髄系がとらえた誤差を少なくするように学習できないためと考えられる．

このように小脳には学習能力があり，運動機能に加え認知機能もあるとも考えられている．よく知られている例は時間の認識で，私たちは一定のリズムで手をたたくことができるが，小脳に障害があると時間の間隔や力がまちまちとなる．また，音の持続の長短やものの動く速度を比較するような時間感覚を必要とする課題ができなくなる．

第11章

感　覚

◆ はじめに

　脳は頭蓋骨で囲まれており，体外のことは知るすべがなく，体内の状態も，空腹や口渇，酸欠などを除くと自身ではほとんど何も感じることはできない．このような脳へ自分の周囲や体内で何が起こっているかを伝えるのが感覚系の働きである．こうして伝えられる情報がなければ，脳は障害物や危険に満ちた世界で適切な行動を引き起こすことはできない．

I 感覚の一般的な性質

　視覚や触覚など，感覚にはさまざまな種類（モダリティ modality）がある．ここでは，それらに共通する一般的な性質について述べる．

A 分　類

　ヒトが感じることができる感覚の種類には視覚，聴覚，触覚，味覚，嗅覚，平衡感覚，温覚，冷覚，痛覚などに加えて，意識にのぼらない体の内部状態を反映した感覚（空腹感，満腹感，口渇感など）がある．こうした感覚は感覚器に特定のエネルギーが与えられたり，特定の化学物質が作用したりしたときに発生する．このように，ある種類の感覚を特異的に引き起こす要因を特殊感覚刺激という．

B 感覚器官の構成

　各種類の感覚には，それに対応した感覚器官がある．そこには，担当する特殊感覚刺激に対応した感覚受容細胞（または単に受容器という）が存在する．また，感覚器官にはそれが担当している感覚刺激を受容器へうまく導くとともに，不要な刺激を排除するためのさまざまな付属装置がある．目，耳，鼻などの感覚器官が特異な形状をしているのはこのためである．

　感覚の種類ごとに刺激に特異的に反応して受容器の細胞内電位を変化させる独特な機構が受容器には存在し，刺激による細胞内電位の変化を受容器電位という．受容器は非常に弱いものから強いものまで広い範囲の刺激を受けるが，受容器電位はせいぜい数十mVの範囲内で変動するだけである．例えば，耳の受容器はかすかな音からジェット機の爆音まで，エネルギーが10桁以上も異なる範囲の音を受け取る．そこで，さまざまな強度の刺激が加えられたとき，受容器電位あるいは主観的な感覚の強さがどのように変化するかを調べて横軸を対数目盛にしたグラフに描くと，図1のように感覚の種類によって大きく異なる曲線が得られる．これを強さ反応曲線といい，かろうじて検知できる最小の刺激の強さから，最大の感覚を引き起こす刺激の強さまでの範囲が，1桁ほどの痛覚から，聴覚や視覚のように数桁にわたるものまでさまざまである．ここで注目すべきは，曲線の中ほどは直線で近似できることから，受容器の反応や主観的な感覚の強さは刺激の強さの対数に（ほぼ）比例することである．テレビの音量ボタンを1回押すと，音の大きさが一段階ずつ直線的に変わると感じるが，ボタンを押すたびに実際には音のエネルギーは約3倍（5dB）変化する．つまり，主観的な音の大きさはlog（音のエネルギー）

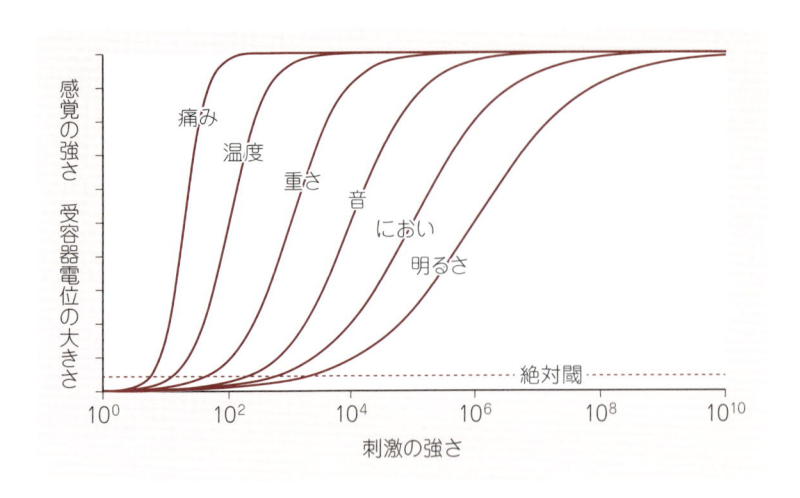

図1 強さ反応曲線
刺激の強さと受容器電位の大きさあるいは主観的な感覚の強さの関係をさまざまな種類の感覚について表わす．横軸の刺激の強さは対数目盛となっている．音，光，においなどの刺激強度の範囲は数桁に及ぶ．

に比例するといえる（比例定数は log3）．受容器電位も同様に感覚刺激の強さの対数に応じて連続的に変化するアナログ信号である．ところが，神経一般の章でも述べたとおり，この種の信号は神経線維で伝えることはできない．そこで，受容器電位は活動電位のパルス列というデジタル信号に変換されてから感覚ニューロンによって出力される．すなわち，受容器電位が大きいほどパルスの頻度を高めて刺激の強さを脳へ伝えている．感覚器官内では，このような情報処理も行われている．

C 感覚神経はどのようにして感覚の情報を伝えるか

1本の神経線維が伝えることができる情報量はわずかであるが，それが束になり，1本ずつが独自の情報を担うことで，感覚ニューロンは，どの種類の感覚刺激が，どこへどのくらいの強さで加えられたかを伝える．しかし，脳へ向かう感覚神経線維の数には限りがあるので，極端な重点配置がなされている．例えば約100万本ある視神経の大半は視野の中心部の狭い領域へ配置されている．また，一定の強さの刺激が加えられたときには漫然と一定の情報を流し続けることなく，変化発生時に重点を置き，定常状態の情報伝達を省いている．これを「順応」（後述）という．

1．種類

当然のことであるが，感覚の種類ごとに別個に独立した感覚器官から始まって脳の特定の領域に至る神経システムがある．そこを流れる情報はその感覚種類に属する．例えば，視覚路を流れる信号はすべて視覚に関するものである．逆に，この経路で興奮が起これば何らかの視覚刺激が加えられたと感じるので，例えば目にボールが当たって視覚路の途中で神経がパルスを発生しても光を感じる．すなわち，ある神経線維がどの種類の感覚情報を担っているかは，どの感覚中枢へ配線されているかによって決まる．

2．場所

触覚や視覚では刺激の位置の情報が重要である．皮膚のある場所に刺激を加えると，信号は大脳皮質の体性感覚野の特定の場所へ送られる．隣接した別の場所を刺激すると，体性感覚野の隣接した場所が興奮する．このように隣同士の関係が保たれたまま大脳皮質へ情報が送られるので，皮質上に**図2**のような体表面が展開された地図が描ける．ただし，図は大きく歪んでいる．これは，体表面における受容器の配置密度が場所によって異なるため縮尺が一定とならないためである．視覚に関しても同様で，視野上の位置に対応した地

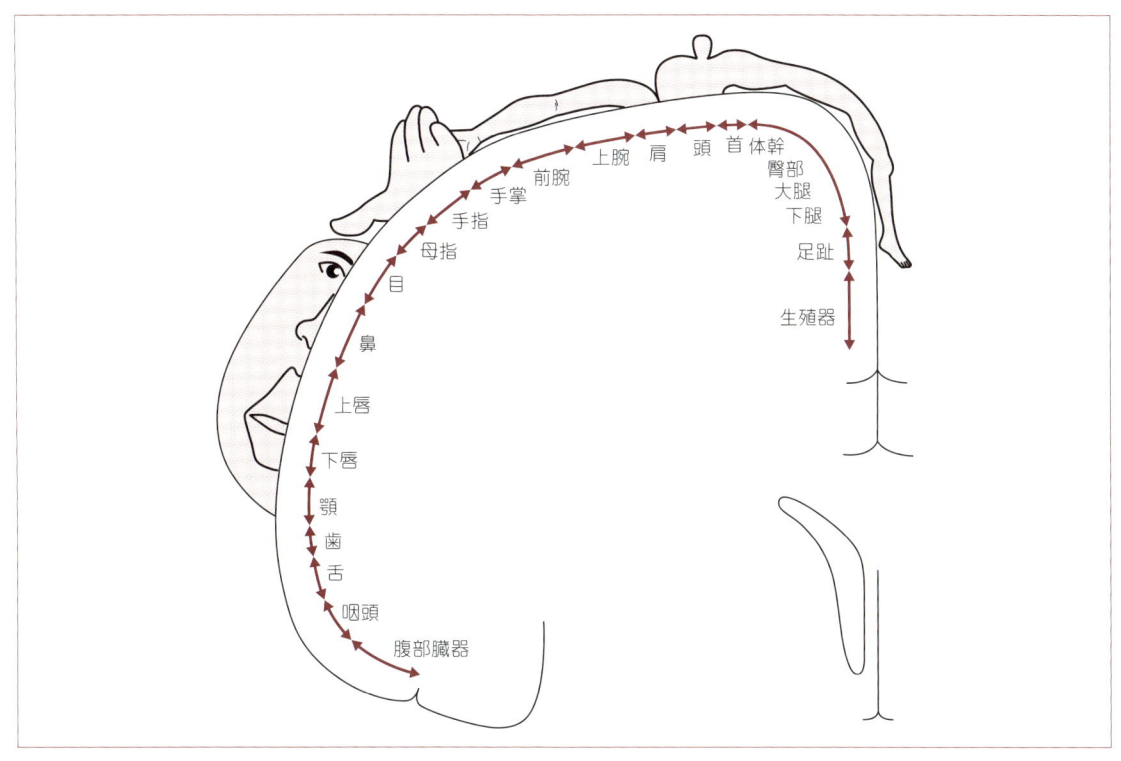

図2　体の表面と大脳皮質の対応関係
体の各点から来る触覚刺激を受け取る場所を大脳皮質上に描くと図のようになる．逆に皮質を局所的に電気刺激すると対応する体表面を触れられたような感覚が生じる．

図を視覚野に描くことができるが，大半を視野の中心部が占める．

3. 強　さ

先に述べたように受容器へ担当する刺激が与えられると刺激の強さの対数に比例した受容器電位が発生し，その大きさをパルスの頻度に変換して脳へ伝えている（**図3**）．また，刺激が強いと，より多くの受容器が刺激を受けて興奮するので，刺激の強さの情報は興奮している神経線維の数にも反映される．

4. 順応，情報の圧縮

刺激の強さの範囲はとても広く，いちばん範囲が広い視覚では暗い夜中から炎天下まで100万倍ほどの違いがある．これを1秒に数百回しかパルスを出せない神経線維でどのようにして伝えているのだろう．ITの世界では，限られた経路で多くのデータを伝えるために圧縮という技術が使われているが，感覚系でも同様に，重要な意味をもつデータを優先し，他は省いて情報を圧縮して伝えている．痛覚を除くすべての感覚では一定の強さの刺激が加え続けられると最初に強く反応し，その後は反応が減弱する「順応」と呼ばれる現象がみられる．これは変化を重視し，同じ刺激が続いていることは重要視しないよう情報を圧縮しているといえる．順応の起こり方は，感覚の種類や受容器によってさまざまである（**図3**）．

5. 受容野，側方抑制，対比（**図4**）

先に述べたように，触覚を担当している大脳皮質上には体表面が展開された地図が描ける．つまり，各々の皮質感覚ニューロンは体表面の限られた領域から情報を受け取っている．この領域，す

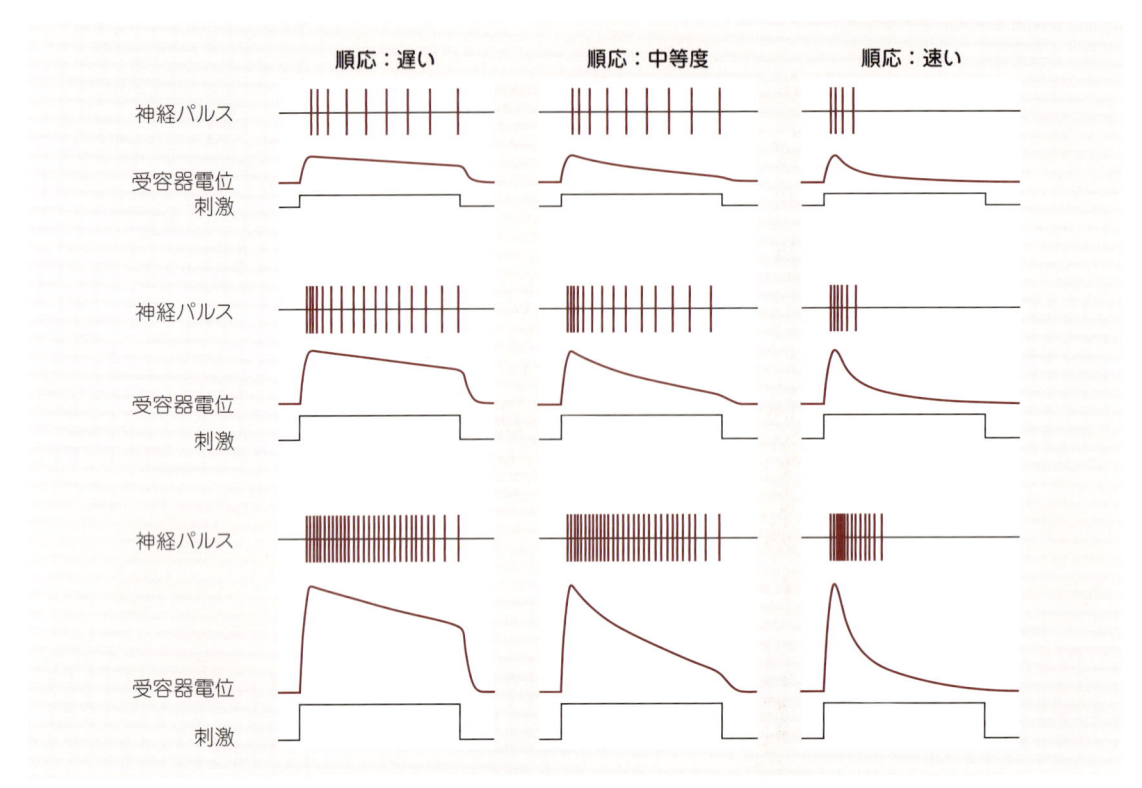

図3 刺激の強さと受容器電位，神経パルス，順応
3段階の強さで刺激を与えたときの受容器電位と感覚神経に伝わるパルス．受容器電位が大きいほどパルス頻度が高い．一定の刺激を加えても受容器電位は始めは大きく，後は徐々に減少する．これに伴って，感覚器から出力されるスパイク頻度も変化する．これを順応といい，ゆっくり順応するもの，中等度のもの，順応が速いものを示す．

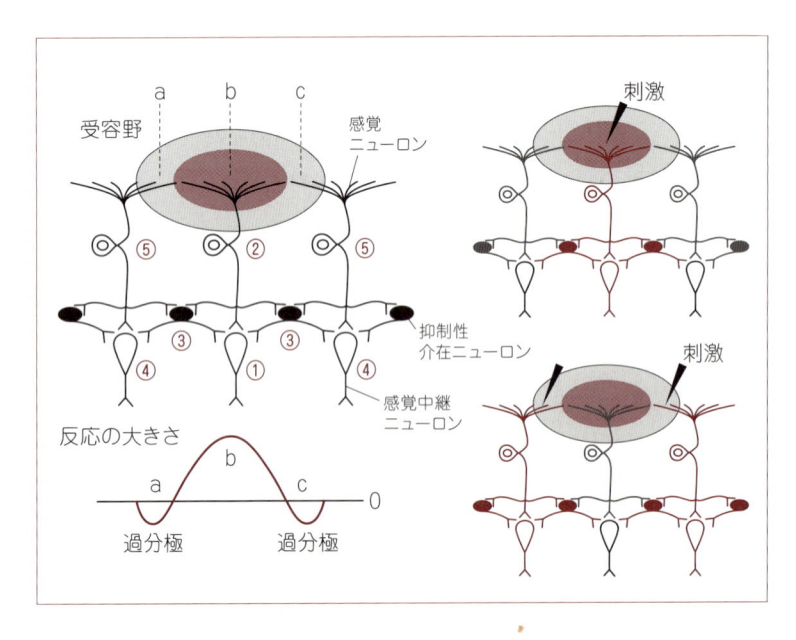

図4 受容野，側方抑制
①の感覚中継ニューロンは同心円状の受容野をもつ．赤の領域を刺激すると②の感覚ニューロンが興奮し，①を興奮させるが，同時に③の抑制性介在ニューロンを興奮させる．そのため，①の反応は少し小さくなる．④は抑制のため過分極する．灰色の領域を刺激すると，⑤が興奮し，③も興奮する結果，①は③による抑制により過分極する．刺激する場所を変えて①の反応を調べると，受容野の中心を刺激するとbのように大きく反応し，中心から離れるに従い反応は小さくなり，さらに外れるとa, cのようにマイナスになってから0に戻る．

図5 対比
A：側方抑制により白黒の境界が際立って見える．----に沿って，白黒のレベルがどのように感じるかを描くと，境界部でより白く感じてから，急に黒く感じ，その先で黒さのレベルが少し減じる．これは，＊位置では黒い横方向から抑制を受けないためである．
B：Aの①〜⑦はどこも同じ白さであるが，対比の副作用で③に相当するBの各交差点が上下左右より黒ずんで見える．これは，交差点では上下左右が白いので，より強く側方抑制を受けるためである．

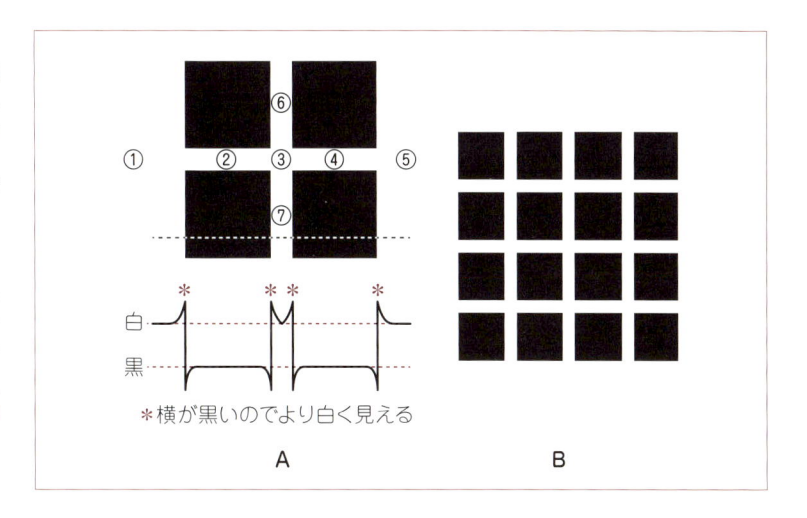

なわちある感覚ニューロンの活動に影響を及ぼすことができる刺激を受ける領域を「受容野」といい，大脳皮質ニューロンに限らず，受容器から高次の情報処理を行っている感覚ニューロンまでそれぞれについて定めることができる．

受容野は重なり合っており，1か所を刺激すると周囲の複数のニューロンが反応する．しかし，隣り合ったニューロンどうしは抑制性介在ニューロンを介して互いに抑制し合っているので，強く刺激を受けたものが，その周辺のニューロンの反応を抑制し，その反応を際立たせる．これを「側方抑制」といい，これにより場所の情報をぼやけることなく中枢へ伝えられる．その結果，図5のように白黒の境界が際立って見える．これは「対比」といわれ，側方抑制の結果である．こうして，感覚ニューロンは空間内での変化もまた重点的に検出している．

II 体性感覚

体性感覚の受容器は体の表面に広く分布していて，接触，温熱，寒冷，痛みを感知する．また，筋肉や腱の受容器は体の各部位の位置と運動の状態を感知している．このように，さまざまな感覚をそれぞれ異なった受容器が検知しているにもかかわらず，これらの情報は共通の経路で運ばれ，反対側の体性感覚野で処理される．

A 感覚受容器

体性感覚では刺激の受容から神経パルスへの変換，中枢への伝達まで一つのニューロンで行われる．首から下を担当するニューロンの細胞体は脊髄後根神経節にあり，節内で軸索が二つに分枝して末梢と脊髄へ線維を送る．皮膚や筋肉にある体性感覚の受容器は，このニューロンの末端部が特殊化したものである．ここでは，皮膚にある機械受容器と温度受容器について述べる．痛覚は情報の性質が他と大きく異なり，医療関係者には特に重要なので項を改めて述べる．また，筋肉，腱にある自己受容器は運動の制御に深くかかわっているので運動機能の章で述べる．

1. 皮膚上の機械受容器

皮膚は圧迫されたり，つねられたり，叩かれたり，振動を与えられたりする．こうした機械的刺激を全身の皮膚に存在する受容器がとらえることで，私たちが何と接しているかを感じ取っている．したがって，皮膚は体で最大の感覚器ともいえる．

a. 分 類

皮膚にある主な機械受容器は，自由神経終末，

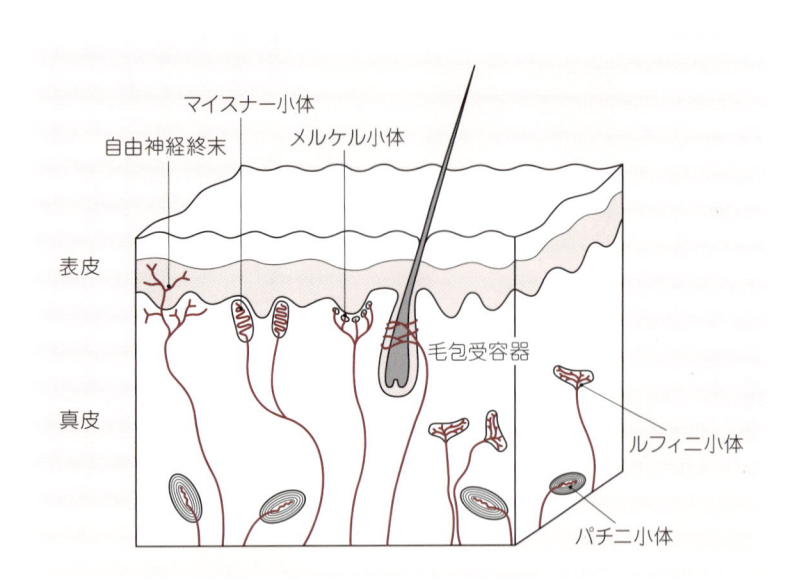

図6　皮膚にある機械受容器
主な機械受容器は自由神経終末，毛包受容器，マイスナー小体，メルケル小体(触覚盤)，パチニ小体，ルフィニ小体である．

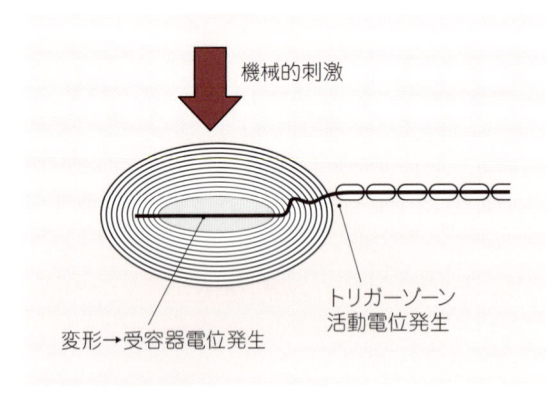

図7　信号変換機構
刺激によって細胞膜に歪みが生じるとチャネルを流れる電流が変化し，受容器電位が発生する．受容器電位は髄鞘起始部(トリガーゾーン)まで広がり，そこの脱分極が閾値を超えると伝導性の活動電位が発生する．

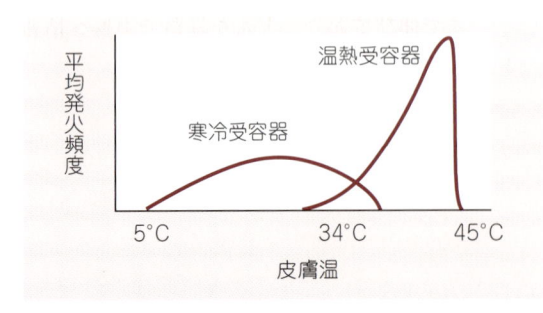

図8　温度受容器の反応

毛包受容器，マイスナー(Meissner)小体，メルケル(Merkel)小体(触覚盤)，パチニ(Pacini)小体，ルフィニ(Ruffini)小体の6種類がある．これらは形状，存在場所，応答の特性(順応の速さ，受容野の大きさ)，生起する感覚がそれぞれ異なる(**図6**).

　自由神経終末は皮膚の軽い接触または摩擦に応答する．毛包受容器は体毛の根元にあって，毛の動きに反応する．メルケル小体やルフィニ小体は順応が遅く，単なる接触ではなく圧そのものに反応する．順応の速いマイスナー小体は圧の変動である軽い接触や振動に反応する．パチニ小体は非常に速く順応し，200Hz付近の振動に最もよく反応する．マイスナー小体やメルケル小体の受容野は狭く，パチニ小体の受容野は指1本を覆うほど広い．

b. 信号変換機構(図7)
　機械受容器の信号変換には，機械刺激によって開閉が制御されるイオンチャネルが関与している．それらは感覚神経終末の髄鞘に包まれていない部分に分布しており，機械刺激によって細胞膜に歪みが生じるとチャネルを流れる電流が変化し，受容器電位が発生する．受容器電位は髄鞘起始部(トリガーゾーン)まで広がり，そこの脱分極

第11章 感 覚　121

後索-毛帯路

- 視床核
- 内側毛帯
- 脳神経核
- 感覚性脳神経
- 触覚・振動感覚
  自己受容感覚
- 薄束核，楔状束核
- 運動ニューロン
- 触覚・振動感覚
  自己受容感覚

脊髄視床路

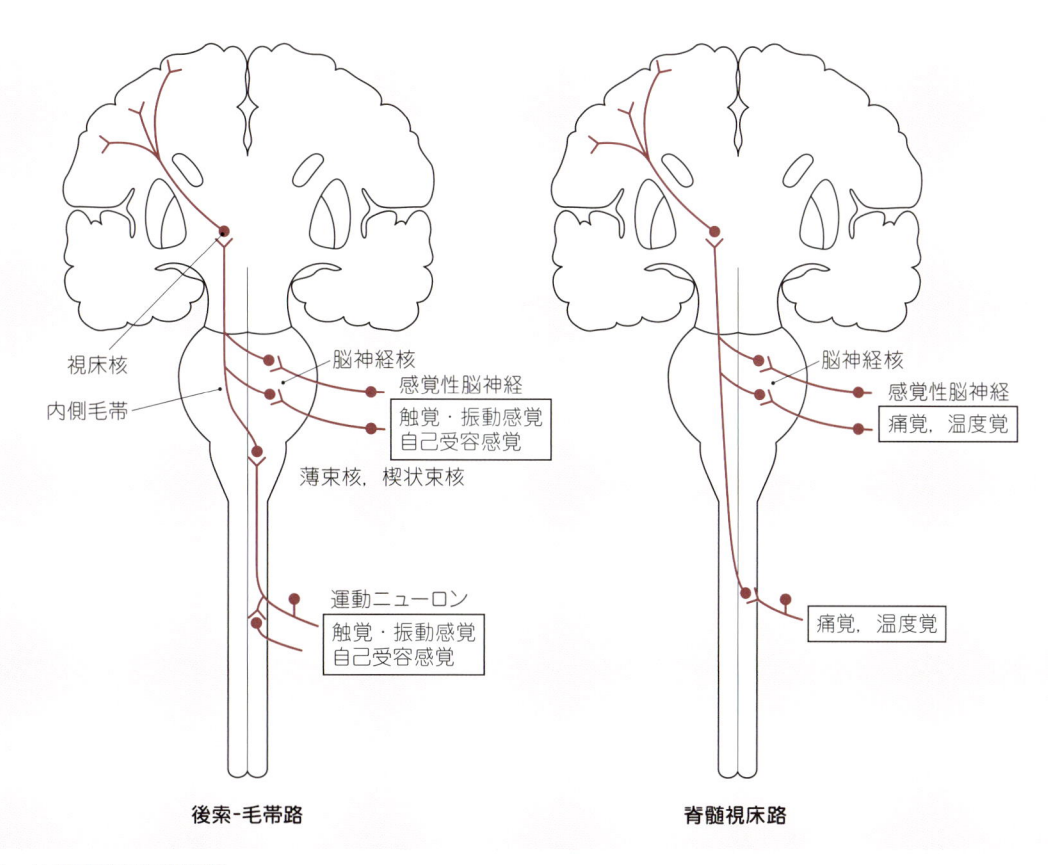

- 脳神経核
- 感覚性脳神経
- 痛覚，温度覚
- 痛覚，温度覚

図9 体性感覚の伝達経路
触覚，振動感覚，自己受容感覚は後索-毛帯路で，痛覚と温度覚は脊髄視床路を経て反対側の大脳皮質一次体性感覚野に伝えられる．

が閾値を超えると活動電位が発生する．

2. 温度受容器

私たちの皮膚には，温かさを感じる温熱受容器と冷たさを感じる寒冷受容器の2種類が独立して存在する．どちらも形状は自由神経終末であり，そこに温度を感じるチャネルが存在する．

温熱受容器は約30℃で興奮し始め，温度が高くなるほど発火頻度を増す．発火頻度は43℃でピークに達し，それ以上温度が上がると逆に発火頻度が下がる（**図8**）．この温度以上では痛覚の受容器が働き，熱く感じる．寒冷受容器は10～35℃くらいの範囲で発火する．

B 体性感覚の伝達経路（図9）

先に述べたように，体性感覚の受容器は感覚ニューロンの末端でもある．では，もう一方の端はどこまで伸びており，どんな経路で中枢へ情報を伝えるのであろう．

1. 後索-毛帯路

この経路は触覚，振動感覚，自己受容感覚を伝える．脊髄後根より入った神経線維は2本の枝に分かれる．1本はそこで運動ニューロンや介在ニューロンとシナプス結合し，反射運動などに関与する．もう1本は脊髄背部の白質内（後索）を延髄へ向かってのぼり，薄束核あるいは楔状束核に

至る．ここで二次ニューロンへと情報が中継され，その軸索は延髄を交差して，反対側の内側毛帯に入って方向を転じ視床に達する．そこで三次ニューロンに中継されて大脳皮質一次体性感覚野に至る．この経路は，運動中の姿勢制御に必要な皮膚の触覚や筋肉，関節の状態（角度，動く速度）などを伝える．そのため，受容器からの神経線維は太く脊髄内の伝導速度も速い．

2. 脊髄視床路

温度や痛みを伝える細い線維は脊髄に入ると，すぐそこの灰白質で二次ニューロンへ情報を中継する．その軸索は脊髄を横切り，反対側の脊髄白質外側部に入って方向を変え，視床へ向かう．さらに，視床で中継され大脳皮質一次体性感覚野に至る．この経路の伝導速度は遅い．

3. 中枢における情報処理

一次体性感覚野は感覚情報の終着点ではない．むしろ，末梢の受容器がとらえた体の状況を映し出すスクリーンのようなもので，それから意味のある情報を取り出す作業の出発点である．

C 痛　覚

体が損傷されるような強烈な刺激（侵害刺激）によって起こる感覚であり，生体のアラームシステムとして働いている．

1. 痛覚には他の感覚にはみられない特徴がある

他の感覚受容器は自身が担当している特定の種類の刺激（適刺激）に対して感度が高い．ところが，痛覚は組織が破壊されるくらい強い機械刺激や，焦げるくらい熱い熱刺激で引き起こされ，その受容器は特定の種類の刺激に対し感度が良いわけでない．また，アラームシステムであるから当然といえるが，痛覚には順応が起こらない．繰り返し同じ侵害刺激を与えると，順応して弱く感じるのでなく，逆により痛く感じる痛覚過敏が起こる．

体を損傷するような刺激が痛覚系で感知されると，損傷を軽減，回避するためのいろいろな反応が自動的に引き起こされる．例えば熱いストーブに触れたときや画びょうを踏みつけたときは，手や足を引っこめる屈曲反射が起こる．胆石や虫垂炎などの場合は腹壁の緊張が高まるとともに，血圧低下や悪心，発汗など自律神経系を介した反応が起こる．また，不快感，不安感のような感情の変化をきたし，病気であると自覚して医療を求めるのは痛覚の作用による．

このような警告信号も場合によっては止める必要がある．例えば，靴の中に小石が入っていると痛くて歩くこともできないが，暴漢に襲われて逃げている最中なら，痛みを感じずに走れる方が都合が良い．こうした緊急時にいったん痛みの信号伝達を止める仕組みも痛覚系には組み込まれている．

2. 痛覚の受容器と神経線維（図10）

痛覚の受容器は侵害受容器と呼ばれる．受容器の形状は自由神経終末であり，神経線維の太さから2種類に大きく分けられる．針で指先を刺したとき，鋭い痛みに続いて鈍い痛みが針を取り除いた後も長く感じられるのは，これら2種類の受容器が引き起こす痛みの性質が異なるためである．

a. Aδ線維（有髄）

伝導速度は5～35 m／秒である．主に強烈な機械刺激に応じるが，一部は熱刺激に応じる．受容器は主に体表面に存在し，針で刺された直後のような鋭く，局在のはっきりした痛みの感覚を引き起こす．屈曲反射の原因となる痛みはこの神経線維で伝えられる．

b. C線維（無髄）

伝導速度は0.4～2 m／秒と非常に遅い．強烈な機械刺激だけでなく，熱や発痛物質による化学刺激など多くの種類の刺激によって興奮させられるので，ポリモーダル受容器という．この受容器は熱に対して40℃くらいから反応し始め，50℃くらいで最もよく反応する．また，炎症部位で生じ

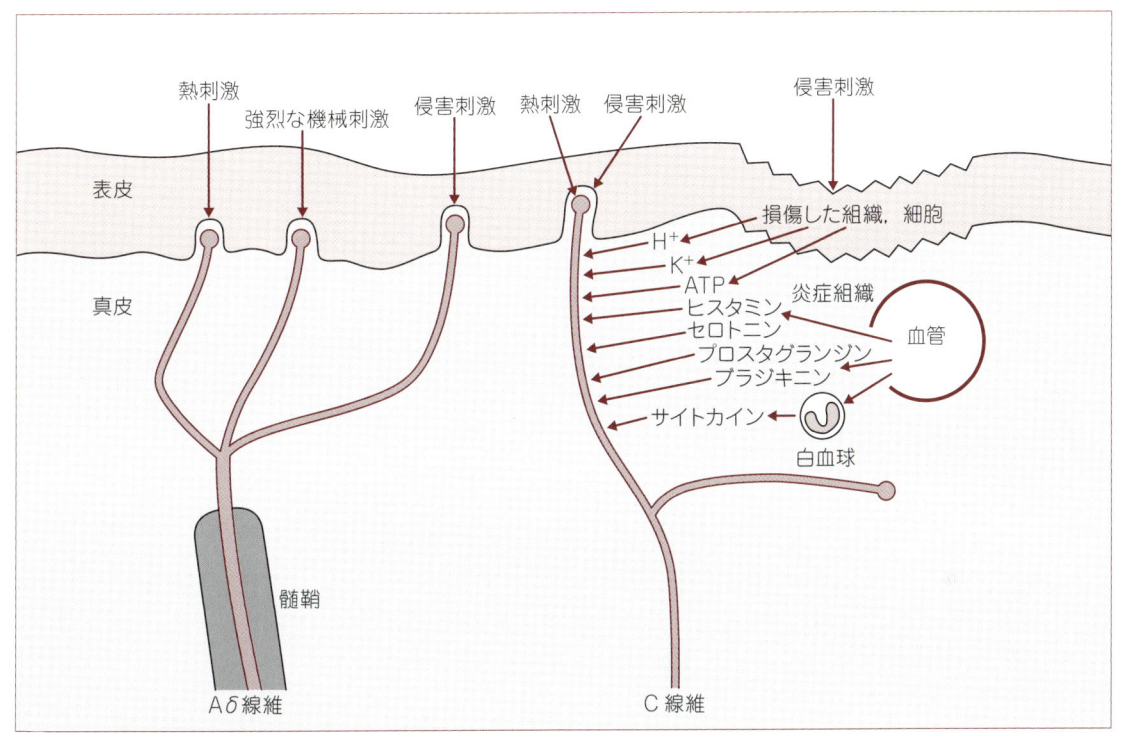

図10 痛覚の受容器と神経線維
有髄のAδ線維は強烈な機械刺激や熱刺激に応じる．無髄のC線維は強烈な機械刺激だけでなく，熱や炎症などで作られる発痛物質による化学刺激など複数の種類の刺激によって興奮させられる．

るブラジキニンやプロスタグランジン，出血箇所のヒスタミンやセロトニンなどの発痛物質やアデノシン三リン酸（ATP），水素イオン（H^+）などに反応する．最近，陽イオンチャネル構造をもつカプサイシン（唐辛子の辛味成分）受容体，酸受容体，ATP受容体などが痛覚神経に発現しており，熱や発痛物質の検出に関与していることがわかってきた．この神経線維で伝えられる痛みは局在がはっきりせず，鈍く，持続して，うずくような感覚を引き起こす．

3. 深部痛

筋肉や関節，靱帯などからも痛みは発生する．この痛みは，局在がはっきりせず，吐き気や血圧の変化，発汗を伴い，近くの骨格筋に反射性収縮を起こす．この種の痛みは炎症や組織の局所的な虚血（酸欠）などによる．狭心症や心筋梗塞に伴う痛みも，心筋が虚血状態に陥ったことによる．

4. 内臓痛

胃や腸を焼いたりメスで切ったりピンセットでつまんだりしても痛く感じない．このため，腹壁を局所麻酔するだけで腸の手術を行うことさえできる．しかし，平滑筋で包まれた中空臓器がねじれたり結石ができたりして内容物が送れなくなると，壁が強力に等尺性収縮（内容積が変化しない）して強い痛みを生じる．例えば，胆汁の出口が結石のために閉塞しているときに胆嚢が収縮すると，仙痛と呼ばれる激しい痛みを生じる．また，炎症や局所的な虚血も内臓痛を起こす．内臓痛も局在がはっきりせず，吐き気や血圧の変化，発汗を伴い，近くの骨格筋に反射性収縮を起こす．腹部臓器に炎症が起こると腹壁筋の緊張が高まるのはこのためである．

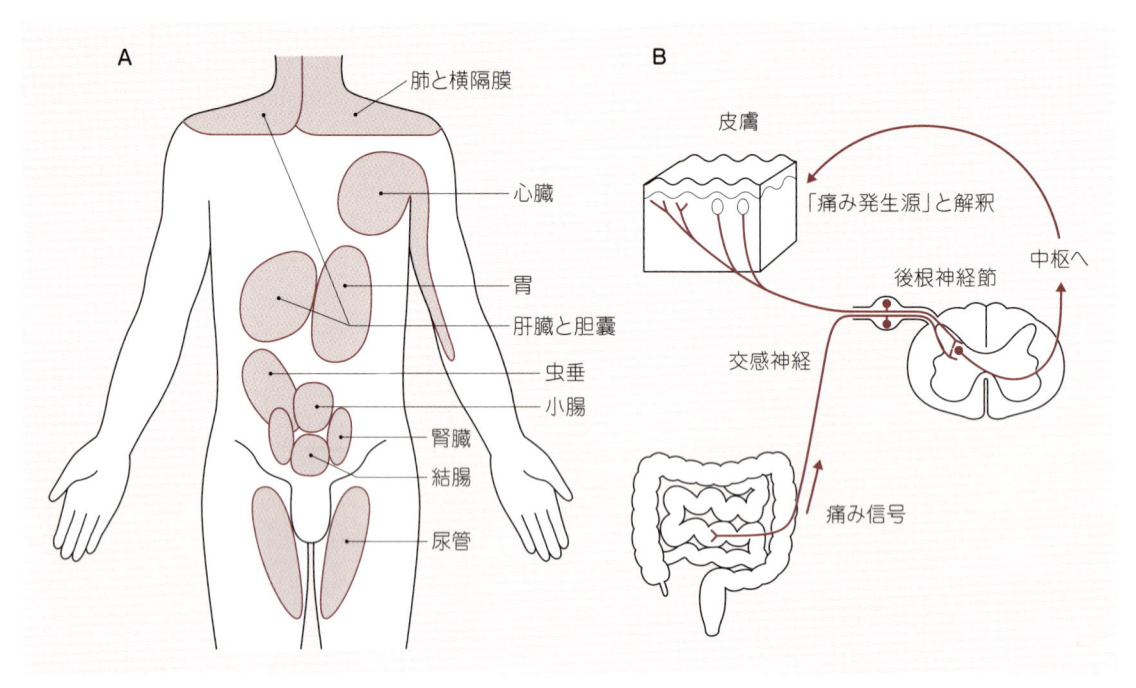

図11 関連痛
A：病変部位と体表で関連痛を感じる場所との関係．B：内臓から痛みが発生しても，同じ体節の皮膚が痛く感じられる．

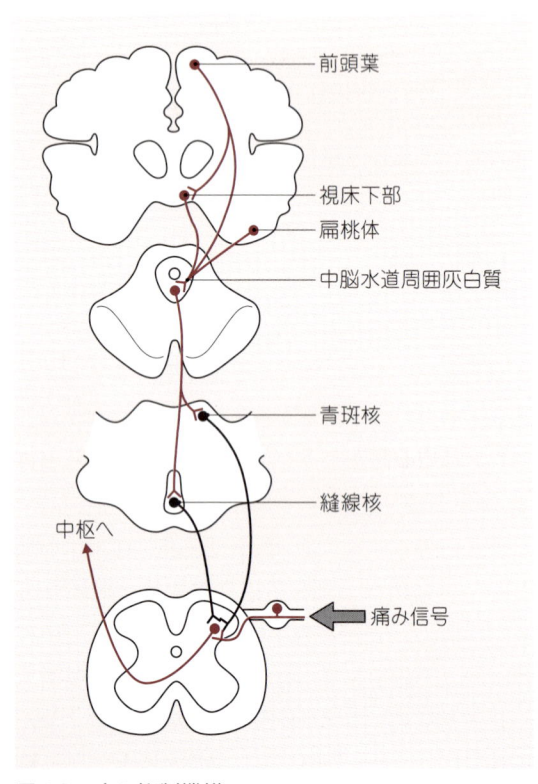

図12 痛み抑制機構
緊急時にはオピオイド受容体が活性化して痛み信号が中枢へ中継されないようにする．

5. 関連痛

　深部痛や内臓痛は，しばしばその発生場所と異なる場所が痛く感じられる．よく知られている例は心筋梗塞による痛みが左腕内面に投射されるもので，このように離れた場所と関連付けられた体表の痛みを関連痛という．病変部位と体表で関連痛を感じる場所との関係はほぼ決まっているので，診断に利用されている（**図11**）．

6. 痛覚の中枢による調節機構（**図12**）

　痛覚系には，緊急時にいったん痛みの信号伝達を止める仕組みが組み込まれている．これに関与するのがオピオイド（麻薬の意）受容体で，脊髄の痛覚を中継するニューロンなどに多く存在する．緊急時には延髄の縫線核，中脳水道周囲灰白質などのニューロンがモルヒネに似たペプチドを分泌して，オピオイド受容体を活性化し，痛み信号が中継されないようにする．生体が強いストレスに曝されたとき，痛みを忘れて行動できるのは，このようなシステムが活性化されるためである．

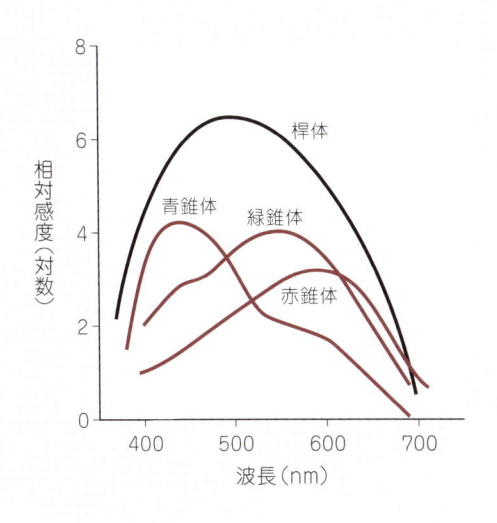

図13 桿体と3種類の錐体の分光感度曲線

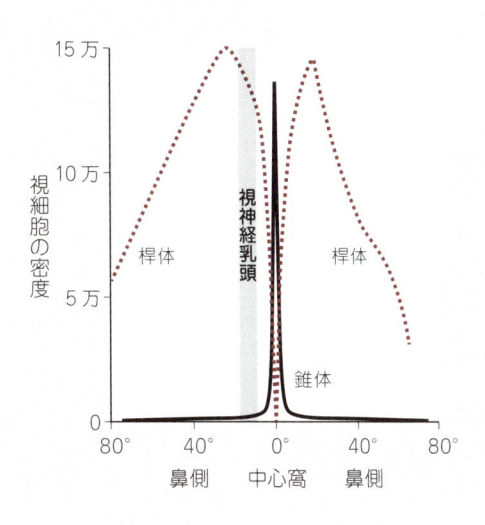

図14 桿体と錐体の密度
縦軸は1mm^{2}あたりの細胞数.

III 視 覚

ヒトの眼は，可視光線と呼ばれる波長が約380～780nmの光（電磁波）を感じる．さらに視覚系は眼でとらえた画像を基に，周囲にある餌，敵，障害物など生体にとって有用な情報を提供する．したがって，視覚系を理解するためには外界の像を結ばせる光学的な仕組み，光を神経信号に変換する仕組み，さらに画像情報から物体の形，位置，運動などの情報を抽出する仕組みについて知る必要がある．

A 眼の性能

1. 感 度

ヒトの眼には，桿体と錐体と呼ばれる2種類の光受容細胞（視細胞）がある．桿体の感度は非常に高く，光子1個を検出できるくらいである．このため，私たちは1/1000lx（ルクス）程度の暗い夜でも何とか行動できる．錐体は感度が低くて暗所では働けないが，明るい環境のもとでも飽和することなく色彩に満ちた明瞭な像を提供する．

視細胞の感度は光の波長（色）によって異なる．刺激光の波長を変えて視細胞の感度を測定したものを分光感度曲線という（図13）．図からわかるように，桿体は500nmの青緑の光に最も感度が高い．錐体は分光感度曲線から赤錐体，緑錐体，青錐体の3種に分けられる．それらの曲線はどれも桿体のものより下にあり，2桁以上感度が低いことがわかる．

分光感度が異なる3種の錐体があるので，錐体が働く明るさでは3者の反応の違いから色を識別することができるが，暗くて桿体だけが働いている状況では色を識別することができない．網膜には黄斑と呼ばれる黄色みを帯びた部分があり，この中央に中心窩がある．ここは視軸の中心に位置し，錐体だけが密集して存在している（図14）．

2. 空間分解能（視力）

視力表に描かれているリングをランドルト（Landolt）環という（図15）．視力1.0のランドルト環の切れ目を指定された距離から見ると，視角にしてちょうど1分（1′；1/60°）である．視力表は，視力aのランドルト環の切れ目に対する視角が1/a分になるように作られている．視力は網膜に結ば

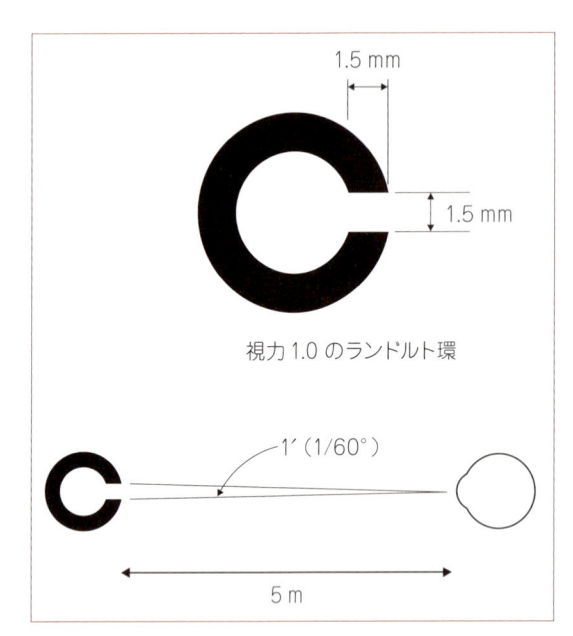

図15 視力1.0のランドルト環

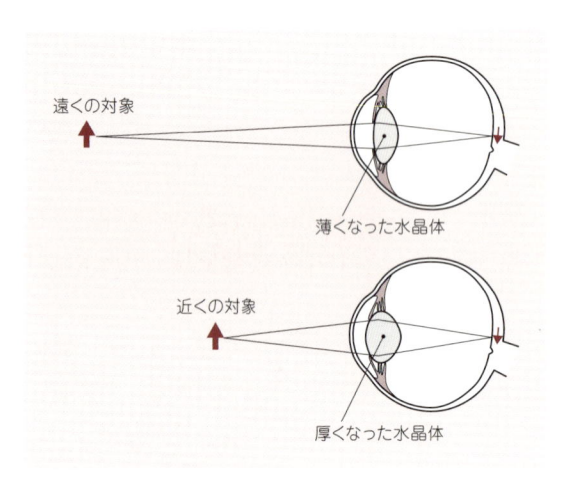

図16 遠近調節の仕組み

れる像のシャープさ以外に,網膜のどこで見るか,桿体か錐体どちらの視細胞が働いたかによりずいぶん異なる.これは,**図14**のように視細胞の密度が一様でないためである.中心窩における錐体の密度は1mm^{2}あたり10万個以上,錐体間の距離にして2～3μmである.視力1.0に対応するランドルト環の切れ目の幅は網膜上で数μmになるので,これだけ密集していれば識別することができる.しかし,視力が良いのはこの付近だけで,中心窩から離れると錐体の密度は激減し,視力も0.1以下に下がる.この点が,光センサーの密度が一律のデジタルカメラと私たちの眼との相違点の一つである.

B 眼球の構造

1. 像を結ぶ仕組み

a. 構 成

眼に入ってくる光はまず角膜表面で曲げられる.ここは空気との球面状の界面であり,屈折率の差が大きいので非常に度の強い凸レンズとなっている.レンズの屈折力の強さ(度数)は焦点距離[m]の逆数を用いてジオプトリ[D]で表すが,角膜の度数は約45Dである.眼球全体では約60Dの屈折力が必要であり,水晶体が残りの約15Dのほとんどを担っている.

b. 遠近調節

近くのものを見るときには水晶体の厚さを変えて調節が行われている(**図16**).水晶体がどのくらい屈折力を増すことができるかを調節力といい若年者では12Dくらいある.調節力は年齢とともに減少し,50歳では1Dくらいになる.このため,近くのものを見る際に屈折力が不足する.この状態を老視といい,凸レンズで屈折力を補う.

c. 屈折異常(近視,遠視,乱視)

遠近調節を行わない状態(水晶体の屈折力が最低)で,遠くのものの像が網膜面上に結ばれるなら正視であり,網膜より前であれば近視,後ろであれば遠視という.近視は多くの場合,眼球の前後軸が長すぎるために起こり,凹レンズで補正する.遠視は逆に眼軸が短いために起こり,凸レンズで補正する(**図17**).ちなみに,ほとんどの乳児は遠視であり,成長に伴って眼軸が伸びる.

乱視は角膜や水晶体の歪みから縦方向の屈折力と横方向の屈折力にずれが生じ,網膜上に明確な焦点が結ばれなくなった状態である.

d. 瞳孔反射(図18)

瞳孔は外界の明るさに応じて直径が変化し,眼

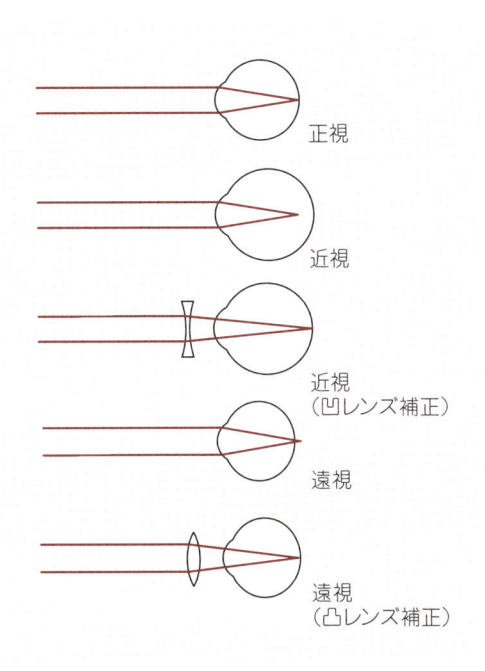

図17 屈折異常
遠方からの平行光線が屈折される様子.

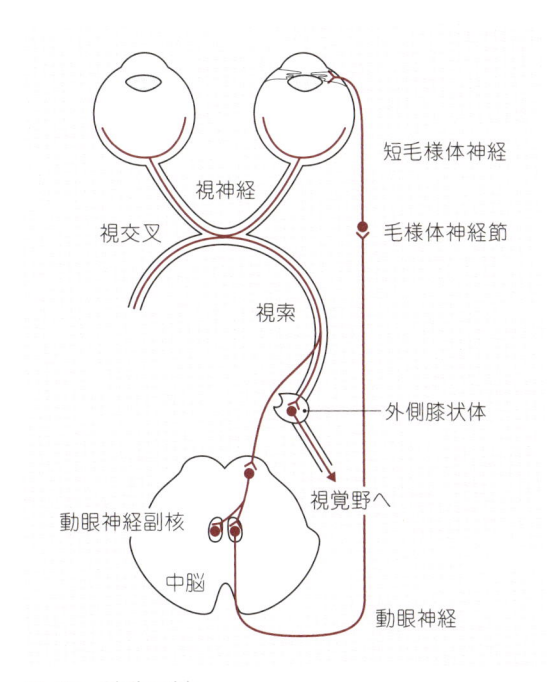

図18 瞳孔反射

に入る光の量を調節している．これを瞳孔反射という．網膜でとらえた明るさの信号のごく一部は外側膝状体に至る前に枝分かれして，視蓋を経て両側の動眼神経副核に伝わる．動眼神経の枝は，毛様体神経節を経て瞳孔括約筋を収縮させる．ヒトの場合は直径が 1 mm から 8 mm まで変化し，眼に入る光の量が最大 64 倍変化する．この反射は素早いが，何千倍も明るさが変化する状況には不十分である．このため，網膜には視細胞レベルでさらに強力な順応過程がある．

2. 像をとらえる装置(網膜)

a. 網膜の構造(図19)

網膜は厚さ 200〜250 μm の薄い膜であり，光受容細胞，光信号を中継するニューロン群，視神経の起源となる神経節細胞が層状に規則正しく並んでいる．眼球に入射した光は中継ニューロン群を透過してから光受容細胞に達するが，透明なので妨げにならない．

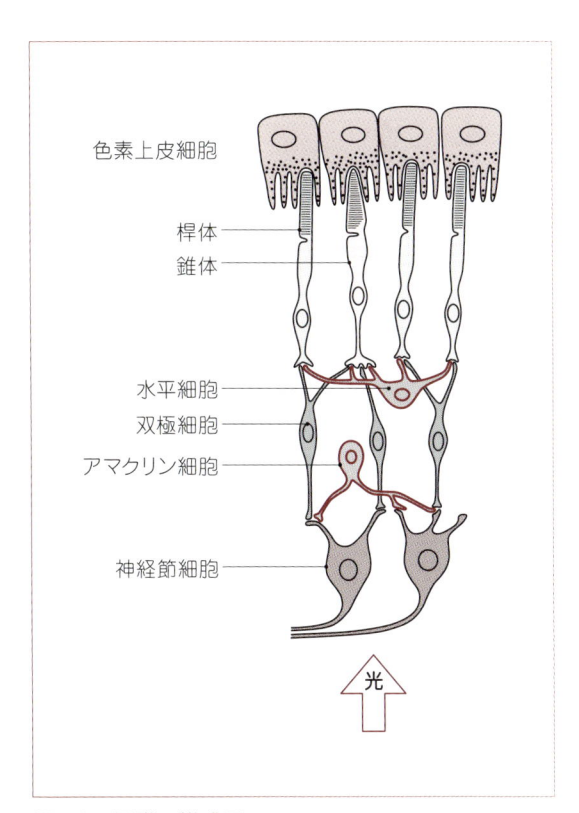

図19 網膜の模式図

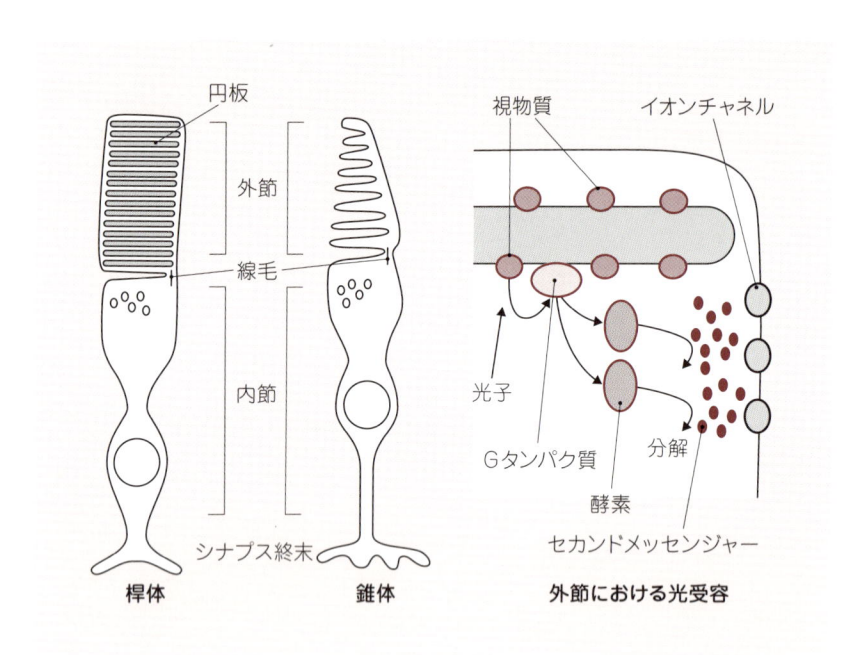

図20 光受容細胞と光受容機構
桿体外節にはコイン状の円板が1,000枚ほど積み重ねられている（図は一部のみ）．光子がロドプシンに吸収されると，連鎖反応によって多数の酵素が活性化され，セカンドメッセンジャーが大量に分解され，その結果イオンチャネルが閉じる．

b. 光受容細胞

光受容細胞には桿体と錐体の2種類がある（**図20**）．

①桿体と錐体の構造

桿体，錐体のどちらも細長い細胞で，外節と内節に分かれ，その間が細い線毛でつながっている．内節にはミトコンドリアや核など細胞内小器官があり，その末端はシナプス終末部で，二次ニューロンと接続している．外節が光受容細胞特有の構造である．桿体外節は円筒形で中にコイン状の円板を1,000枚ほど積み重ねたような層状構造をしている．一方，錐体外節は円錐形で，縦断すると先がだんだん細くなるくしの歯のようにみえる．

②視物質による光エネルギーの捕捉

外節の層状膜に，光をとらえる感光色素である視物質が大量に存在する．光は層状の膜を次々と横切って進むので，多くの膜が重なっているほど視物質と衝突して相互作用を起こす可能性が高くなる．

桿体および3種の錐体は，それぞれ微妙に異なった視物質をもつ．それらはレチナール（ビタミンAのアルデヒド型）を包み込んだ分子量約40,000のタンパク質で，ホルモン受容体と共通の構造をもつ．視物質の場合は受容体タンパク質（鍵穴）にすでにレチナール（鍵）が結合しており，光が当たると，レチナールが異性化（鍵が回る）して細胞内酵素を活性化させる．桿体の視物質は赤いバラ色をしておりロドプシン（rhodopsin）と呼ばれる．3種（赤，緑，青）の錐体は，それぞれ，異なる錐体視物質をもつ．

1個の光子がロドプシンに吸収されるだけで，連鎖反応によって多数の酵素を次々と活性化するので，小さいが明瞭な電位変化をもたらす．錐体の光変換過程も同様であるが，活性状態の持続時間が短い．そのため，同じ電位変化をもたらすのに100倍以上の光が必要であるが応答が長引かず，時間分解能の良好な反応を示す．

c. 光信号を中継するニューロン群

視細胞がとらえた光信号は双極細胞から神経節細胞へ中継される（**図19**参照）．神経節細胞は網膜から脳へ光情報を伝える唯一の出力細胞で，その軸索の束が視神経である．神経節細胞は片方の

図21 視覚情報の流れとその障害による視野の欠損
aで障害されるとその側が盲となる．bで障害されると両眼の耳側半盲となる．cで障害されると対側の視野が両眼とも欠損する．

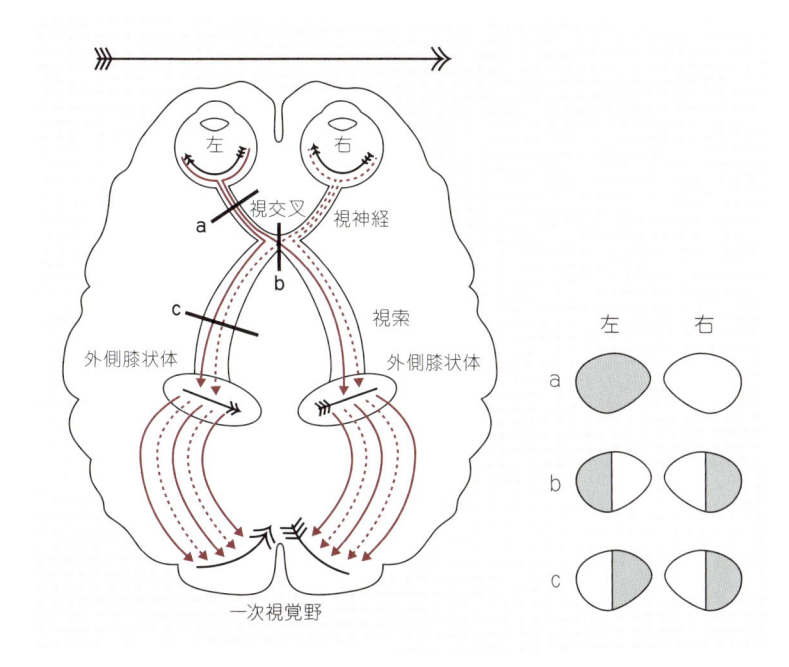

眼だけで約100万個あるが，桿体と錐体を合わせた視細胞はその100倍くらいある．したがって，網膜のニューロンは単に情報を中継しているのではなく，情報の圧縮，加工を行っている．

水平細胞とアマクリン細胞は網膜の横方向に突起を伸ばす抑制性の細胞である．これは側方抑制を仲介して，中央と周辺が拮抗する同心円状の受容野を形成する過程や，3種の錐体からの色信号の処理に関与している．また，神経節細胞には受容野が狭く持続的な応答を示すタイプのものや，受容野が広く，動く点に敏感なものなどがある．こうした応答特性はアマクリン細胞との相互作用によって作り出され，画像から意味のある特徴を抽出し，不要な情報を切り捨てた結果である．

d. 順 応

眼は非常に広範囲の光環境のもとで働く．これを可能にするため，次のような感度調節機構がある．

①感度の違う2種類の視細胞を使い分ける

薄暗い所で働く桿体と明るい環境で働く錐体を使い分けることで広いレンジをカバーしている．現在どちらの視細胞が働いているかは，色彩を感じているかどうかで判断できる．

②視細胞の光受容機構における感度調節

映画館で映画を観た後，外の明るい街頭へ出るとまぶしくてよく見えない．これは，映画を観ているときは暗い映画館に合わせて感度が高い状態になっていたためである．先に述べたように，光は視細胞に連鎖反応を生じさせるが，この反応の増幅度を変えることで視細胞の感度が調節されている．逆に暗室に入ると，明所ではなくなっていた桿体のロドプシン量が徐々に増加し，桿体が動作し始める．

C 中枢における視覚情報処理

1. 視覚情報の流れ

図21に示すように視神経は視交叉を経て視索となって，視床の外側膝状体（LGB）に到着する．左右の眼球から発する軸索のちょうど半分が交差する．図に示すように，左眼の外側（耳側）半分から出た線維は視交叉で内側から出た線維と分かれ，左側のLGBに達する．左眼の内側から出た

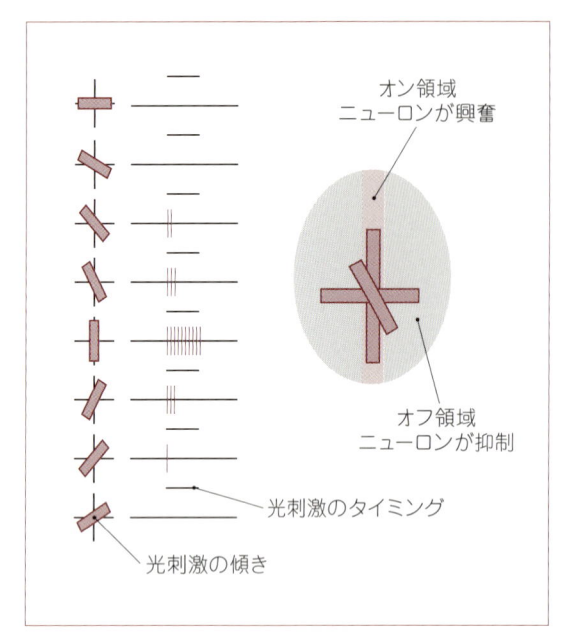

図22　視覚野ニューロンの反応
視野上の1点に色々な傾きの細長い短冊状の光を当てると、ある傾きの場合にのみ応答する。これは、ニューロンの受容野が図のように細長いスリット状の興奮性領域とその両脇の抑制性領域からなるためである。

線維は交差して右側のLGBへ向かう。この結果，左脳は視野の右半分を，右脳は左半分を担当することになる。

2. 視覚経路の障害による視野異常

　一側の視神経が切断されるとその側が盲となる（**図21a**）．下垂体腫瘍などで視交叉部が圧迫されると交差する線維だけが損傷され，両眼の耳側半盲となる（**図21b**）．一側の視索が切断されると対側の視野が両眼とも欠損する（**図21c**）．

3. 視床での処理

　LGBは層状になっており，同側の眼から来る神経線維と反対側の眼からの線維をそれぞれ異なった層で受けている．また，LGBの1，2層には受容野が広く応答が一過性で，動く光の点に敏感な線維が入り，他の層には，受容野が狭く持続的な応答を示す線維が入って中継される．この結果，眼からの情報は動きに関する経路と，対象の詳細な形と色に関する経路に分かれて大脳皮質へ向かい，以後は並行して別々に処理される．このように，LGBは眼から来る神経線維を，情報のカテゴリーや左右どちらが起源かによって整理して中継している．

4. 皮質での処理

　LGBからの線維は，まず大脳皮質後頭葉にある一次視覚野（V1，ブロードマン（Brodmann）の17野に相当）に入る．ここは名刺大の広さで，視野上の点と地理的な対応づけがある．ここでも，視野の中心部が不つり合いなくらい広い領域を占めている．V1からは18野，19野にある高次の視覚中枢へ情報が送られている．

a. 視覚野ニューロン活動の特色

　視覚野ニューロンは単純なスポット状の光にはほとんど反応しない．V1のニューロンは特定の方向を向いた細長い短冊状の光に応答する（**図22**）．したがって，その受容野は単純な同心円状ではなく，細長いスリット状のオン領域とその両脇のオフ領域からなる構造をもつ．短冊状の光がちょうどスリット状のオン領域に当たれば強く興奮する．短冊の方向がスリットの方向とずれたり，幅が広くなってオン領域とオフ領域の両方に光が当たると，拮抗作用のため反応は弱まる．このように，V1では特定の傾きをもつ線（輪郭線）を検出している．

b. 視覚野の構造の特色（図23）

　視覚野は層状構造をしており，入出力の関係は層によって決まっている．中層の細胞が視覚信号を受け取って上下の層へ分配し，表層の細胞は高次の中枢へ，深層の細胞は下位の視覚系へ信号を送り返す．

　もう一つの特色は柱状構造で，視野上のある場所を横切る線の傾きを検出する柱（方位選択性円柱）が全方位分，順に並んでいる．その隣には，逆側の眼の対応する場所の傾きを検出する柱が順

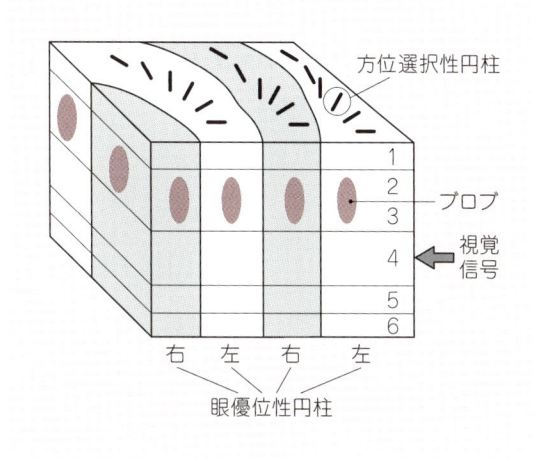

図23 一次視覚野の構造
1〜6層からなり，外側膝状体からの入力は4層に入る．また，柱状構造で視野上のある位置の線の傾きを検出する柱が順に並んでいる．その隣には，反対側の眼の対応する位置の線の傾きを検出する柱が順に並んでいる．また，色を処理するブロブと呼ばれるニューロン群も存在する．

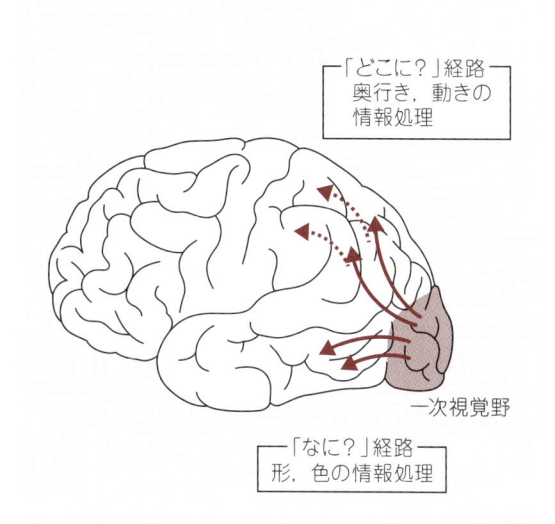

図24 高次の視覚情報処理
対象の色や詳細な形に関する情報は側頭葉方面へ向かう「なに？」経路で解析される．奥行きや動きに関する情報は頭頂葉方面へ向かう「どこに？」経路で解析される．

に並んでいる．また，色を処理するブロブと呼ばれるニューロン群も存在する．こうした柱がまとまって視野上の1点を分析していることになる．

c. 高次の視覚情報処理（図24）

　一次視覚野からの出力は高次の視覚野へ送られる．この際，対象の色や詳細な形に関する情報は側頭葉方面へ向かう「なに？」経路で解析される．奥行きや動きに関する情報は頭頂葉方面へ向かう「どこに？」経路で解析される．このため，脳の当該部分が障害を受けると，見えているものが何か認識できなくなったり，色覚だけを失ったり，動きの認識ができないため，コマ送りの静止画を見ているような感じになったりする．

IV 聴覚および平衡感覚

　内耳にある蝸牛や半規管，耳石器には有毛細胞と呼ばれる受容器細胞があり，音および平衡感覚の受容を行っている．有毛細胞は名前のとおり線毛を有し，その微妙な変位（傾き）を検出する．この細胞が空気の振動（音）によって刺激されて聴覚が生じ，体の動きによって刺激されて平衡感覚が生じる．

A 音とは？　耳は何を聴いているか

　空気の振動（疎密波）のうち，周波数やエネルギーが私たちが聴くことができる範囲におさまるものを「音」といい，周波数の範囲は約16〜20,000 Hzである．私たちを取り巻く音はさまざまな周波数成分が混ざったものであり，さらにその混合割合が刻々と変化するものである（図25）．それをとらえる際，耳はまず音をさまざまな周波数成分に分解し，それぞれの成分の大きさを別々に脳へ伝えている．

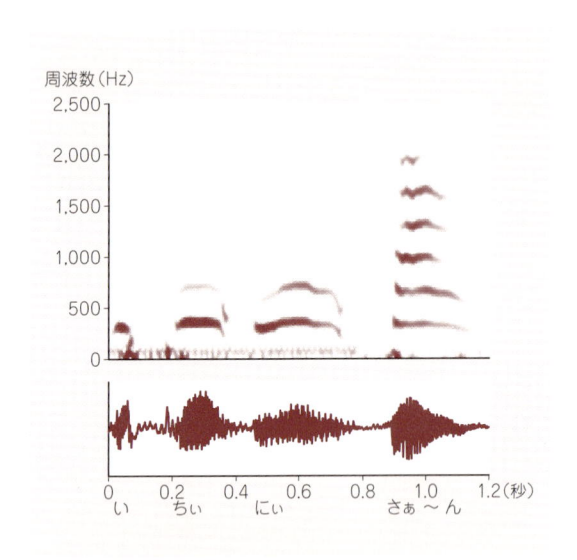

図25 音の波形と周波数成分
「いち，に，さん」と発音した時の各周波数成分の大きさが時間とともにどのように変化するかを上に示す．下は音圧波形．「い」のパターンは似ており，「あ」の場合とは随分異なることがわかる．

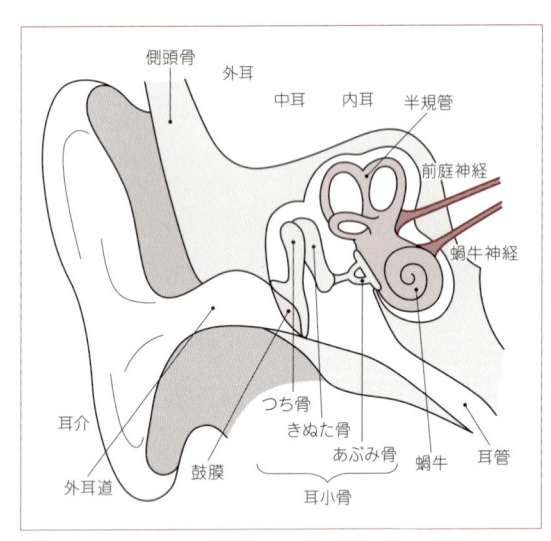

図26 耳の構造

B 耳の構造(図26)

1. 外 耳

　音は耳介で集められて，耳道から鼓膜に達する．耳介は音を集める作用に加え，音源の方向（特に上下方向）を決める際にも役立っている．

2. 中 耳

　中耳では，面積が約 $0.55\,\mathrm{cm}^2$ の鼓膜でとらえた空気の振動を，テコとして働くつち骨，きぬた骨を経て，あぶみ骨をピストンとして $0.032\,\mathrm{cm}^2$ の卵円窓から蝸牛のリンパ液内へ伝える．こうして，狭い開口部にエネルギーを集中させることで入射エネルギーの約60％が蝸牛に入る．

3. 内 耳

　内耳は側頭骨中にある液体を満たした複雑な管系で，平衡器官と聴器からなる．聴器は蝸牛と呼ばれ，音はここでとらえられる．蝸牛はらせん状の管で，引き伸ばすと35mmになる(図27)．この管は前庭階，鼓室階と中央階からなり，それらは基底膜とライスナー(Reissner)膜で仕切られている．前庭階と鼓室階はらせんの頂点でつながっており，卵円窓を通じて前庭階に入った音エネルギーは，鼓室階を経て正円窓に抜ける．この間に基底膜が振動し，その上にある有毛細胞が刺激されることで音の受容が行われる．

C 音の変換過程

1. 音のスペクトル(振動数)分解の仕組み

　基底膜は卵円窓から入った音によって波を打つように振動する．基底膜は入り口では幅が狭く，奥ほど幅が広く軟らかくなっていくので，さまざまな周波数の音を入れると最も大きく振れる場所が異なる．高い音では入り口付近が大きく振れ，周波数が低くなるにつれて奥の方の振れが大きくなる．大きく振れている部分にある音受容細胞は，当然大きな刺激を受けて大きな受容器電位を発生させる．こうして，音の周波数は基底膜上のどの音受容細胞が最も興奮しているかという場所の情報に変換される．音声のように多くの周波数成分を含む音を蝸牛に与えると，各成分量の推移は対応する場所の細胞がとらえる．

　音受容細胞にさまざまな周波数，大きさの音を与えて，周波数ごとに反応がみられる最低の音の

図 27　蝸牛の構造
卵円窓から入った音エネルギーは，基底膜を振動させるが，音の周波数によって最も大きく振れる場所が異なる．

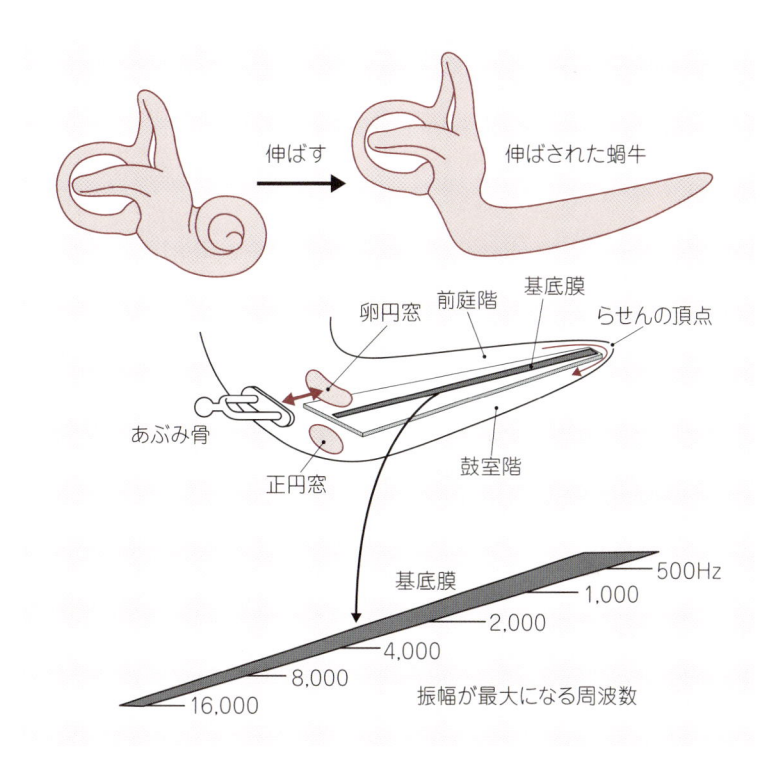

図 28　同調特性曲線
特徴周波数が異なる三つの音受容細胞の同調特性曲線を示す．

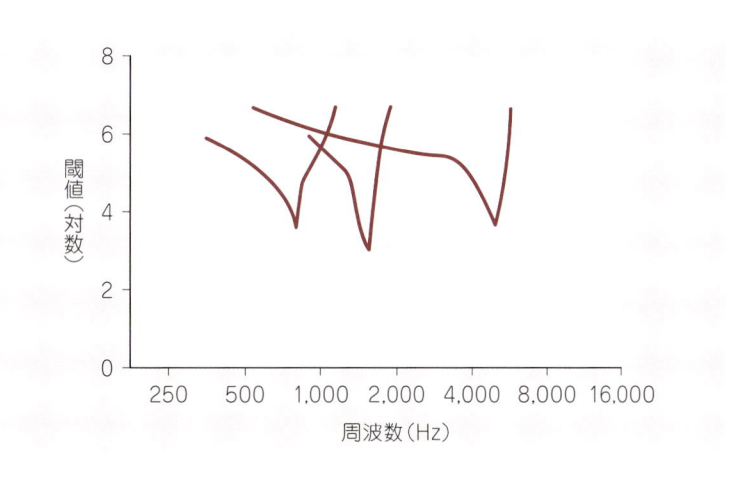

大きさ(閾値)を調べたものを同調特性曲線という(**図 28**)．各々の音受容細胞は狭い周波数の範囲に応答するよう専門化しており，細胞が最も敏感に応答する周波数を特徴周波数という．

2. 音による受容器電位発生の仕組み

a. コルチ器の構造

音の受容は基底膜の上にあるコルチ(Corti)器で行われる(**図 29**)．ここで重要な役割を果たしているのが内外の有毛細胞と蓋膜である．基底膜の内側には内有毛細胞が1列に並び，外側には外有毛細胞が3列に並んでいる．一つの蝸牛には約

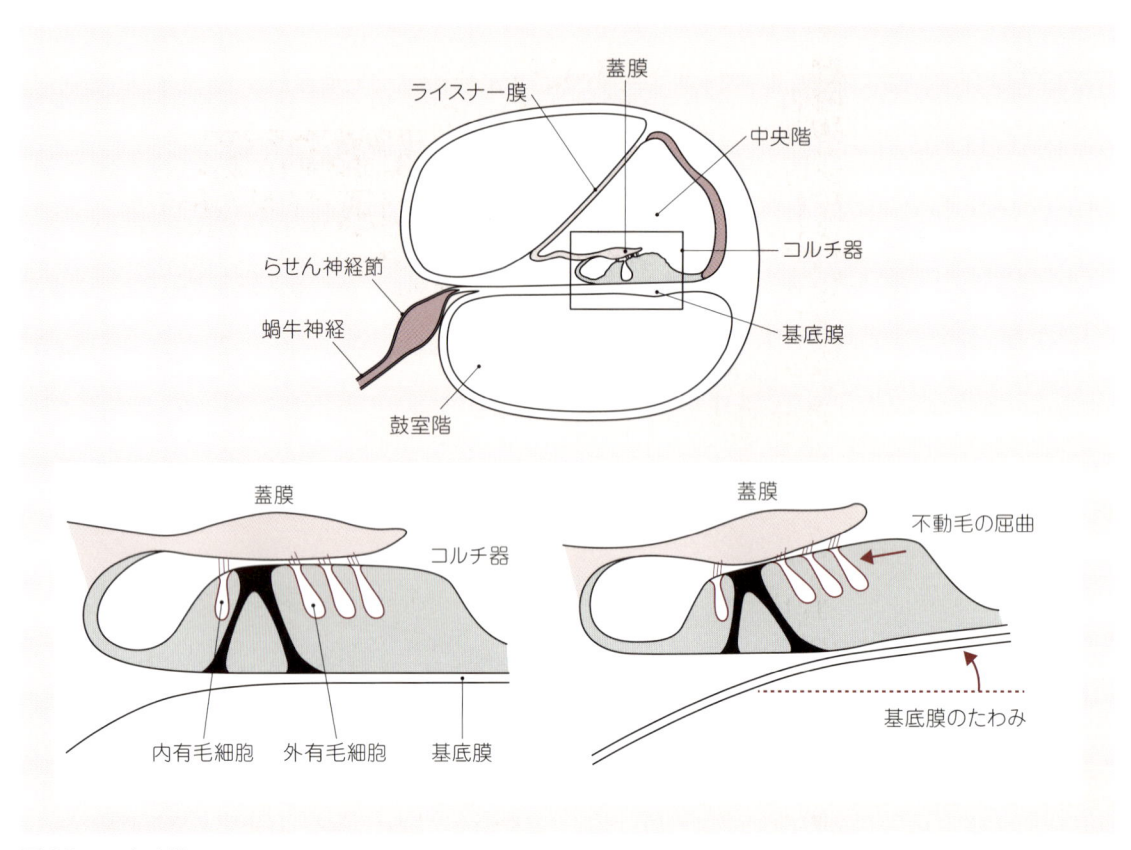

図29 コルチ器

3,500個の内有毛細胞と約12,000個の外有毛細胞がある．このうちの内有毛細胞が音情報を中枢へ送り出す受容細胞であり，求心性線維の90〜95％が内有毛細胞とシナプス結合している．外有毛細胞はアクチンやミオシンなどの収縮タンパク質をもち，基底膜の周波数選択性を高め，感度を上げる働きがある．

b. 有毛細胞における受容器電位発生

音の振動に合わせて基底膜は上下に振動する．図29のように基底膜が蓋膜側へ動いて不動毛が屈曲すると，毛の先端にあるイオンチャネルが開いて脱分極し，聴神経の求心性線維に活動電位が発生する．有毛細胞が脱分極するのは鼓膜が押され，基底膜が押し上げられ，有毛細胞の毛が蓋膜に押しつけられてたわむ瞬間である．こうして，音圧のピークに同期したパルスが発生するので，左右の耳に到着する音の1ミリ秒にも満たない時間差を検知して音源の定位を行うことが可能となる．

D 聴覚伝導路および聴覚中枢（図30）

内有毛細胞とのシナプスから発した聴神経の求心性線維は，その細胞体であるらせん神経節を経て蝸牛神経核に至り，下丘，視床の内側膝状体を経る4個のニューロンを介して側頭葉の大脳聴覚野に達する．

有毛細胞は蝸牛内で特徴周波数の高いものから順に並んでいる．この隣同士の関係を保ったまま，聴覚路，中継核を経て中枢へ情報が伝えられる．一次聴覚野では純音に応じるニューロンもあり，周波数局在化がみられるが，多くのニューロンはより複雑な音に強く反応する．

聴覚経路では一側の耳からの入力が両側に分かれて伝導されている．このため，中継核のニュー

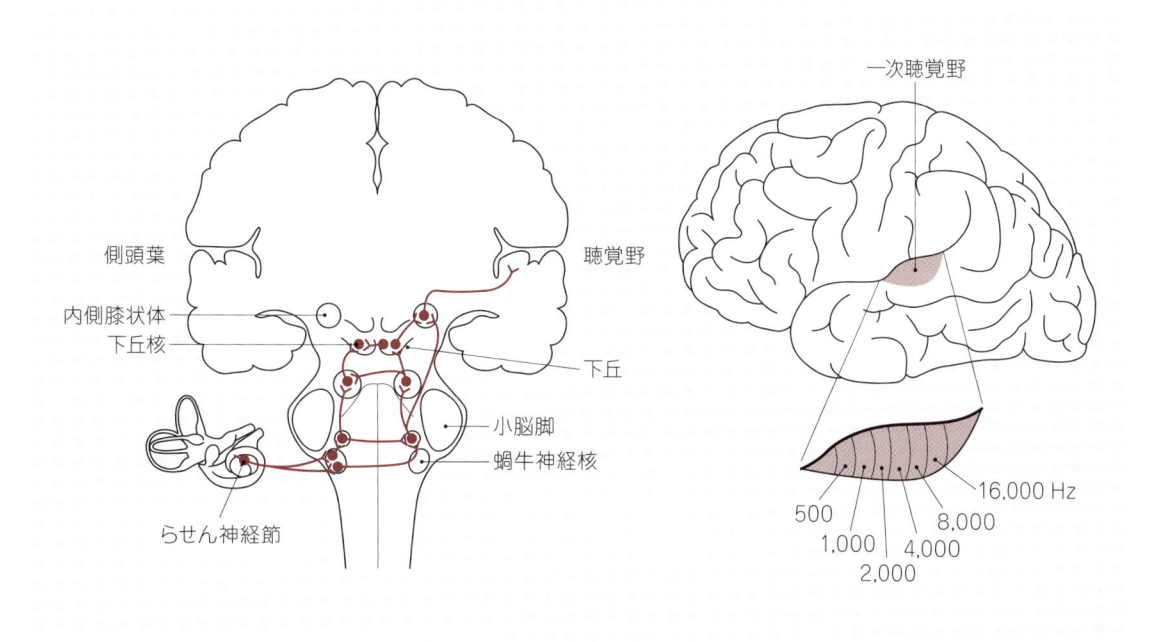

図30 聴覚伝導路および聴覚中枢

ロンには，左右の耳からのパルスが特定の時間差であるときだけ興奮するものもあり，音源定位がこのレベルで行われていることがわかる．

E 平衡感覚

平衡感覚とは体の動き（加速度）の感覚であり，前庭器官で受容される．体の動きには，上下左右前後方向の直線運動と回転運動がある．この情報は主に脳幹や小脳へ伝えられ，運動系の制御に用いられる．制御がうまく行われている間は前庭器官からの情報が意識されることはないが，いったん制御が不調になると，多くはめまいとして感じる．

1. 前庭器官の構造

前庭器官は蝸牛とともに内耳を構成し，卵形嚢および球形嚢と呼ばれる二つの耳石器と，三つの半規管からなる（図31）．これらはリンパ液で満たされており，有毛細胞が刺激の受容を行う．

半規管は三つの管が卵形嚢・球形嚢と根元の部分でつながっている．一つの管は水平位置にあり，他の二つは垂直位置に互いに直交するよう置かれている．それぞれの半規管の根元付近には少し太くなった膨大部がある．ここに有毛細胞があり，その感覚毛を包むような形でゼラチン様のクプラ（膨大部頂）が突き出している．耳石器には平衡斑と呼ばれる有毛細胞が密生している場所があり，その感覚毛は，炭酸カルシウムの結晶である耳石を包み込んだ耳石膜の中へ突出している．どちらも感覚毛の一定方向への傾きが細胞を興奮させる．

2. 直線加速度および重力の受容

直線加速度は耳石器で受容される．卵形嚢の平衡斑は水平に，球形嚢の平衡斑は垂直に位置している．体が上下・左右あるいは前後方向に加速度運動すると，慣性の法則に従ってとどまっている耳石が有毛細胞の感覚毛を押す．また，頭が傾くと重力によって耳石が動き感覚毛を押す．

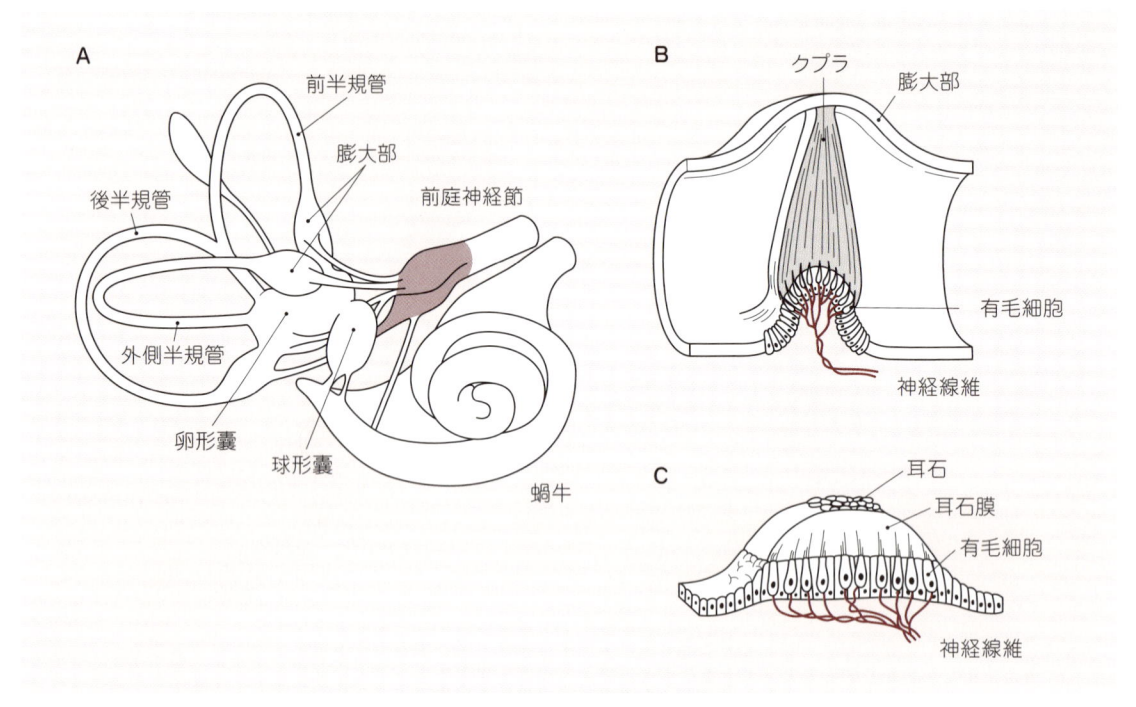

図31　内耳の構造
A：前庭器官と蝸牛．B：半規管膨大部．C：耳石器の平衡斑．

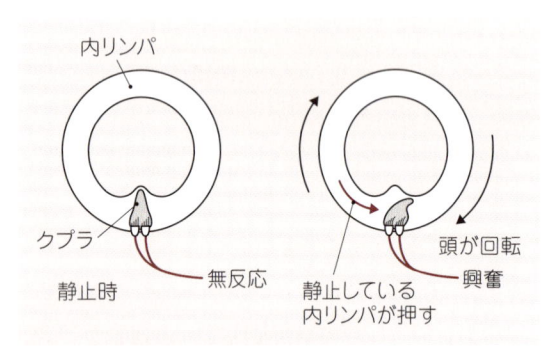

図32　半規管による回転の受容

3. 回転の受容

　頭は垂直軸の周りで回転でき，前後および左右方向に傾けることができる．これら三つの独立した軸についての回転を検出するため，互いに垂直に配置された三つの半規管がある．頭を回転させると半規管はそれにつれて動くが，中にあるリンパ液は慣性によりとどまろうとする．その結果，とどまっているリンパ液にクプラが押されて有毛細胞の感覚毛が傾く（**図32**）．

4. 前庭系からの情報の利用（**図33**）

　前庭器官の情報は延髄にある前庭神経核から視床中継核を経て脊髄の運動ニューロンと小脳へ伝わり，重力の存在下でバランスを保ちつつ動けるよう四肢の緊張を調節している．また，前庭神経核の信号は動眼神経核，外転神経核などへ送られ，前庭動眼反射をもたらす．これは，頭の回転を半規管が検知して，それを打ち消す方向に眼球を回転させる反射である．このおかげで私たちは，運動中も安定した画像を得ることができる．

Ⅴ　化学受容器によるにおいと味の感覚

　味とにおいとは主観的にも情報の意味・利用のされ方についても異なる．しかし，どちらも化学物質で生じる感覚という点で共通であり，ここでは一緒に扱う．

図33 前庭系からの情報の利用
姿勢制御のため，前庭器官の情報は前庭神経核で中継されて，脊髄を下り四肢の緊張を制御する．また，前庭動眼反射のため，前庭神経核の情報は外眼筋を制御する脳神経核へ伝わる．

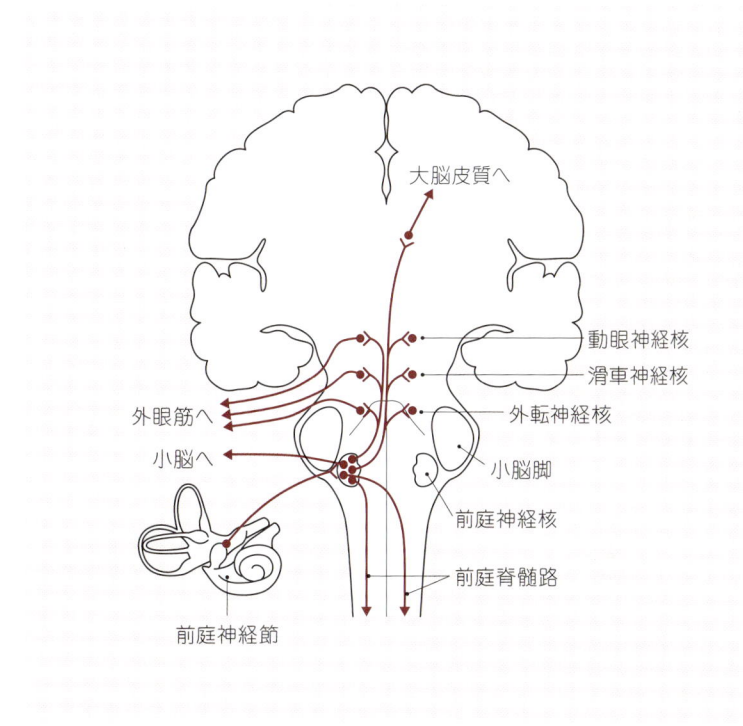

A 味覚

　口に入れたものが食べるのに適するかどうかを判定するのが味覚の基本的な働きである．例えば，甘味や塩味を感じれば体の維持に必要な栄養分やミネラルの存在を意味し，積極的に食べようとする（ネコ科動物は肉食のため，甘味を感じない）．逆に，苦みや強い酸味を感じれば腐敗していたり毒が含まれている危険を感じ，吐き出してしまったりする．味覚はこうした行動を引き起こすとともに，食べるのに適さないものなら不快感を，美味であれば快感をもたらし，食欲の維持・亢進に役立っている．

1. 味覚の特徴

　味覚にも光の三原色に相当する基本味がある．基本味は塩味（えんみ），酸味，甘味，苦味と，うま味の五つからなる．辛味は舌や口腔内の痛覚受容器でとらえられ，食物の温度，舌ざわりなど味わいにかかわる情報とともに三叉神経を介して体性感覚として伝えられる．

　塩味をもたらすものは NaCl 水溶液である．酸味は無機および有機の酸（酢酸，クエン酸など）の水素イオン（H^+）による．甘味は，ショ糖，麦芽糖，乳糖，ブドウ糖やグリシンなどの有機物やそれらを模した人工甘味料で生じる．苦味は，カフェインやキニーネなど植物由来のものからカルシウムやマグネシウム塩（豆腐を作るときに使う「にがり」）まで，多様な物質で引き起こされる．うま味はグルタミン酸で生じる．

　キニーネの苦味が $8\mu M$ 程度の比較的低濃度で検知されるのに対し，塩味，酸味，甘味は $10 mM$ 以上の高濃度でないと検知できないのも味覚の特徴である（ただし，人工甘味料は低濃度で検知される．例えば，サッカリンの検知閾は $23\mu M$）．

2. 受容器と受容機構

　味覚は舌表面にある3種類の乳頭に存在する味蕾（みらい）でとらえられる．舌の前2/3には小さな茸状

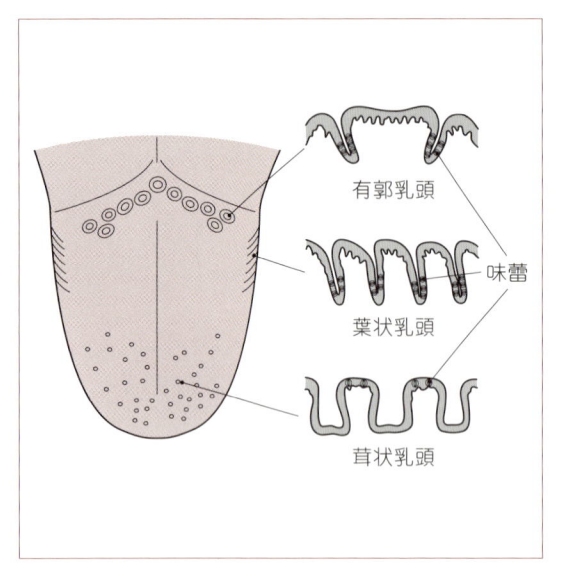

図34　舌の味覚受容器
舌表面には味蕾をもつ3種類の乳頭がある.

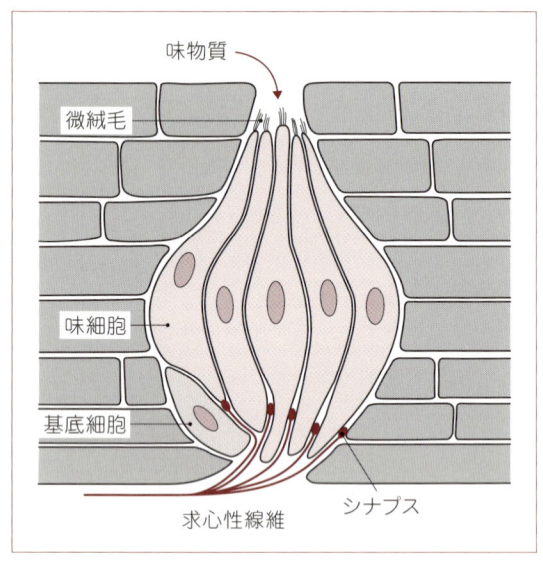

図35　味蕾の構造

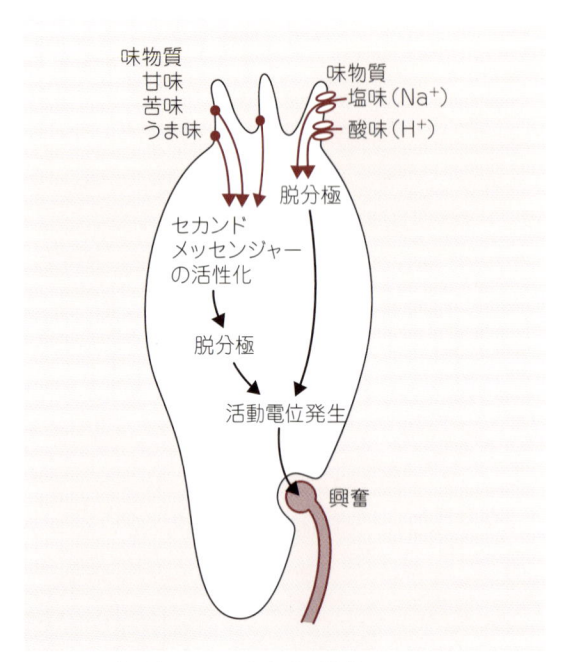

図36　味細胞による味覚受容機構
図では一緒に描いてあるが，五つの基本味に対応して5種の味細胞がある．甘味，うま味，苦味は微絨毛の受容タンパク質が細胞内酵素を活性化し味細胞を脱分極させる（左側）．塩味と酸味はイオンチャネルで受容されると考えられている（右側）．

乳頭が数百個分布しており，その頭部に1〜5個の味蕾が存在する．舌の奥1/3には葉状乳頭と大きな有郭乳頭があり，味蕾はそれらの周囲に多数存在する（図34）．味蕾は高さ70μmの卵形で，基底細胞とそれから分化した味細胞がある．味細胞の先端にある微絨毛で味の受容が行われる（図35）．

　五つの基本味に対応して5種の味細胞があり，刺激受容機構はそれぞれ異なる．そのうちの，甘味，うま味，苦味の受容機構は受容タンパク質を除いてほぼ共通である．これら3味はホルモンのように受容タンパク質に作用して細胞内酵素を活性化し味細胞を脱分極させる．酸味受容機構の詳細はいまだ不明だが，微絨毛に特殊な陽イオンチャネルを特異的に発現していることがわかっている．塩味は微絨毛のNaチャネルで検出される（図36）．味細胞は底部で味覚求心性線維とシナプス結合している．味物質によって味細胞が脱分極すると求心性線維にパルスが発生する．

3. 中枢機構

　舌の前からは顔面神経，舌の奥からは舌咽神経，

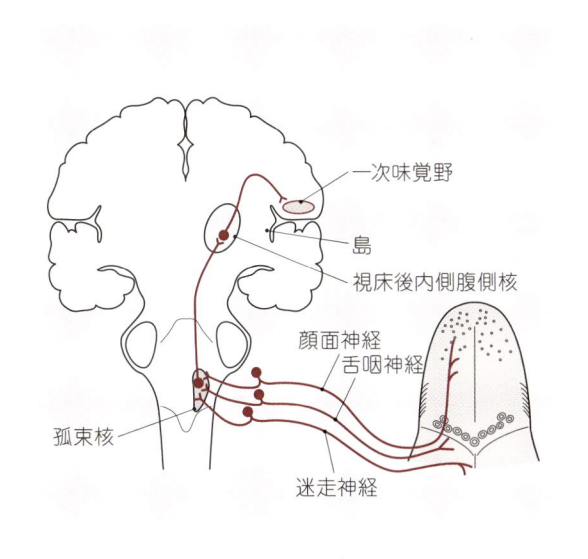

図37 味覚の伝達経路

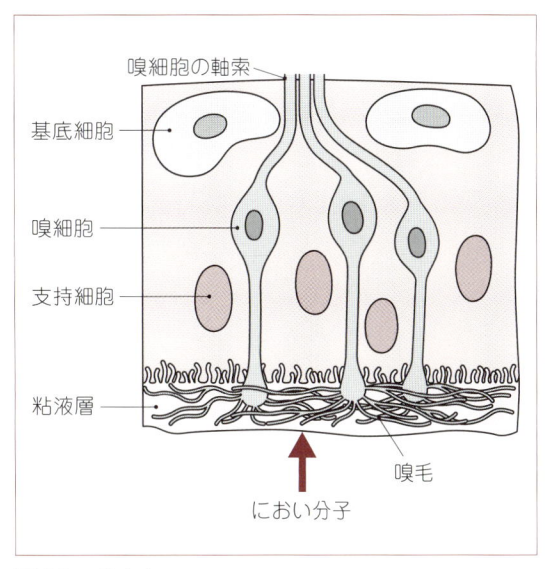

図38 嗅上皮

咽頭からは迷走神経を通って味覚情報は脳幹に入る．それらは延髄にある孤束核，次いで視床の後内側腹側核で中継されて大脳皮質の味覚野に送られる（**図37**）．

B 嗅覚

嗅覚は火事や敵（捕食者や同種のライバル）の接近など危険な状況を察知するとともに，餌や配偶相手をいち早く発見するため，常に環境から情報を収集するシステムである．

1. 嗅覚の特徴

嗅覚は揮発性のにおい（匂いと臭いの両方の意味を含むので仮名表記とする）物質との接触によって生じ，非常にわずかな量のにおい物質を検出できる．嗅覚は順応しやすいのが特徴であり，どんなに不快なにおいでも長く接していると感じなくなってしまう．

ヒトは数千にのぼるにおい物質を識別することができる．しかし，分子の形や物理化学的な性質と感じられるにおいはあまり関連がなく，基本味に相当するものはない．

2. 受容器と受容機構

鼻腔の最上部に嗅上皮があり，そこに嗅細胞が存在する（**図38**）．これは先端に多数の線毛（嗅毛）をもつニューロンで，その軸索を嗅球へ送っている．嗅粘膜の表面は薄い粘液層で覆われており，嗅毛はその中につかっている．

におい分子が嗅毛にあるにおい受容体と結合すると細胞内酵素が活性化され，脱分極性の受容器電位を発生させる．受容器電位は軸索起始部まで広がり，活動電位を発生させる．におい受容体遺伝子は約1,000種類からなるファミリーをなし，各々の嗅細胞はそのどれかを発現している．におい物質はにおい受容体との結合部位をいくつかもっており，におい受容体はそうした結合部位のどれかを認識していると考えられている．このため，各々の嗅細胞は特定の結合部位を有するさまざまなにおい物質に反応し，あるにおい物質は逆に何種類もの嗅細胞を興奮させる．そのため，におい物質が異なれば，異なった組み合わせの嗅細胞が興奮する．

3. 中枢機構

　嗅細胞の軸索は篩板を貫いて嗅球に入り二次ニューロンである僧帽細胞と房飾細胞の樹状突起とシナプス結合する．この部分を糸球体という（**図39**）．1個の糸球体には数十個の僧帽細胞や房飾細胞からの樹状突起が広がる．各々の糸球体へは同じにおい受容体を発現している細胞からの求心線維が集まっていると考えられている．僧帽細胞と房飾細胞の軸索は嗅神経となって嗅皮質に至る．嗅皮質は辺縁系に属しており，においに対する情動反応やにおいの記憶と関係していると考えられている．

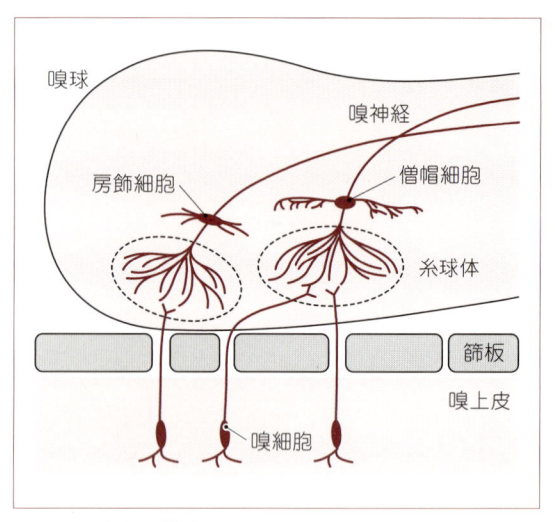

図39　嗅球の構造

第12章 脳機能

はじめに

　脳はこれまでの章でみてきた他の臓器のように単純明快にその機能を規定できない臓器であるが、ヒトが人らしく生きるため、また生きていると実感するために必要な機能の源であるといえる。この章では、運動機能や感覚の章で述べなかったさまざまな脳の働きについて述べる。

I 意識

　私たちは自分が何をやっているか、何を思っているか、どんな状態なのかがわかり、他人に語ることもできる。このような脳の働きを意識という。意識は大脳半球の活発な活動によって保たれており、そのためには脳幹に存在する脳幹網様体などからなる上行性網様体賦活系からの絶え間ない刺激が必要である。これが大脳を目覚めさせ覚醒状態にするので、腫瘍などで中脳と大脳の接合部が圧迫されると刺激の伝達がうまくいかなくなり昏睡に陥る。脳幹網様体は橋から中脳にかけて存在し、大脳を以下の二つの方法で賦活する。

　①主に視床経由で皮質下および大脳皮質の広範囲な領域へ興奮性の信号を送りニューロンの背景活動を上昇させる（図1）。

　②いくつかのホルモン様神経伝達物質を脳のさまざまな領域へ放出する。

　①の系の活動レベルは、脳へ向かう末梢感覚信号の量とタイプに大きく依存する。とりわけ痛覚信号の影響は大きく、この系を介して強力に脳を興奮させ覚醒レベルを上げる。逆に、じっとイ

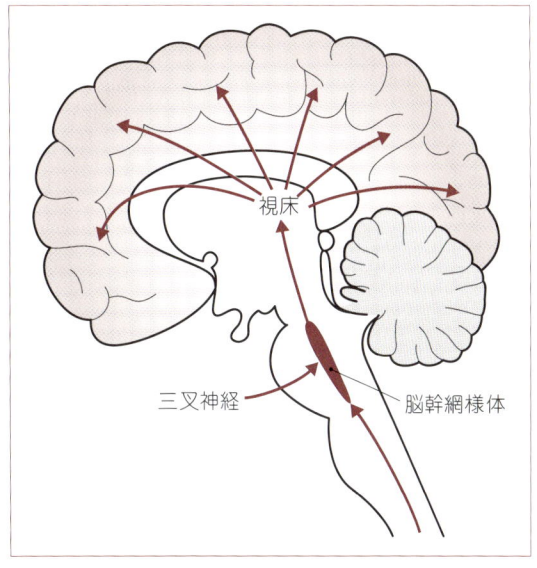

図1　上行性網様体賦活系
脊髄や脳神経（主に三叉神経）からの入力で活性化し、視床経由で皮質下および大脳皮質の広範囲な領域へ興奮性の信号を送り、覚醒させる。

スに座って授業を黙って聞いていると眠くなるが、これは脳へ向かう末梢からの感覚信号の量が大幅に低下し、覚醒レベルが下がるためである。そのとき、伸びをしたりガムを噛んだりすれば、たちまち上行する感覚信号量が増し眠気が覚める。②の系については次に述べる。

A 広範囲調節系

　②の系は脳幹に存在するモノアミン［ノルアドレナリン、セロトニン（5HT）、ドーパミン］を伝達物質とするニューロン群からなる。これらは広範囲調節系（モノアミン系）と呼ばれ、各々のニューロンは脳内の数十万もの細胞と接触し影響を与える。また、これらの伝達物質は代謝調節型

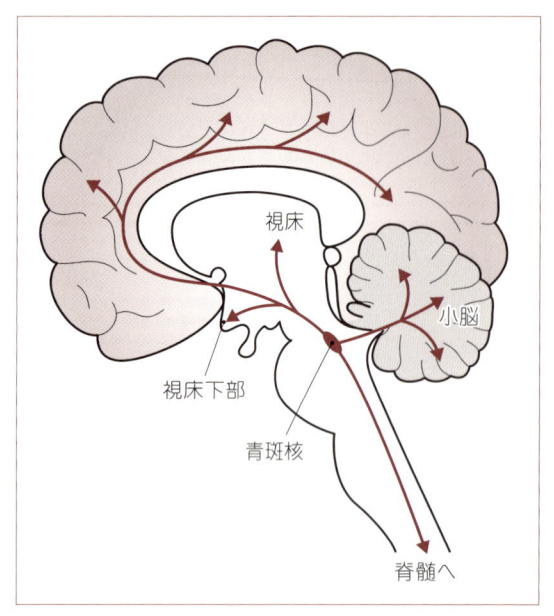

図2 ノルアドレナリン系
青斑核から出る軸索は大脳皮質全体，視床，視床下部，小脳そして脊髄まで広範囲に分布している．

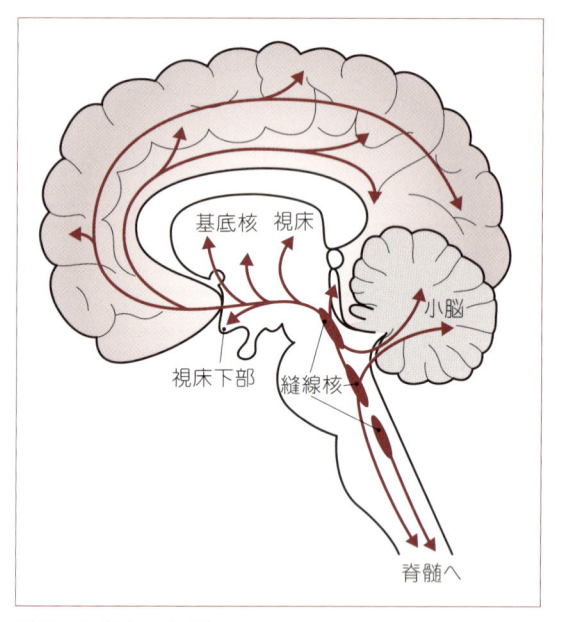

図3 セロトニン系
縫線核群のセロトニン作動性ニューロンは脳のさまざまな部位へ投射する．一部は脊髄へ投射し，痛覚信号を調節している．

受容体も活性化することから，分単位あるいは時間単位で効果が持続し，長時間にわたり脳機能を制御できる．これらは脳の覚醒状態のみならず，注意，不安，気分，情動，睡眠-覚醒サイクルに関与するとともに，統合失調症やうつ病など，いくつかの精神障害の生物学的基盤に関与している．また，麻薬や覚醒剤の多くはこの系を標的にして作用を現す．例えばコカインはシナプス間隙に放出されたノルアドレナリンやドーパミンの軸索終末への取り込みを阻害することで効果の持続時間を延長する．アンフェタミンはドーパミンの放出を強く促進する．これらの薬物は使用者に覚醒感と自信の増大，爽快感と多幸感などをもたらすことから容易に嗜癖(特定の行動や物質の摂取に抑えがたい欲求が生じ，やめようとしてもやめられない状態になってしまうこと)が形成され，社会的な問題を引き起こす．

1. ノルアドレナリン作動性の青斑核（図2）

ノルアドレナリンは橋にある小さな青斑核のニューロンで作られる．青斑核から出る軸索は大脳皮質全体，視床，視床下部，小脳そして脊髄まで広範囲に分布(投射)している．一般にノルアドレナリンにより脳は興奮し活動性が亢進する．青斑核のニューロンは新規の予期しない刺激で最も活性化されることから，外界で興味を引くことが起こったときに脳を覚醒させると考えられる．

2. セロトニン作動性の縫線核群（図3）

セロトニンを含んだニューロンは脳幹の正中線にある縫線核群に集まっている．それぞれの核は青斑核のニューロンと同様に脳のさまざまな部位へ投射する．一部は脊髄へ投射し，痛覚信号を調節している．縫線核群のニューロンは覚醒時に最も頻繁に発火し，睡眠時に最も活動が低いことから，このニューロン群も脳の睡眠-覚醒サイクルに関与していると考えられている．

またセロトニン作動性ニューロンは，気分と，あるタイプの情動行動(後述)にかかわる．そのためセロトニン選択的再取り込み阻害剤は不安障害

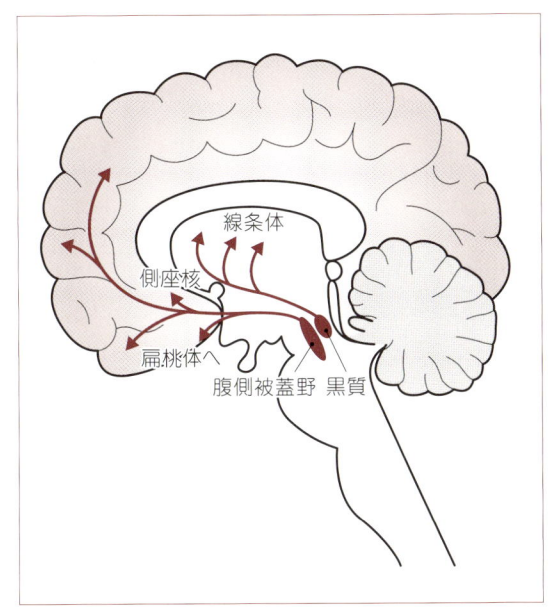

図4 ドーパミン系
黒質と腹側被蓋野にドーパミン作動性ニューロン群がある．黒質のニューロンは線条体に投射し，随意運動に関与している．腹側被蓋野からは前頭皮質と辺縁系を含む領域へ投射し，情動系や報酬系へ関与している．

表1 Japan coma scale：JCS

Ⅰ 刺激しないでも覚醒している状態（1桁の点数で表現）
1．大体意識清明だが，今ひとつはっきりしない
2．見当識障害がある（日時や自分のいる場所などがわからない）
3．自分の名前，生年月日が言えない
Ⅱ 刺激すると覚醒する状態-刺激をやめると眠り込む-（2桁の点数で表現）
10．普通の呼びかけで容易に開眼する
20．大きな声または体をゆさぶることにより開眼する
30．痛み刺激を加えつつ呼びかけを繰り返すと辛うじて開眼する
Ⅲ 刺激しても覚醒しない場合（3桁の点数で表現）
100．痛み刺激に対し，はらいのけるような動作をする
200．痛み刺激で少し手足を動かしたり顔をしかめたりする
300．痛み刺激に全く反応しない

やうつ病に代表される気分障害，感情障害の治療薬として使用されている．幻覚を催す幻覚剤はセロトニン作動性神経系に作用すると考えられている．幻覚剤として有名なLSDを投与すると感覚刺激に対する意識の高揚を伴う幻夢状態を引き起こし，しばしば，音で映像が誘発される，ものを見るとにおいが誘発されるなどの知覚の混合を伴う．

3．ドーパミン作動性の黒質と腹側被蓋野（図4）

脳幹には黒質と腹側被蓋野（VTA）にドーパミン作動性ニューロン群がある．黒質のニューロンは線条体に軸索を投射し，随意運動のスムースな遂行に関与しており，この変性はパーキンソン（Parkinson）病による運動障害を引き起こす．中脳の腹側被蓋野にあるドーパミン作動性ニューロン群は前頭皮質と大脳辺縁系を含む大脳の一定の領域へ投射している．この系は情動など多くの機能にかかわっており，特に後述する報酬系への関与が知られている．つまり，この系は行動の重要

性を評価したり強化したりするものであり，後に述べる学習や動機づけの基盤ともなる．またコカインやアンフェタミンに対する嗜癖はこの報酬系が活性化され，薬物探索行動を強く動機づけることにより生じる．ヘロイン，ニコチン，アルコールなどに対する嗜癖の形成も同じメカニズムによる．

B 意識障害

意識障害と睡眠の違いは，刺激に対する閾値の違いだけのようにみえるが，意識障害は脳の損傷あるいは機能不全が原因であり，睡眠は正常な営みであることから，本質的に異なる．意識障害の具体例は，交通事故で頭部を打撲し脳が損傷を受けた場合や，急性アルコール中毒で，呼びかけても体をゆすっても何ら反応がないという状態である．脳の損傷が軽ければ，ぼんやりしているが問いかけに対し自分の名前などのごく簡単なことは返答が可能である．このように意識障害の程度はさまざまであり，しかも頭部外傷で頭蓋内に血腫ができた場合などは，血腫が増大するとともに意識状態が刻々と悪化する．そのため経時的に意識状態を観察することが重要である．わが国では**表1**に示す3-3-9度方式のJCS（Japan coma scale）

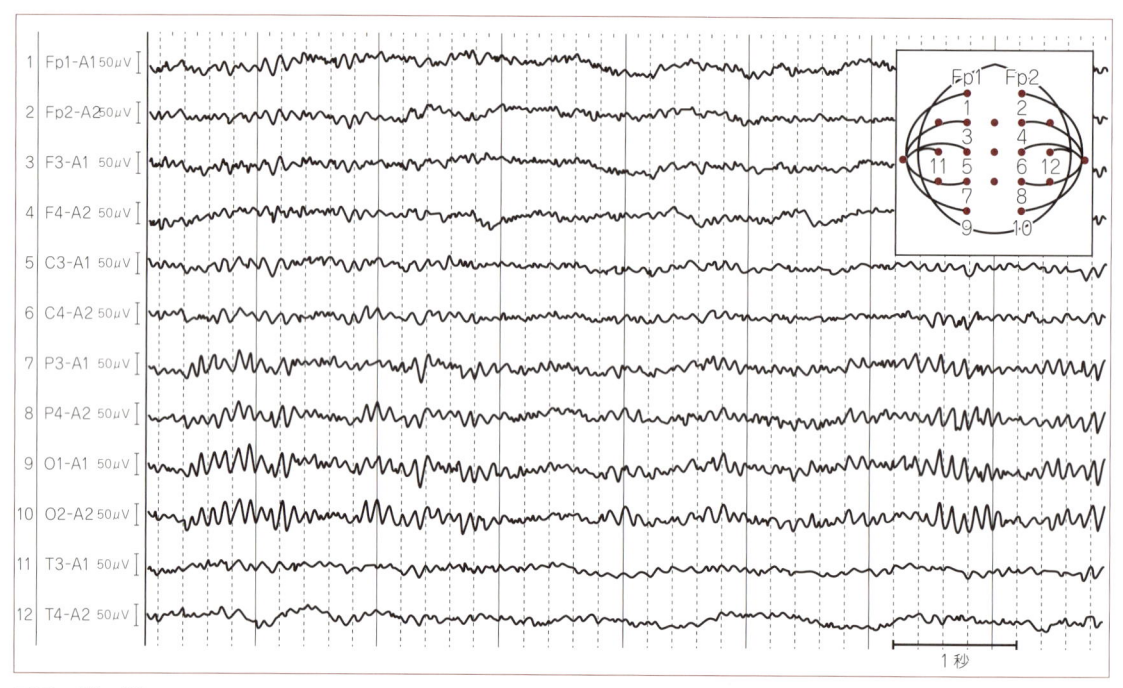

図5 脳 波
健康成人の閉眼安静覚醒時の典型的な脳波．右上に 1 〜 12 までの脳波記録部位を示す．7 〜 10 は後頭部からの記録で，12Hz 程度のアルファ波が振幅を変えながら出現している．

を用いて半定量的に数値で意識レベルを表わす．このスケールのレベル 1, 2, 3 は意識障害の前段階であり，変動する可能性が大きいので注意深い観察が必要である．ただし，認知症が高度になっても，レベル 1, 2, 3 と同じ症状がみられるが，これを意識障害と混同してはならない．

JCS は大脳の働きに由来する反応を評価するものである．先に述べたように脳幹には大脳皮質全体に投射して脳の活動を活性化し，意識レベルを保つニューロン群が存在しているので，この機能が低下し，脳が十分に賦活されなくなれば大脳自体には障害がなくても意識障害が生じる．この場合も JCS で評価している．

II 生体リズムと睡眠

私たちの環境は律動的に変化する．気温や明るさは 24 時間周期で変動し，さらに季節に応じてもっと長い周期でも変動する．それに対応して脳の活動も周期的に変動する．わかりやすい例は睡眠-覚醒のリズムであるが，歩行や呼吸のように短い周期のリズムも脳が作り出している．これから述べる脳波は比較的簡単に記録でき，脳のリズムを研究するうえで不可欠な検査である．

A 脳 波

脳波（脳電図，EEG）は頭皮上にほぼ等間隔で貼り付けた約 20 個の電極から記録される．測定は非侵襲的で，痛みを伴うこともないので，電極を付けたまま快適に眠ってしまうことができる．脳波は振幅が数十 μV 程度の小さな電気変動で，その振動数や振幅は睡眠，覚醒や，てんかんをはじめとする脳疾患など，脳の状態により変化する．健康成人の閉眼安静覚醒時の典型的な脳波を図 5 に示す．電極の位置によってみえ方は異なるが，後頭部を中心に 12Hz 程度のアルファ波が振幅を変えながら出現している．こうした波は多くの大脳皮質ニューロンが同期して活動することによっ

て発生する．各々の電極は，付近にある数十万にも及ぶニューロンの活動の総和を記録している．言ってみれば，大きな教室にいる多数の学生の活動を一つのマイクロフォンで聞いているようなものである．休み時間になると各学生の活動レベルは上がるが，同期していないので，ざわざわとした小刻みで小さな波が記録される．一方，指揮者がいて合唱でも始めると，はっきりした大きくゆったりとした波が記録される．アルファ波はこのような状況を反映したものである．

脳波はリアルタイムに脳の活動状態をとらえることができるので，脳に何らかの異常が生じた場合には，すぐに変化が現れる．そのため，特にてんかんのようなニューロンの機能異常による疾患の診断に重要な役割を果たしている．脳内の出血や腫瘍なども，脳波に影響を与えるが，それらの診断にはCTやMRIなどがもっぱら用いられている．

脳波はまた，覚醒状態によっても大きく変化する．閉眼安静覚醒時に出現していたアルファ波は眠気を催してくると振幅が低くなり，やがて消失する．さらに眠りが深くなると低い周波数の徐波が出現する．このように睡眠の状態は脳波によって分類できる．

B 睡眠

1. 睡眠とは

睡眠は脳が積極的に引き起こした無意識状態である．麻酔や昏睡状態とは異なり感覚刺激などを与えると容易に脳自身の働きで覚醒できる．私たちは睡眠に対して限られたコントロールしかできず，せいぜい数時間開始を遅らせるくらいである（数日間の断食は行えるが断眠は無理）．ヒトはその生涯の1/3を眠って過ごし，そのうちの1/4は夢をみている．睡眠と夢の目的や機能については，よくわかっていないが，脳のさまざまな機能はもとより，内分泌系や免疫系の働きにも影響を及ぼすと報告されている．

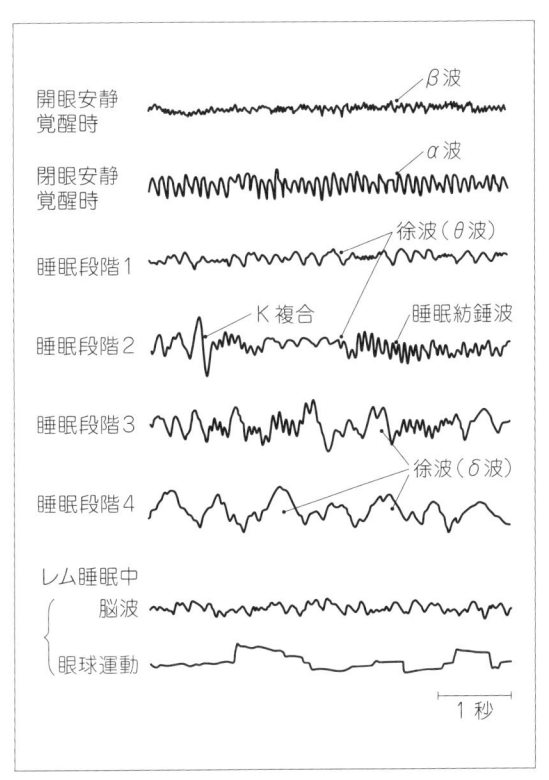

図6 睡眠脳波
開眼安静覚醒時にはベータ(β)波が，閉眼安静覚醒時にはアルファ(α)波が認められる．睡眠段階1では小さな振幅のシータ(θ)波が観察される．睡眠段階2ではシータ波に加えて睡眠紡錘波やK複合波がみられる．睡眠段階3, 4では高振幅のデルタ(δ)波が目立つ．レム睡眠中は睡眠段階1に似た脳波となり，急速な眼球運動が認められる．

私たちの経験からも明らかなように，長時間寝ずにいると思考力は低下し，イライラして集中力も低下する．また，耐え難い眠気に襲われるようになる．睡眠はこうした脳の異常事態をリセットし正常化させる．さらに，睡眠には覚醒中に経験したさまざまな出来事を重要性に基づいて取捨選択して記憶し，将来に備えさせるような働きがあることが断眠実験から明らかになった．

2. 睡眠段階

脳波を記録することで睡眠の段階を区別することができる（**図6**）．閉眼安静覚醒時には周波数12 Hz程度のアルファ波が認められるが，眠気を催してくると振幅が低くなり，まどろむと睡眠段

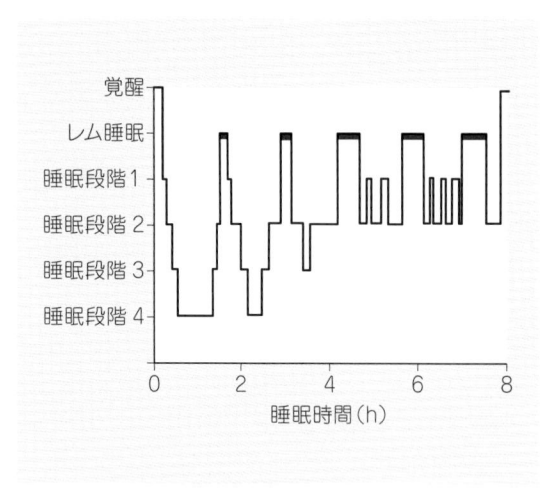

図7 睡眠段階の変化
夜間の前半はレム睡眠の持続時間が短く，その前後は睡眠段階4の深い眠りである．後半になると，深い眠りが少なくなり，レム睡眠の持続時間が長くなる．

階1に入る．このときの脳波は漣(さざなみ)を打っているようにみえる．10分ほどたつと，睡眠紡錘波やK複合波がみられる睡眠段階2に移行する．さらに眠りが深く，ぐっすり寝入った状態が睡眠段階3, 4である．この段階では高振幅で低周波数のデルタ波が目立つことから徐波睡眠と呼ばれる．徐波睡眠中は大きな騒音などの刺激でしか目を覚ますことがなく，目覚めた後もしばらくは混乱した反応を示す．眠りについて90分ほどたつと，睡眠は浅くなり始め，徐波が減少し，睡眠段階1に似た脳波となる．このとき，閉じたまぶたの下で急速な眼球運動(rapid eye movement, REM)がみられるので，この状態をレム睡眠(REM睡眠)という．この時期に覚醒させると，視覚的に詳細で実際の出来事のような夢をみている場合が多い．レム睡眠中は交感神経活動が優位となり，心拍数や呼吸数が増加し不規則となる．健康なヒトではこの間，陰核，陰茎の血流が増し，勃起がみられるが，これと夢の内容とは無関係である．また，呼吸と眼球運動以外に関係する運動ニューロンは強力に抑制され，筋緊張の消失がみられる．その一方でレム睡眠中の脳は活発に活動しているため，逆説睡眠とも呼ばれる．

レム睡眠以外の睡眠は，まとめてノンレム睡眠(non-REM睡眠)と呼ばれる．全睡眠のおよそ75%はノンレム睡眠であり，一晩にノンレム睡眠からレム睡眠へ，そしてまたノンレム睡眠への繰り返しが，約90分ごとに4~5回観察される．夜間の前半はレム睡眠の持続時間が短く，その前後は睡眠段階4の深い眠りである．後半になると，深い眠りが少なくなり，レム睡眠の持続時間が長くなる(図7)．

3. 睡眠のメカニズム

脳幹網様体賦活系の活動が低下すると眠くなると先に述べたが，睡眠はそのような消極的な過程で引き起こされるのではなく，積極的な抑制過程によってもたらされる．その中枢は視床下部前方の視索前野近くにあるといわれている．そこにある睡眠ニューロンはアデノシンによって活性化される．アデノシンは覚醒状態が続くと脳内に蓄積し，睡眠によってゆっくり減少する．また，アデノシンは睡眠ニューロン以外の活動を抑制して眠気を引き起こす．アデノシンに構造がよく似たカフェインはアデノシン受容体に結合してアデノシンの作用を阻害して眠気を覚ます．睡眠ニューロンは覚醒状態を保つ働きのある脳幹の網様体賦活系や広範囲調節系を積極的に抑制して睡眠を引き起こす．

日中に2~5分間突然眠ってしまう睡眠発作を繰り返すナルコレプシーというまれな疾患がある．ナルコレプシーをもつイヌの系統を研究することで，オレキシンと呼ばれるペプチド性の神経伝達物質がヒトでもナルコレプシーに関与していることがわかった．オレキシンは網様体賦活系や広範囲調節系の活性化状態を維持する作用があり，その作用が失われると容易に睡眠状態へ移行してしまう．

C 概日リズム

睡眠と覚醒は24時間周期で繰り返される．これに伴って私たちの体温や血圧なども24時間周期で変動する．これを概日リズムといい，太陽の動きや環境の明暗と同期したリズムとなっている．しかし，ヒトは暗黒中に置かれても，ほぼ24時間の周期で，睡眠・覚醒などの概日リズムを長期にわたり刻むことが可能である．すなわち，私たちの体には概日リズムを刻む時計に相当する仕組みが存在する．そして，その時計は日の出や日没などにより時刻合わせがなされている．

視床下部の視交叉上核を破壊すると概日リズムが消失する．さらに，視交叉上核ニューロンは電気刺激によりリズムをずらせることや，脳から取り出されてもニューロンの発火頻度やグルコース消費，タンパク質合成などが脳内にあったときと同じように約24時間周期のリズムを刻み続けることがわかってきた．こうしたゆっくりしたリズムは，ニューロンにある複数の遺伝子が互いにその産物によって発現量を制御し合う分子時計で刻まれている．また，視交叉上核へは視交叉からの神経線維が網膜でとらえた環境の明暗周期を伝えて時計合わせを行っている．

III 情動，動機づけ

私たちは常に何らかの行動をとっている．その行動は，たくさんの選択肢の中から選ばれたものであるが，どのような根拠に基づいて選ばれたのであろうか？　情動や動機づけはさまざまな選択肢から特定の行動が選ばれる基準の一つである．

A 情動

ヒトでも動物でも，外敵や有害なもの，危険なものに対しては恐怖が生じ，それから逃げる．一方，自分の欲求を満たしてくれるものには喜びや快感が生じる．そして，欲求の充足が阻止された場合には，怒りが生じ，攻撃行動が起こる．このように，外界からの刺激や自分がとった行動に対して，喜び，快さ，怒り，恐れ，驚き，悲しみ，憎しみなどを感じるときがある．このとき，単に感情の変化を感じるだけでなく，発汗や心拍数の変化のような生理的な変化と，表情の変化やさまざまな行動が引き起こされる．このように客観的に観察できる感情の変化をもたらすものを情動と呼ぶ．人々の顔がいきいきとしてみえるのは情動が揺れ動き，それに合わせて表情が常に変化するからである．

また，情動はヒトや動物を摂食や生殖あるいは逃避や攻撃などさまざまな行動に動機づける．そうした行動が引き起こされる前には，空腹や口渇のような内的な状況と外界から入ってきた感覚情報の生物学的意義（例えば，有害か否か，配偶者として魅力的，すなわち望ましい特性を有するか否か）を評価する過程が働いている．さらに，社会生活を送る動物には共感，誇り，羞恥心，罪悪感などの社会的情動も存在する．このようなさまざまな情動に基づいて，私たちは自分の行動を選択している．社会との関係を保ちつつ適切な選択を行うためには，他者の情動を読み取る能力も必要とされる．

情動には視床下部とそれを取り巻く大脳辺縁系が密接に関連している（図8）．

大脳辺縁系は大脳半球内側面の眼窩前頭皮質，帯状回，海馬傍回などの辺縁皮質（旧皮質）と海馬，扁桃体などからなる．これらは海馬，脳弓，乳頭体，視床前核，帯状回，海馬傍回を経て海馬に戻る密接なネットワークを形成しており，ペーペズ（Papez）の回路と呼ばれている．視床下部は視床前核を通じてこの回路に情報を送り，帯状回に集まるさまざまな信号と統合されて情動が生じる．それがまたこの回路から視床下部へフィードバックされる．後で述べるが海馬は記憶の中心であり，情動を伴う体験が蓄えられている．

視床下部は自律神経系と内分泌系の中枢でもあ

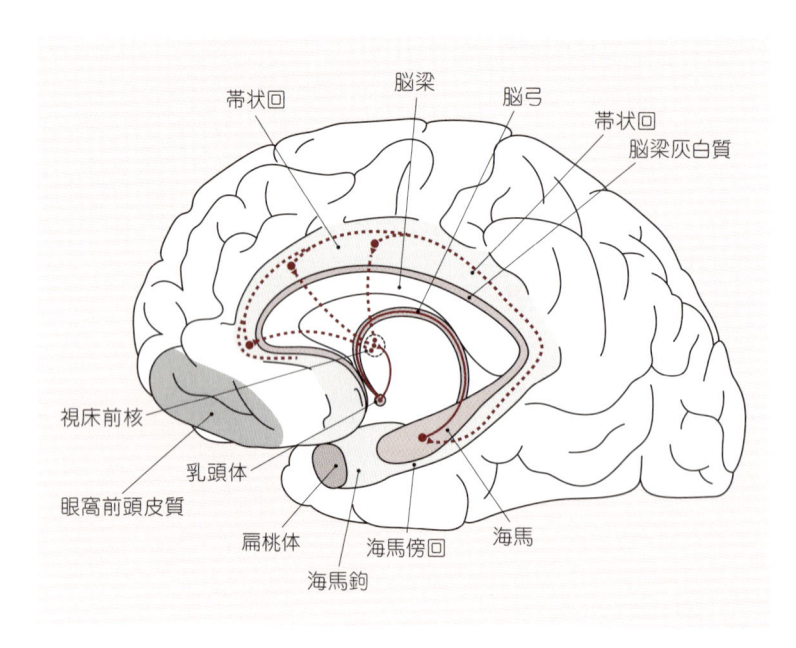

図8 大脳辺縁系
脳の内側面を示す．扁桃体，海馬鉤，海馬傍回，海馬などは皮質に覆われているので本来は見えない．——と……で示した海馬，脳弓，乳頭体，視床前核，帯状回，海馬傍回を経て海馬に戻るネットワークをペーペズの回路という．

り，ホメオスタシスの維持や生殖に関係するさまざまな情報が集まってくる．それを基に，例えば血糖値が下がれば自律神経系や内分泌系を介して血糖値の上昇を図るとともに，食物への欲求を生じさせ摂食行動を促す．そして，摂食行動によって欲求が満たされると満足感が得られ，欲求が満たされなければ，飢餓への不安や恐怖などが生じ，食物を前にすると攻撃的になる．こうした情動の発生には扁桃体が大いに関与しており，情動の中枢といわれている．扁桃体は脳の新皮質，海馬，帯状回などに加えすべての感覚系からの入力を受け，情動的な評価を行う．例えば，危険な場所や動物に近づくと痛い目にあった記憶が海馬からよみがえり，恐れや怒り，闘争心などを生じさせる．そうした情動はまた，視床下部を経て自律神経系と内分泌系に影響を与え，来るべき闘争あるいは逃走に備える．

また，扁桃体は相手の表情から情動を読み取る過程にも関与しており，扁桃体が障害されると，写真を見て顔を見分ける能力は完璧であるのに，表情に表れた情動を認識できなくなる．また，情動が平坦化し恐怖や恐れが大幅に減弱する．ラットの扁桃体を破壊すると，ネコを恐れなくなり，近づいて耳をかじるなどの行動を示すようになる．ヒトでも情動が平坦化して恐怖や攻撃性が低下するが，それに加えて羞恥心がなくなり性欲に駆動された行動が頻発するようになる．その状態はクリューバー・ビューシー（Klüver-Bucy）症候群と呼ばれる．

B 報酬系

摂食，生殖などは私たちが生存し，子孫を残そうとする本能的な欲求に基づく行動であり，欲求が満たされると大きな満足感が得られる．この満足感をもたらすのは腹側被蓋野から側坐核を含むいくつかの前頭領域へ投射するドーパミン作動性ニューロンを中心とした複雑な系で，報酬系と呼ばれている（**図4**参照）．この系は行動を起こす前からその重要性を評価し，成果を予測して活性化する．行動によって得られた成果が予測していた以上であると，より多くのドーパミンが"報酬"として放出される．こうして美味しい食べものを食べたときや，素敵な異性と仲良くできたときに，この系が活性化しドーパミンが放出される．運動

機能の章で述べたように前頭連合野は次にどのような行動をとるかを決定する場所であることから，多くの"報酬"を得た行動が選択されやすくなる．

最近の脳イメージング研究によると，ヒトの側坐核は食物，水，性行動など自然の報酬を予測させる刺激だけでなく，金銭を得られそうな刺激となるものを見たときにもドーパミンの放出が高まり活性化する．また，心を揺さぶられるような音楽を聴いて感極まったときにも活動すると報告されている．このように報酬系は，"心地良い思い(快感)"につながる行動を強化するが，そのためギャンブルにのめり込む人や，さまざまな嗜癖性薬物中毒に陥る人も少なくない．

C 動機づけの障害

本能的欲求は視床下部から生じる．そのため，実験動物の視床下部の両外側部を破壊すると飲水・摂食をしなくなり，自分から行動することがなくなり，著しい受け身状態となる．ヒトでは無動性無言症といわれる状態が動機づけの障害によるものだと考えられ，目を開けているが何ら自分からは行動することがなく，外来刺激にも無反応で，無言のまま仰向けに横たわった状態が持続する．このような状態は両側の前頭葉障害，視床下部病変，中脳病変で出現するとされるが，特に両側前頭葉内側の帯状回病変が関与すると考えられる．ヒトの前頭葉や帯状回は本能的欲求ではなく，より快適な生活を求めるような"高次"の欲求の源であり，そうした欲求を満たす行動を動機づける．すなわち，「より楽しそう」，「経済的に有利そう」な行動を動機づける．ギャンブルや嗜癖性薬物摂取などは，こうして動機づけられた行動である．しかし，私たちの前頭葉は長期的な展望に基づく理性的な判断を行うことも可能であり，一時的な快楽をもたらす行動ではなく，この教科書を読んで勉強するような理性的行動をも動機づけることができる．

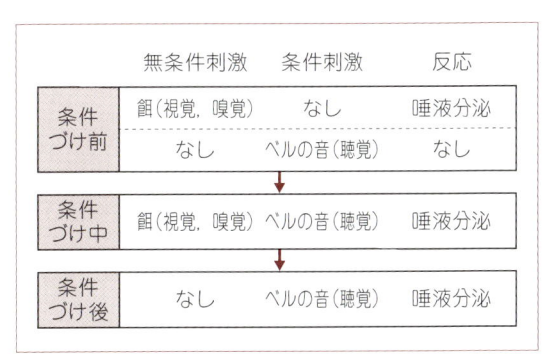

	無条件刺激	条件刺激	反応
条件づけ前	餌(視覚, 嗅覚)	なし	唾液分泌
	なし	ベルの音(聴覚)	なし
条件づけ中	餌(視覚, 嗅覚)	ベルの音(聴覚)	唾液分泌
条件づけ後	なし	ベルの音(聴覚)	唾液分泌

図9 古典的条件づけ
条件づけ前は，当然であるが，餌を見せると唾液分泌がみられるが，ベルの音に対しては無反応である．そこで，餌を与える前に毎回ベルの音を聞かせる(条件づけ中)ようにする．しばらく条件づけを続けるとベルの音を聞いただけで唾液分泌がみられるようになる．

IV 学習と記憶

学習とは日々の経験によって神経系に変化が生じ，行動が変化することで，そのためには経験を蓄積しておく機構，すなわち記憶が必要である．

A 学習の種類

1. 余剰学習

急に大きな音が聞こえたり，肩をたたかれたりすると，思わず注意をその方向へ向ける反応が起こる．しかし，同じ刺激が何度も繰り返されると，慣れが生じ，反応は弱くなり，ついには出現しなくなる．このように，慣れによって起こる行動の変化を余剰学習という．これは，単純な神経系しかもたない動物にもみられる．

2. 古典的条件づけ(図9)

パブロフ(Pavlov)が行ったイヌの条件づけの研究が有名である．これには2種類の刺激を与える．一つは無条件刺激で，それを与えると無条件に特定の行動が引き起こされる反射誘発刺激をいう．もう一つは条件刺激で，これは特定の行動を通常は起こすことのない刺激をいう．パブロフの実験では，イヌに餌を与える前に毎回ベルを鳴ら

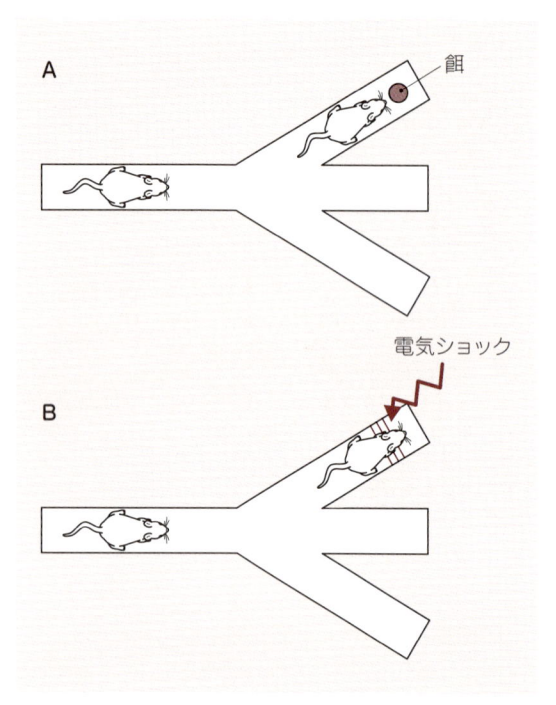

図10 オペラント条件づけ
A：分かれ道の一つに餌を毎回置いて，動物に自発的に道を選ばせると，餌のある道を選ぶ頻度が増加する．
B：分かれ道の一つに入ると電気ショックが毎回与えられるようにして，動物に自発的に道を選ばせることを繰り返すと，その道を避けるようになる．

した．餌を与えるのが無条件刺激に相当し，それは唾液の分泌という反射行動を無条件に引き起こす．無条件刺激の直前に条件刺激としてベルの音を聞かせることを繰り返すと，やがて条件刺激のみで唾液の分泌を起こすようになる．このように，もともとは無関係であったベルの音と餌との間に新たな連想が作られるような学習を古典的条件づけといい，無脊椎動物からヒトまで共通にみられる．

3. オペラント条件づけ

図10Aのような分かれ道の一つにだけ毎回餌を置いて，動物に自発的に道を選ばせることを繰り返すと，餌のある道を選ぶ頻度が増加する．これは，ランダムな試行の過程で，特定の道を選ぶと報酬が得られることに気づき，記憶するからである．こうした経験を繰り返すことで，動物はその行動と報酬の関係を学習し，記憶に基づいて正しい道を選ぶようになる．このように，生体の自発的な行動（オペラント行動）に対し，報酬を与えることで成立する学習をオペラント条件づけという．また，図10Bのように，ある行動をとることにより，電気ショックのような嫌悪刺激から逃れることができれば，それを繰り返し経験することでやはり学習が成立する．このような学習を回避学習，または逃避学習という．こうした学習には，先に述べた脳の報酬系や情動系が関与している．

4. その他

a. 刷り込み

刷り込みは，カモやアヒルなどの新生ヒナが，生まれて初めて見る動くものに追随することを学ぶ現象であり，生後30時間ほどの限られた期間内にしか起こらない．多くの場合，「生まれて初めて見る動くもの」は親鳥であるが，それがヒトでもウサギでも動くおもちゃでも，同じように追随することを学んでしまう．この学習は1回限りの経験で生じて永続する特徴があり，鳥類などに特異的にみられる．

b. 味覚嫌悪学習

味覚嫌悪学習は，「新奇な味の食物の摂取」に続いて内臓の不快症状や病気が起こると，以後その動物は同じ味のものを二度と口にしなくなる現象である．この学習は古典的条件づけと似ているが，1回の経験で強固な学習が成立し，新奇な味覚刺激以外の条件刺激では成立しないなどの特徴がある．

c. 知覚学習

私たちは見たり，触ったりして，それが何であるかを知ることができるが，これは知覚学習の結果である．幼少期に感覚遮断をして知覚学習の機会を与えないと，正常な知覚能力が発達しないことが動物実験で示されている．ヒトでも，幼少期を過ぎてから角膜移植などの開眼手術を受け，ものが見えるようになった患者は，視覚による距離や形の判断がうまくできない場合がある．

B 記憶（表2）

　記憶とは，過去の出来事や経験などの情報を貯蔵するとともに，貯蔵している情報を必要に応じて取り出し，再現する機能である．記憶は記銘（情報の書き込み），保持，再生の三つのプロセスからなる．記憶には何年も情報を保持し続ける長期記憶と，数秒から数分間しか保持しない短期記憶とがある．これらは独立した機能であり，それぞれ脳の異なった領域の働きによる．

表2　記憶の分類

記憶の種類			具体例
長期記憶	宣言的記憶（陳述的記憶）	エピソード記憶	個人的な体験や出来事
		意味記憶	単語の意味
	非宣言的記憶（非陳述的記憶）	手続き的記憶	自転車の乗り方 楽器演奏
		その他	古典的条件づけ オペラント条件づけ
短期記憶	短期記憶		少し前の出来事
	ワーキングメモリー（作業記憶）		電話番号を覚えて電話をかける 繰り上がりのある暗算

1. 長期記憶

　一般に，「記憶」という言葉は長期記憶に対して用いられ，それは宣言的記憶（陳述的記憶）と手続き的記憶（非陳述的記憶）に大きく分類される．

a. 宣言的記憶

　意識的想起が可能であり，保持している内容を言語によって表現することができる記憶を宣言的記憶という．宣言的記憶はさらに，エピソード記憶と意味記憶の2種類に区別される．

　①エピソード記憶：経験したエピソード，すなわち，いつ，どこで，誰と，何をしたかに関する記憶である．エピソードの内容に加えて，エピソード間の時間的・空間的関係についての情報も含めて貯蔵するシステムであり，個人の自伝に相当するものといえる．ここで最も特徴的なことは，1回限りの体験がエピソード記憶として保存されることである．

　難治性てんかん治療のため，海馬を含む側頭葉内側部を両側とも外科的に切除された H.M. さん（男性）は，手術後，重大な記憶障害を示した．すなわち，新しく経験した事柄がまったく記憶に残らず，今日が何日で，自分が現在どこに，何のためにそこにいるのかがわからない前向性健忘と呼ばれる状態となった．しかし，彼は支障なく読書や会話ができた．したがって，次に述べる意味記憶は障害されていない．こうした観察から，海馬やその周辺部はエピソードの保存場所そのものではなく，エピソードを記銘する過程に重要な役割を果たしていると考えられる．また，海馬が情動にかかわるペーペズの回路の一員であることからわかるように，印象深いエピソードほど記銘されやすく，再生されるときには記銘時の情動も同時に再現される．

　②意味記憶：言語の使用に必要な記憶であり，精神的辞典といえる．すなわち，単語など言語的シンボルの意味，それらの間の関係（文法）などについての知識である．さらに一般化して，世間一般の知識に関係した事実，概念，語彙などに関する記憶も含まれ，知的能力と関係が深い．

b. 手続き的記憶

　意識的な過程を伴うことなく取り出すことができる技能や操作などの記憶を，手続き的記憶という．宣言的記憶と異なり，内容を言葉によって記述することができない非宣言的（非陳述的）記憶である．

　この例として，自転車の乗り方を挙げることができる．いったん自転車に乗れるようになると，その後長期間，自転車に乗る機会がなくても苦もなく乗ることができる．このような記憶には小脳や大脳基底核が関与している．

　先に述べた健忘患者（H.M. さん）に，鏡に映った自分の手を見ながら**図11**のような狭い枠の中に簡単な模様を描く課題を与えると，彼は訓練を

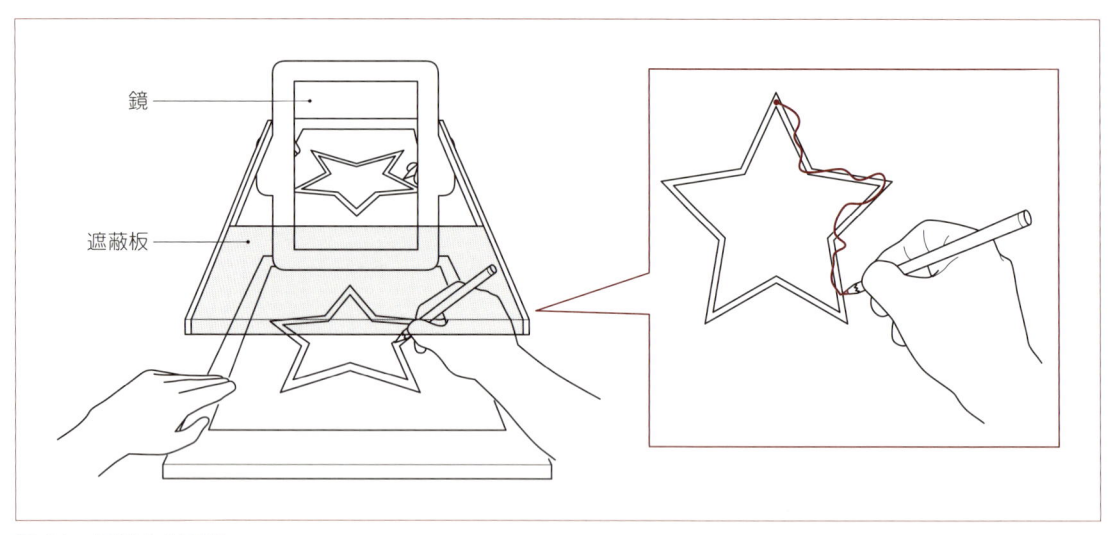

図11 手続き的記憶
鏡を見ながらこのような図形の内外側をできるだけはみ出さないように描かせ，縁を横切った回数（エラー数）を記録する．試行回数が増すにつれ，上達してエラー数が減少した．日を置いて検査してもエラー数は低いままであったことから技能は記憶されたといえる．

行った体験はまったく覚えていないにもかかわらず，練習回数が増すにつれて技能の向上がみられた．したがって，宣言的記憶とは異なった機構，場所で担われていることがわかる．

2. 短期記憶と作業記憶

さまざまな感覚器で受容された膨大な外部情報は，短期記憶システムへ送られる．また，長期記憶から引き出された情報が一時的に貯蔵されるのも短期記憶である．こうした記憶は秒単位から時間単位で持続するが，消失しやすい．例えば，昨夜の夕食のおかずは思い出せるが，一週間前のものは特に印象的なエピソードがなければ思い出せない．短期記憶システムには貯蔵できる情報量に限界があるので，続々と流入する情報のうち，特に強い情動と関連するものなどが繰り返し思い出されて短期記憶に長くとどまる．そうした記憶は意味づけや他の記憶との関連づけなどの処理を受け，長期記憶システムへ転送され，永続的な記憶として記銘されることになる．

暗算，言語理解，思考，推論，意思決定や予測など，さまざまな知的活動を行うにあたっては，一時的に情報を保持する「こころの黒板」のような機構が必要である．例えば，繰り上がりのある計算問題を解く場合は，繰り上がった数字をそこに記録しておいて，次の桁を計算する際にそれを使う．そして，計算が終わると，きれいに消してしまう．このように，ある目的を遂行するためにごく短期間だけ保持される短期記憶をワーキングメモリー（作業記憶）という．脳機能イメージング研究によると，作業記憶を使用する課題によって活性化する領域は前頭から頭頂であり，課題が難しくなると側頭から後頭領域，帯状回，島領域など広い範囲に広がる．

C 長期記憶と学習のメカニズム

エピソード記憶の記銘には海馬を中心とする側頭葉内側部が，それを貯蔵するには前頭連合野や側頭・頭頂連合野がそれぞれ関与している．また，運動スキルなどの手続き的記憶は小脳や大脳基底核など運動にかかわる領域をはじめ，脳内のさまざまな場所の働きに関与している．こうした学習

や記憶の基礎にはシナプスの伝達効率の変化から神経回路網の改変に至る，神経系の可塑性と呼ばれる現象が重要な役割を果たしている．

海馬においては，シナプス伝達の長期増強(long-term potentiation，LTP)と呼ばれる現象が以前より知られている．これは，海馬歯状回への入力線維を高頻度に刺激すると，その線維と海馬ニューロンとのシナプスの伝達効率が長期にわたって良くなる現象である(図12)．この部分ではグルタミン酸を伝達物質として用いており，シナプス前細胞が低頻度で興奮している間は，シナプス後膜にあるAMPA受容体(グルタミン酸受容体の一つ，容易に開く)だけが活性化して通常通り興奮を伝える．ここで，シナプス前細胞が高頻度で興奮すると，シナプス後膜は大きく脱分極し閉じていたNMDA(グルタミン酸受容体の一つ，特別な条件で開く)受容体も開く．その結果，カルシウムイオン(Ca^{2+})が流入し，さまざまな酵素を介してAMPA受容体の効率が増す．さらに，新たにAMPA受容体を作って膜へ挿入する．また別の酵素は逆行性伝達物質である一酸化窒素(NO)を作って放出し，シナプス前膜からのグルタミン酸放出を増やす．このようにして生じたシナプス伝達の効率化は長期間にわたって持続し，神経回路の形態学的な変化に置き換わることにより固定化されて，長期記憶が成立すると考えられる．

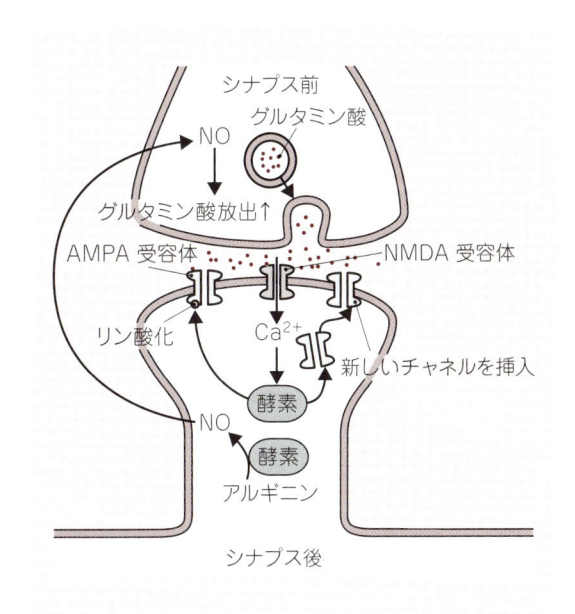

図12 長期増強のメカニズム
低頻度の興奮ではAMPA受容体だけが活性化するが，高頻度ではシナプス後膜が大きく脱分極し，閉じていたNMDA受容体も開く．そうするとCa^{2+}が流入し，さまざまな酵素を介してAMPA受容体の効率が増す．さらに，新たにAMPA受容体を作って膜へ挿入する．また別の酵素は逆行性伝達物質である一酸化窒素(NO)を作って放出させ，シナプス前膜からのグルタミン酸放出を増やす．

V 認 識

私たちはものを見て何であるかわかり，それが道具であれば使う局面や使い方が，食物であればその味，食べ方などが思い起こされる．感覚に障害がないのにこのような知識が思い起こせない状態を失認といい，運動障害がないのに道具が使えず，服を着ることも困難な状態を失行という．失語は言葉を話したり書いたりすることができず，言葉の理解にも障害がある．これらは大脳の局所的障害に伴って現れる．

A 失 認

失認は感覚に障害がなく，知的機能全般にも障害がないにもかかわらず対象物が何かがわからない症状である．

1. 視覚失認

連合型視覚失認患者は見るものの模写ができ，一対の対象の弁別ができるので，形態を見て取る能力はある．しかしその名称が言えず使用法を動作で示せない．このことからその物品が何であるのかわからないことが示される．また，複数の物品を意味的カテゴリー(用途，種類など)に従って分類することもできない．

このような患者でも，視覚以外の感覚の入力に

表3 失語の分類

症　状	発話は流暢か非流暢か	復唱はどうか	言語理解はどうか	失語のタイプ
話せない 話し方が変 錯語 認知症によらない 言語理解の障害	非流暢型	障害	比較的良い	ブローカ失語
		障害	非常に悪い	全失語
		障害なし	良い	超皮質性運動性失語（自発性言語表出できない）
	流暢型	障害	悪い	ウェルニッケ失語
		障害	障害なし	伝導失語
		障害なし	悪い	超皮質性感覚性失語（自発性言語表出できない，言葉の意味理解ができない）
	喚語障害のみ	障害なし	障害なし	健忘失語

よる認知は保たれており，物品を触ったり，出す音を聞いたりすれば，何であるかわかる．こうした症状をきたす病巣としては，両側の側頭から後頭葉にかけての病変が最も多い．

2. 相貌失認

相貌失認患者はよく知っている人を顔で見分けることができないが，声を聞けばわかる．側頭葉下部の紡錘状回の障害で起こる．

3. 半側空間無視

半側空間無視はもっぱら左側半側の空間を無視する症状で，脳血管障害などによる右頭頂葉の損傷で起こる．視野に障害がないにもかかわらず，左側にあるドアや廊下を無視するため，自宅内で迷子になったりする．

B 失　行

麻痺，運動失調，不随意運動などがなく，行うべき動作や行為を十分に理解しているにもかかわらず，それができない．さまざまな症状があるが，日常生活動作を阻害する代表的なものは観念失行と着衣失行である．観念失行ではありふれた道具やものを正しく使えなくなる．着衣失行では衣服を正しく着ることができない．

C 失　語

ヒトとそれ以外の動物とを区別する大きな違いは言語によるコミュニケーション能力である．私たちは普段，何気なく言葉を使っているが，言語はヒト同士のコミュニケーション手段として重要なだけでなく，抽象思考や推論などヒトの知的機能の遂行にも重要な役割を果たしている．

言語に関係する領域が，ほとんどのヒトで大脳の左半球に局在し，前方の運動性言語野［ブローカ（Broca）野］と後方の感覚性言語野［ウェルニッケ（Wernicke）野］に分けられることは，言語機能が障害された患者の観察所見と病変部位を対応づける研究や，脳機能イメージングによる研究で示されてきた．

運動性言語野は言語の表出にかかわる運動系を駆動する中枢で，話したり書いたりするときに活動する．感覚性言語野は聴覚系や視覚系から入力を受け，言葉を聞いたり読んだりする際に働く（**表3，図13**）．

1. 言語生成の中枢とその障害

言葉を話すとき，私たちは話したい内容を的確に表す単語を選び出し，それらを文法に従って正しく配置して文を作る．次いで，文中の単語を音

声化するため，顔面，舌，喉頭，咽頭など発声に関係する諸筋に対する一連の運動指令を送り出している．

a. 言葉の表出

ブローカ野と呼ばれている左下前頭葉に障害を受けると，言葉を聞き取って理解することはできるが，意図した音節を実際の音声としてうまく発音できない．このため，発語には努力を要するうえ，イントネーション，リズム，発音が歪んで，習いたての外国語のような非流暢な発語となる．復唱も障害される．また，指示された物品を表す単語をうまく喚起（喚語）できないため，呼称能力の低下（呼称障害）がみられる（ブローカ失語）．書くときにも同じような症状が生じ，すらすらと言葉を書きつづることができず，字の間違いも多い．したがって，ブローカ野の主な働きは，話し言葉と書き言葉両方の表出に必要な高次の運動指令を送り出すことであると考えられている．

b. 文の生成

言葉は単なる単語の羅列ではない．話し手の意図を伝えるには，文法に従って構成された文（構文）として発する必要がある．文の生成はブローカ野を前上方から取り囲む左前頭葉領域によって営まれていると考えられている．ここが障害されると自発性言語表出ができなくなり，刺激に応じたごく短い発話を認めるだけになる．しかし，復唱や呼称のような外部情報で引き起こされる言語表出は可能である．このような病態を超皮質性運動性失語という．

このほかに，言語の表出に障害をきたすものとして，喚語障害が主症状である健忘失語がある．この場合，発語は流暢で構音，構文も良好であるが，必要な語が喚起できないために，発語の内容は空虚で停滞し，回りくどい言い回しが目立つ．

2. 言語理解の中枢とその障害

話し言葉を理解するためには，耳から入ってきた音から言葉を識別して取り出し，意味を解釈し

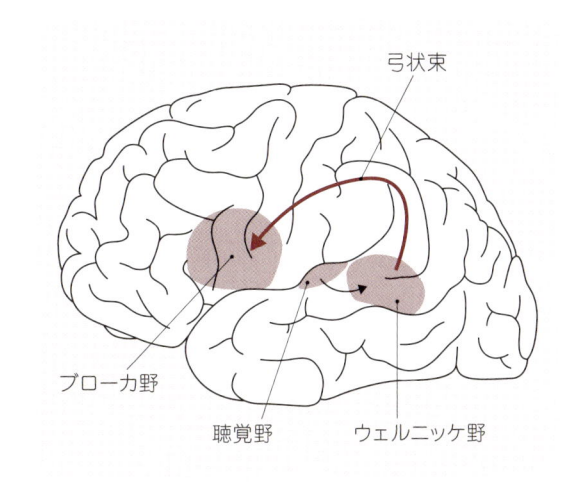

図13 言語野
言語の発生と理解にはブローカ野とウェルニッケ野が関与する．

なければならない．左半球上側頭回後部（ウェルニッケ野）に損傷を受けた患者が，話し言葉を理解できないことから，ここが言語理解の中枢と考えられるようになった．

a. 音韻，単語の識別

ウェルニッケ野では，側頭葉の一次聴覚野からもたらされる音の情報から単語を構成する語音を弁別し，その並びから単語を識別している．また逆に，発語する際に使用する単語やその語音を正しく選択し配列する役割も果たしている．そのため，ここが破壊されると話し言葉が理解できなくなるだけでなく，発話にも大きな障害が現れる（ウェルニッケ失語）．

ウェルニッケ失語患者の発話は流暢で構音にも問題ないが，誤った単語を発する語性錯語や音韻を誤る音韻性錯語が目立つので，意味が伝わらないこともしばしばである．復唱は強く障害される．的確な単語を喚起できないので，話の内容は空虚なものとなり，呼称も障害が強く錯語が多い．また，他人の言葉が理解できないのと同様に，自己が発する言葉の意味や内容を理解し，点検することもできない．そのため，壊れていないブローカ野で間違った無意味な言葉が作り出されても，それが抑制されることなく表出されてしまい，特徴

的な流暢であるが空虚な発話が延々と続けられる．

b. 意味理解

ウェルニッケ野で単語が識別されても，その意味がわかるわけではない．単語の意味理解にはウェルニッケ野を取り巻く側頭葉の前端，側頭葉下面から内側面，側頭・頭頂移行部にかけての広い領域がかかわっている．ここに私たちの語彙を網羅する意味記憶がいくつかのカテゴリーに沿って組織化されて保存されている．超皮質性感覚性失語は，この領域の障害により，単語の意味把握が主に障害される症状群をいう．

c. ウェルニッケ野とブローカ野の連絡

ウェルニッケ野とブローカ野を結ぶ神経線維の束である弓状束は系統発生学的に新しく，ヒトで最も発達している．弓状束が損傷されると，言語の受容能力も表出能力も保たれるのに，両機能の連絡が断たれるため，正しく受容された言葉を正確に表出領域へ伝えることができなくなり，顕著な復唱障害をきたす．すなわち，聞いた言葉を理解できるが，そのまま声に出して言うことができなくなる．また，ウェルニッケ野が言語表出領域に対して正常な統制を加えることができないので，表出言語は正確さを失う．つまり，錯語，錯読，錯書などを生じるが，患者はそれに気づいており，錯語に対する言い直しが目立つ．これがいわゆる伝導失語である．

VI 思考・推論，知的機能

脳は「知的機能」の中心でもある．「知的機能」には多くの側面が考えられるが，一般には，私たちが社会の中で日常生活を送っていくために必要な記憶，見当識，注意と集中，計算，言語，学習などの認知機能を総合して示すものと考えられている．なお，見当識とは，今がいつか（時間），ここはどこか（場所），この人は誰か（人物）に関する認知である．

A 知能

知的機能を評価し，結果として「知能」を数値で出すことができる検査の代表的なものに，「ウェクスラー成人知能検査改訂第3版（WAIS-Ⅲ）」がある．これは，多様な言語的・非言語的検査から構成され，知能の全体的な輪郭をとらえようとするものである．検査は言語性下位検査（単語，類似，算数，数唱，知識，理解，語音整列）と，動作性下位検査（絵画完成，符号，積木模様，行列推理，絵画配列，記号探し，組合せ）からなる．各下位検査の点数を評価点に換算し，IQを求める．この検査は，求められたIQの平均が100，標準偏差が15となるように年齢層ごとに標準化されており，89歳まで対応している．つまり，平均的な成人のIQは100であり，全成人の約2/3のIQは85～115の間にある．この検査は認知症の患者はもとより，非常に知的能力の高い人まで対象としているが，複雑で実施に時間を要するのが難点である．そのため，認知症のスクリーニングには「改訂長谷川式簡易知能評価スケール（HDS-R）」や「Mini-Mental State Examination（MMSE）」などが用いられている．

認知症とは正常に発達していた知的機能が，後天的な脳の器質性障害によって，意識障害がないにもかかわらず持続的に低下し，日常生活に支障が出てきた状態であり，通常は慢性あるいは進行性である．認知症の中核症状は記憶障害，見当識障害，失語，失認などである．これらの障害の有無を問うよう構成されたHDS-Rの得点が，認知症患者では20点以下（満点は30点）となる．認知症はエピソード記憶の障害で始まることが多い．脳機能に障害がなくても，年をとるとものわすれが激しくなるが，これは認知症の記憶障害とは異なる．すなわち，あまり重要でない体験の一部を忘れてしまうだけで，別の機会に思い出せる．また，本人が忘れっぽくなっていることを自覚している．これに対し，認知症では体験自体を忘れてし

まううえに，忘れやすさを自覚していない（病態失認）．

B 前頭葉機能

思考や推論は知覚や記憶などと比べ，さらに高次な活動である．学生が遊びたいのを我慢して勉強するのは，自分が現在何をやるべきかについて，多くの選択肢の中から目先の楽しみにとらわれず，自分の将来をも考慮に入れて選び出した結果である．こうした人間にしかできない高度な判断は前頭葉の働きによる．

前頭葉の皮質はヒトでは脳の皮質全体の約30％を占め，知識，判断，行動決定にかかわり人格を決定づける．前頭葉の後部はブローカ野や運動前野，補足運動野などが体の高度な行動をつかさどり，その前にある前頭前野（前頭連合野）がこれらにかかわると考えられている．ここには視覚，聴覚，触覚，味覚，嗅覚の各感覚情報など，ほとんどの外的・内的情報が入ってくる．さらに，前頭前野は運動前野，大脳基底核，小脳などの運動系や，海馬，扁桃体などの大脳辺縁系とも密接に連絡している．

前頭連合野が損傷されても，一般的な知能検査では成績の低下はみられない．しかし，感情，情動の障害や社会性の欠如が起こり，状況を深く裏の意味まで含めて理解して，将来を見据えた適切な判断を下すことができなくなり，社会生活が困難となる．鉄道工事中の事故で前頭前野がほぼ選択的に破壊されたGageと呼ばれる患者は，事故の数時間後には歩いたり，事故の様子を話したりできた．すなわち，運動や言語，記憶などの機能は障害されておらず，彼は仕事に復帰できると期待された．しかし，彼の心は根本的に変化してしまい，気まぐれで我慢ができず，計画を立てて仕事をこなすことができない人間になっていた．このような，前頭前野の損傷で生じる症状を前頭葉症状という．

欧文索引

A
$α_1$ 受容体　76
$α$ アドレナリン受容体　24
$α$ 運動ニューロン　103
$α$ ケト酸　94
activities of daily living (ADL)　5
ADH　34, 80
all-or-none law　10
ALS　105
ANP　35, 79
ATP　4, 91

B
$β$ アドレナリン受容体　24
$β$ 酸化　93
$β$ 受容体　69
B 細胞　42
Betz 細胞　108
Bowman 嚢　30
Broca 野　109, 154

C
Ca ポンプ　102

G
$γ$ 運動ニューロン　105
GFR　31
Golgi 腱器官　106

H
hCG　25
HDL　93
His 束　65

I
IQ　156

J
JCS (Japan coma scale)　143

K
Klüver-Bucy 症候群　148

L
LDL　93
LTP　153

M
Meissner 小体　120
Merkel 小体　120
METs　94
MHC Ⅰ タンパク質　43
MHC Ⅱ タンパク質　42
Mini-Mental State Examination (MMSE)　156
modality　115

N
Na/K ATPase　32
Na/K ポンプ　4, 9
neuron　7
NO　76, 153

O
Oddi 括約筋　85

P
P 波　69
Pacini 小体　120
Papez の回路　147
Parkinson 病　111, 143
PGE_2　97
Poiseuille の式　71
PTH　35
Purkinje 線維　65

Q
Q 波　69

R
R 波　69
Ranvier の絞輪　13
REM 睡眠　146
Ruffini 小体　120

S
S 字結腸　86
S 波　69
ST 部　69
Starling の心臓の法則　64

T
T 管　67, 100
T 細胞　42
T 波　69
TCA 回路　91

W
WAIS-Ⅲ　156
Wernicke 野　154

和文索引

あ

アクチンフィラメント　100
アセチル CoA　93
アセチルコリン　26, 69, 76
圧受容器　78
アディポネクチン　25
アデノシン　146
アデノシン三リン酸　4, 91
アテローム性動脈硬化　93
アドレナリン　24
アポトーシス　42
アマクリン細胞　129
アミノ酸輸送体　32
アミラーゼ　85
アルコール　143
アルドステロン　23, 35, 77, 79
アルファ波　144
アンジオテンシン　35, 79
アンジオテンシンⅡ　77
安静時エネルギー代謝量　94
アンドロゲン　24, 25
アンフェタミン　143

い

Ia 群線維　105
Ib 群線維　107
Ib 抑制　106
胃　83
胃液　83
イオンチャネル　4, 9
イオンポンプ　9
胃酸　83
意識　141
意識障害　143
意識レベル　144
胃小窩　83
移植　39
胃腺　83
一次視覚野　130
一次体性感覚野　122

1 秒率　50
1 秒量　50
1 回換気量　50
1 回心拍出量　59
一酸化窒素　76, 153
意味記憶　151
胃抑制ペプチド　85
陰窩　86
インスリン　24, 92
咽頭　48, 82
インパルス　7

う

ウェルニッケ失語　155
ウェルニッケ野　154
うつ病　143
運動スキル　152
運動性言語野　154
運動性失語　109
運動前野　99, 108
運動耐容能　5, 51, 95, 103
運動単位　103
運動野　99, 108

え

液性免疫　42
エストロゲン　21, 25
エネルギー代謝　91
エピソード記憶　151
エラスターゼ　85
エリスロポエチン　29, 39
遠位尿細管　34
遠近調節　126
嚥下　82, 109
炎症　41, 122

お

横隔膜　49
横行小管　67, 100
黄体形成ホルモン　21
黄体ホルモン　25

黄斑　125
オキサロ酢酸　93
オキシトシン　22
オッディ括約筋　85
オピオイド受容体　124
オペラント条件づけ　150
オレキシン　146
音源定位　135
温熱受容器　121

か

概日リズム　147
外節　128
外側膝状体　129
改訂長谷川式簡易知能評価スケール（HDS-R）　156
解糖系　91
海馬　147
海馬傍回　147
回避学習　150
蓋膜　133
カイロミクロン　88
蝸牛　131, 132
下丘　134
蝸牛神経核　134
学習　149
核心温度　95
拡張期血圧　77
獲得免疫　42
角膜　126
可視光線　125
下垂体　20
ガス交換　51
ガストリン　85
可塑性　153
活動電位　7, 9, 10, 65
カフェイン　146
カプサイシン　123
顆粒球　41
カルシトニン　23
カルボキシペプチダーゼ　85

感覚性言語野　154
眼窩前頭皮質　147
管腔内消化　85
桿体　125, 128
観念失行　154
眼優位性円柱　131
寒冷受容器　121
関連痛　124

き

記憶　140, 149
機械受容器　119
気管　49
基礎代謝量　94
基底膜　132
気道　48, 82
機能的合胞体　64
基本味　137
キモトリプシン　85
逆説睡眠　146
嗅球　139
球形嚢　135
嗅細胞　139
弓状束　156
嗅上皮　139
嗅神経　140
急速眼球運動　110
嗅皮質　140
旧皮質　147
嗅毛　139
境界板　64
凝血塊　45
凝固因子　45
胸腺　42
筋萎縮性側索硬化症　105
近位尿細管　32
筋原線維　100
筋細胞　99
筋小胞体　100
筋性動脈　72
筋線維　99
筋層間神経叢　82
筋電図　104
筋紡錘　105
筋ポンプ　73

く

クエン酸　93
クエン酸回路　91
駆出期　62
屈曲反射　107, 122
屈折異常　126
屈折力　126
クプラ　135
グリコーゲン　89, 92, 102
クリューバー・ビューシー症候群　148
グルカゴン　24
クレアチンリン酸　101
グレリン　25

け

形質細胞　44
頸動脈小体　56, 79
頸動脈洞　78
血液-脳関門　73
血液凝固　45, 71
血管抵抗　71
血管のコンダクタンス　71
血小板　45
血栓　46
結腸ヒモ　86
血糖値　24, 32, 89, 92
血餅　45
ケトアドーシス　93
解毒作用　89
ケトーシス　93
ケトン体　93
解熱剤　97
幻覚　143
腱器官　105
腱索　60
見当識　156
腱反射　106
健忘失語　155

こ

好塩基球　41
交感神経　26, 36
高血圧　80
抗原　42

後索-毛帯路　121
交叉性伸展反射　107
好酸球　41
甲状腺刺激ホルモン　21
甲状腺ホルモン　23
抗体　42
好中球　41
喉頭　48, 82
広範囲調節系　141
興奮収縮連関　102
高密度リポタンパク質　93
抗利尿ホルモン　34, 77, 80
コカイン　143
呼吸運動　109
呼吸筋　49
呼吸性アシドーシス　55
呼吸性アルカローシス　55
呼吸中枢　56
黒質　110, 143
鼓室階　132
骨格筋　99
骨髄　39
骨髄移植　39
古典的条件づけ　149
鼓膜　132
固有心筋　65
ゴルジ腱器官　106
コルチ器　133
コレシストキニン　85
コロトコフ音　78

さ

細気管支　49
最高血圧　77
最低血圧　77
サイトカイン　39
細胞傷害性T細胞　42
細胞性免疫　42
細胞膜　3
作業記憶　152
サッケード　110
刷子縁　32
サーファクタント　49
酸塩基平衡　35, 54
残気量　50
三尖弁　60

し

視運動性反応　110
視覚失認　153
糸球体　30, 140
糸球体ろ過量　31
死腔　50
軸索　7
刺激伝導系　65
止血　45
自原性抑制　106
視交叉　129
視交叉上核　147
自己抗原　42
自己受容器　119
視細胞　125
視索　129
視軸　125
視床下核　110
視床下部　19, 97, 147
茸状乳頭　138
視神経　128
耳石器　131, 135
自然免疫　42
失行　153
失認　153
自動能　65, 67
シナプス　7, 15
シナプス後電位　17
視物質　128
嗜癖　142
集合管　31, 34
収縮期血圧　77
収縮期末圧-容積関係　62
重症筋無力症　102
自由神経終末　119
縦走筋　83
十二指腸　85
終末消化　86
終末槽　100
絨毛　86
樹状細胞　42
樹状突起　7
受容器電位　115
主要組織適合遺伝子複合体　42
受容体　4, 15, 19

受容野　119
順応　117
消化管ホルモン　25, 85
消化酵素　85
松果体　25
情動　147
情動反応　140
小脳　111, 152
静脈還流量　75
静脈弁　73
食作用　41
食道　82
女性ホルモン　25
触覚盤　120
徐波　145
徐波睡眠　146
自律神経　19, 26, 67
自律神経系　7
視力　125
心音　62
侵害刺激　122
侵害受容器　122
心筋細胞　64
神経筋接合部　102
神経細胞　7
神経節細胞　127
神経伝達物質　15
心室　60
心室充満期　62
心周期　62
腎臓　29
伸張反射　105
心電図　69
心房　60
心房圧受容器　79
心房収縮期　62
心房性ナトリウム利尿ペプチド　35, 79

す

膵液　85
推尺異常　112
髄鞘　7, 13
水晶体　126
膵臓　85
錐体　125, 128

錐体路　108
水平細胞　129
睡眠　145
睡眠-覚醒のリズム　144
睡眠段階　145
睡眠ニューロン　146
スターリングの心臓の法則　64, 75
スパイク　7
スパイロメーター　50
刷り込み　150

せ

正円窓　132
性周期　25
性腺刺激ホルモン　21
成長ホルモン　20
青斑核　142
性ホルモン　25
脊髄後根神経節　119
脊髄視床路　122
脊髄反射　105
赤血球　40
セロトニン　142
全か無かの法則　10
宣言的記憶　151
前向性健忘　151
線条体　110
喘息　49
仙痛　123
前庭階　132
前庭器官　109
前庭頸反射　109
前庭神経核　109, 136
前庭脊髄反射　109
前庭動眼反射　110, 136
蠕動運動　83
前頭皮質　143
前頭葉症状　157

そ

双極細胞　128
僧帽細胞　140
相貌失認　154
僧帽弁　60
層流　69

側坐核　148
側方抑制　119
咀嚼　109
咀嚼運動　82
ソマトスタチン　20, 24, 85

た

体温　95
体温調節　96
代謝性アシドーシス　55, 93
代謝性アルカローシス　55
代謝当量　94
体循環　59
帯状回　147
苔状線維　111
体性感覚　119
大動脈弓　78
大動脈小体　56
大動脈弁　62
大脳基底核　110, 152
大脳聴覚野　134
大脳皮質　99
大脳辺縁系　143, 147
対比　119
唾液　82
脱分極　10
短期記憶　152
単球　41
胆汁　41, 85
弾性血管　72
弾性線維　72
淡蒼球　110
胆嚢　85

ち

知覚学習　150
窒素平衡　94
知能　156
知能検査　156
着衣失行　154
中央階　132
中耳　132
柱状構造　130
中心窩　125
中心静脈圧　75
中枢化学受容器　57

中枢神経系　7
長期記憶　151
長期増強　153
聴神経　134
調節力　126
腸内細菌　86
跳躍伝導　13
直腸　88
陳述的記憶　151

つ

痛覚過敏　122
強さ反応曲線　115

て

抵抗血管　72
低密度リポタンパク質　93
適刺激　122
テストステロン　25
手続き的記憶　151
電位依存性Naチャネル　11, 66
電解質コルチコイド　23
てんかん　145
電子伝達系　91
伝達物質　15
伝導失語　156
伝導速度　13, 67

と

動機づけ　147
瞳孔反射　126
糖質コルチコイド　23
登上線維　111
同調特性曲線　133
糖尿病　24, 32
逃避学習　150
洞房結節　65
動脈硬化　46
等容性弛緩期　62
等容性収縮期　62
特殊感覚刺激　115
特徴周波数　133
トーヌス　27
ドーパミン　111, 143
トリガーゾーン　120
トリプシン　85

努力肺活量　50
トロポニン　101
トロポミオシン　101
トロンビン　46

な

内因子　88
内耳　131
内節　128
内側膝状体　134
内包　108
ナルコレプシー　146

に

Ⅱ群線維　105
ニコチン　143
日常生活動作　5
乳頭筋　60
乳び管　86
ニューロン　7
尿細管　30
尿素　33
認知症　156

ね

熱中症　97
ネフロン　30
粘膜下神経叢　82

の

脳幹　109
脳幹網様体　141
脳梗塞　108
脳出血　108
脳神経核　109
能動輸送　4
脳波　144
ノルアドレナリン　24, 26, 69, 76, 142
ノンレム睡眠　146

は

肺活量　50
肺気量　50
肺循環　59
バイタルサイン　1

肺動脈弁　62
排尿　36
排便反射　88
肺胞換気量　50
パーキンソン病　111, 143
拍出特性　75
バソプレシン　22, 80
パチニ小体　120
白血球　41
発熱物質　97
半規管　131, 135
半月弁　62
半側空間無視　154

ひ

被殻　110
皮質脊髄路　108
微絨毛　32, 86, 138
尾状核　110
ヒス束　65
ビタミン D_3　35
ビタミンの吸収　88
非陳述の記憶　151
ヒト絨毛性ゴナドトロピン　25
病態失認　157
ビリルビン　85

ふ

不安障害　142
フィードバック制御　2, 96, 106
フィードフォワード制御　2, 96
フィブリノゲン　45
不応期　12, 66
不感蒸散　96
副交感神経　26, 36
副甲状腺ホルモン　23, 35
副腎髄質ホルモン　24
副腎皮質刺激ホルモン　21
副腎皮質ホルモン　23
腹側被蓋野　143, 148
ブラジキニン　123
プラスミン　46
ふるえ　95
プルキンエ細胞　111
プルキンエ線維　65
ブローカ失語　155

ブローカ野　109, 154
プロゲステロン　25
プロスタグランジン　123
プロスタグランジン E_2　97
ブロブ　131
フローボリューム曲線　51
プロラクチン　21
分圧　51
分光感度曲線　125
噴門　83

へ

平衡感覚　131, 135
平衡機能　109
平衡電位　9
平衡斑　135
ペースメーカー　65
ペースメーカー電位　66
ベッツ細胞　108
ペプシン　83
ペーペズの回路　147
ヘマトクリット　40
ヘモグロビン　40, 53
ヘモグロビン酸素解離曲線　53
ヘルパー T 細胞　42
ヘロイン　143
辺縁系　140
辺縁皮質　147
扁桃体　147, 148
ヘンレのループ　33

ほ

ポアズイユの式　71
方位選択性円柱　130
傍糸球体装置　30
房室結節　65
房室弁　60
報酬系　148
房飾細胞　140
縫線核群　142
補足運動野　99, 108
ボーマン嚢　30
ホメオスタシス　1, 19, 148
ポリモーダル受容器　122
ホルモン　19, 76

ま

マイスナー小体　120
膜電位　9
マクロファージ　41
末梢神経系　7

み

ミエリン鞘　7
ミオグロビン　100
ミオシンフィラメント　100
味覚嫌悪学習　150
味細胞　138
ミセル　88
ミトコンドリア　4, 91, 102
味蕾　137
ミラーニューロン　109

む

無顆粒球　41
ムスカリン様受容体　69

め

めまい　135
メラトニン　25
メルケル小体　120
免疫グロブリン　44

も

盲腸　86
毛包受容器　120
網膜　125, 127
モダリティ　115
モノアミン系　141
モルヒネ　124
門脈　89

ゆ

有郭乳頭　138
有髄神経　13
有毛細胞　131, 133
幽門　83
輸送体　4, 32, 87
指鼻テスト　112

よ

葉状乳頭　138
容量血管　73
余剰学習　149
予測制御　2, 79, 96
予備吸気量　50
予備呼気量　50

ら

らせん神経節　134
卵円窓　132
卵形嚢　135
ランドルト環　125
ランビエの絞輪　13

卵胞刺激ホルモン　21
卵胞ホルモン　25
乱流　71

り

リアノジン受容体　102
リパーゼ　85
リポタンパク質　89, 93
輪走筋　83
リンパ管　73
リンパ球　41

る

ルフィニ小体　120

れ

レチナール　128
レニン　31, 35, 79
レプチン　25
レム睡眠　146
連合野　99

ろ

老視　126
6分間歩行試験　95
ロドプシン　128

わ

ワーキングメモリー　152

検印省略

PT・OTのための生理学テキスト

定価（本体 3,000 円 + 税）

| 2016年9月4日 | 第1版 | 第1刷発行 |
| 2017年2月19日 | 同 | 第2刷発行 |

著　者　　安藤　啓司
　　　　　あんどう　ひろし
発行者　　浅井　麻紀
発行所　　株式会社 文 光 堂
　　　　　〒113-0033　東京都文京区本郷7-2-7
　　　　　TEL　(03)3813-5478（営業）
　　　　　　　　(03)3813-5411（編集）

ⓒ安藤啓司, 2016　　　　　　　　　　　　　印刷・製本：真興社

乱丁，落丁の際はお取り替えいたします．

ISBN978-4-8306-4547-1　　　　　　　　　Printed in Japan

- 本書の複製権，翻訳権・翻案権，上映権，譲渡権，公衆送信権（送信可能化権を含む），二次的著作物の利用に関する原著作者の権利は，株式会社文光堂が保有します．
- 本書を無断で複製する行為（コピー，スキャン，デジタルデータ化など）は，私的使用のための複製など著作権法上の限られた例外を除き禁じられています．大学，病院，企業などにおいて，業務上使用する目的で上記の行為を行うことは，使用範囲が内部に限られるものであっても私的使用には該当せず，違法です．また私的使用に該当する場合であっても，代行業者等の第三者に依頼して上記の行為を行うことは違法となります．
- JCOPY〈出版者著作権管理機構 委託出版物〉
本書を複製される場合は，そのつど事前に出版者著作権管理機構（電話 03-3513-6969, FAX 03-3513-6979, e-mail：info@jcopy.or.jp）の許諾を得てください．